P. NICOLLE - A. BOQUET

# ELÉMENTS DE
# MICROBIOLOGIE
## GÉNÉRALE &
# D'IMMUNOLOGIE

## 2ᵉ EDITION

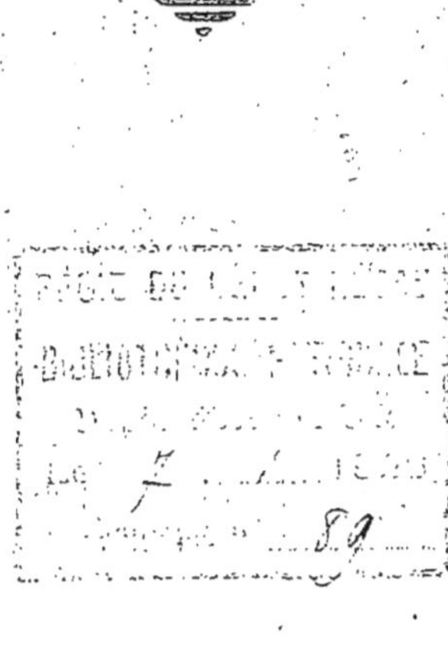





G. DOIN & Cᴵᴱ EDITEURS A PARIS

# ÉLÉMENTS
## DE MICROBIOLOGIE GÉNÉRALE
### ET D'IMMUNOLOGIE

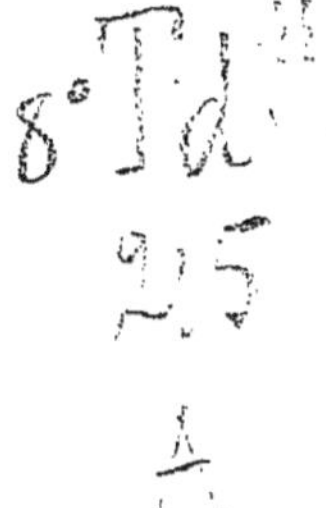

# M. NICOLLE
PROFESSEUR A L'INSTITUT PASTEUR

# ÉLÉMENTS

DE

# MICROBIOLOGIE GÉNÉRALE ET D'IMMUNOLOGIE

MORPHOLOGIE ET PHYSIOLOGIE DES MICROBES

PATHOLOGIE GÉNÉRALE DES INFECTIONS MICROBIENNES

DEUXIÈME ÉDITION REVUE ET AUGMENTÉE

PAR

## A. BOQUET
CHEF DE LABORATOIRE A L'INSTITUT PASTEUR

PARIS

LIBRAIRIE OCTAVE DOIN

GASTON DOIN et Cᵗᵉ, ÉDITEURS

8, PLACE DE L'ODÉON, 8

1926

# AVANT-PROPOS
# DE LA PREMIÈRE ÉDITION

L'enseignement, que nous donnons depuis plusieurs années aux médecins et aux vétérinaires, comprend trois parties : technique, organismes pathogènes, microbiologie générale.

N'ayant pas le loisir de publier cet enseignement dans sa totalité, nous avons choisi la dernière partie et nous nous sommes efforcé de la présenter d'une façon à la fois concise et suffisamment complète.

Nous espérons que cet opuscule pourra servir d'introduction aux traités plus étendus, tels que celui de M. DUCLAUX.

Le plan suivi est fort simple : anatomie et physiologie des microbes, anatomie et physiologie des phagocytes, lutte des microbes et des phagocytes.

Nous prions notre maître, M. le D<sup>r</sup> ROUX, Membre de l'Institut et Sous-directeur de l'Institut Pasteur, d'agréer l'hommage de ce travail, en reconnaissance de ses bonnes leçons et de l'affectueuse amitié qu'il nous a toujours témoignée.

Nichan Tach, février 1900.

# PRÉFACE DE LA DEUXIÈME ÉDITION

Depuis longtemps, j'avais été sollicité de publier une seconde édition de mon livre *Eléments de Microbiologie générale*, mais le temps m'avait toujours manqué. Maintenant que ma mauvaise santé s'y oppose, je ne pouvais même pas envisager un tel projet, lorsque mon excellent ami BOQUET émit le désir de se charger de cette édition, si je n'y voyais point d'inconvénient. Comme j'ai toujours constaté, avec plaisir, la parfaite conformité de vues, quant aux questions bactériologiques, entre BOQUET et moi, j'acceptai volontiers son offre, en lui faisant cependant remarquer qu'il serait plus naturel de le voir seul signataire de l'ouvrage, étant donné le dur travail que lui imposerait la refonte de celui-ci. A quoi il répliqua que certaines raisons plaidaient dans le sens opposé : le plan d'ensemble et bien des passages du livre devaient être conservés ; nombre de mes publications (résumées) s'encadraient dans les chapitres refondus ; enfin, je pouvais lui donner d'utiles conseils et revoir sa rédaction. Ces arguments (et, surtout, le sentiment qui les dictait) m'ont décidé et fait encore méditer sur ce qui concerne les microbes : *in tenui labor*.

M. NICOLLE.

Paris, Institut Pasteur, octobre 1925.

# ÉLÉMENTS

DE

# MICROBIOLOGIE GÉNÉRALE

## PREMIÈRE PARTIE

## MORPHOLOGIE DES MICROBES

On désigne sous le nom de *microbes* tous les organismes inférieurs qui ne peuvent être étudiés sans le secours du microscope. Cette définition, dépourvue de tout caractère scientifique, permet d'englober dans un même groupe artificiel, les ultimes représentants du règne végétal et du règne animal.

Les *microbes végétaux* comprennent des Champignons (*Fungi imperfecti*, Ascomycètes et Phycomycètes) et, surtout, les Bactéries (Schizomycètes) ; les *microbes animaux* : les Protozoaires (Spirochètes, Rhizopodes, Sporozoaires, Flagellés et Infusoires). *Saprophytes*, ils constituent les principaux agents de la décomposition des matières organiques. *Parasites*, ils attaquent les êtres vivants et causent un grand nombre de maladies des plantes, des animaux et de l'homme. Leur rôle dans la pathologie générale et spéciale est d'une extrême importance.

# CHAPITRE PREMIER

## CHAMPIGNONS



I. — Caractères généraux.

A. — *Structure.*

Ce sont des végétaux uni ou pluricellulaires, dont le protoplasme ne contient pas de pigment chlorophyllien. De ce fait, ils ne peuvent utiliser l'énergie solaire pour l'édification synthétique de leurs propres composés hydrocarbonés (sucres, amidon). et doivent se nourrir de substances organiques provenant de la décomposition des végétaux ou des animaux (*Champignons saprophytes*), ou prélevées dans les tissus vivants des hôtes qui les hébergent (*Champignons parasites*).

Ceux qui nous intéressent sont essentiellement constitués par un appareil végétatif, *thalle* ou *mycélium*, composé de cellules filamenteuses de longueur et de diamètre variables (1 à plusieurs µ ou millièmes de millimètre). Simple et continu, ou divisé par des cloisons transversales, ce mycélium s'accroît par ses extrémités et donne souvent naissance à des ramifications (*hyphes*), diversement disposées. Le *protoplasma* vacuolaire ou granuleux des cellules mycéliennes, généralement riche en noyaux est nu, ou entouré d'une paroi cellulosique, callosique, ou pectosique résistante. Chez quelques espèces placées dans des conditions d'existence défavorables, il disparaît de certains segments filamenteux et se condense dans d'autres, dont les ramifications enchevêtrées, étroitement serrées, cutinisées à leur périphérie, forment des éléments arrondis, compacts, d'aspect parenchymateux, les *sclérotes*.

### B. — *Polymorphisme.*

Un des caractères généraux des champignons est leur *polymorphisme* très étendu, qui est fonction de leur plasticité propre ét des conditions physico-chimiques du milieu dans lequel ils évoluent. Quand, par exemple, on immerge au sein d'un liquide sucré des *Mucor*, dont le mycélium, développé au contact de l'air, est constitué par de longs filaments continus, ils se transforment en cellules arrondies ou ovoïdes, isolées ou groupées en chaînettes, tout à fait comparables à des globules de levures Comme les levures encore, ces *oïdies* des *Mucor*, qui vivent d'une vie anaérobie dans la profondeur des milieux liquides, se reproduisent par bourgeonnement et font fermenter les sucres. Reportées au contact de l'oxygène, ces pseudo-levures donnent de nouveau naissance à des filaments mycéliens.

## C. — *Modes de reproduction.*

Les champignons présentent deux modes de multiplication qui coexistent souvent chez une même espèce : une reproduction sexuée (formes parfaites) dans laquelle deux cellules identiques (*isogamie*) ou différentes (*hétérogamie*) se conjuguent en formant un *œuf* ou *zygospore*, et une reproduction asexuée (formes imparfaites) au moyen de *spores* constituées aux dépens de l'appareil végétatif.

Ces spores sont endogènes, groupées à l'intérieur d'un élément renflé en *sporange*, ou exogènes et disposées à l'extrémité de filaments dont elles se séparent ensuite pour germer (*conidies*). Elles sont tout à fait distinctes des *chlamydospores*, ou formes de résistance, qui résultent de l'enkystement de cellules terminales ou intercalaires du mycélium.

Selon le mode sexué de reproduction, on distingue trois grandes classes parmi les champignons :

1º Les PHYCOMYCÈTES, dont les éléments reproducteurs, les *gamètes*, se forment dans les renflements sphériques ou *gamétanges*, l'un mâle (*anthéridie*), l'autre femelle (*oogone*), des articles terminaux multinucléés du mycélium.

2º Les ASCOMYCÈTES, chez lesquels le cycle sexuel aboutit à la production d'appareils clos, les *asques*, dont le noyau se divise à plusieurs reprises pour donner naissance à quatre ou huit *ascospores* qui s'individualisent et s'accroissent en s'entourant d'une couche protoplasmique. Les asques sont nus, isolés, ou groupés sur des appareils massifs, les *périthèces*. Ils apparaissent parfois sans fécondation préalable (*apogamie*), mais ne se forment jamais dans les tissus des animaux parasités.

3° Chez les BASIDIOMYCÈTES, des appareils spéciaux, les *basides*, homologues des asques, portent sur des *stérigmates*, des spores exogènes ou *basidiospores*, généralement au nombre de quatre.

Les espèces parasites, agents des mycoses de l'homme et des animaux, appartiennent aux *Fungi imperfecti*, aux ASCOMYCÈTES et aux PHYCOMYCÈTES. Les BASIDIOMYCÈTES contiennent un certain nombre de parasites des végétaux (les *Urédinées* agents des rouilles, par exemple).

## II. — PRINCIPALES ESPÈCES PATHOGÈNES.

### A. — *Fungi imperfecti (Moisissures)*.

On désigne sous ce nom, toutes les espèces de champignons dont les formes de reproduction parfaites ou sexuées sont inconnues. Ce groupe est, par conséquent, artificiel et provisoire. De nombreux représentants en ont déjà été distraits, et cette élimination se poursuivra au fur et à mesure des progrès de la mycologie.

Parmi les *Fungi imperfecti*, seuls les Hyphomycètes renferment des espèces parasites de l'homme et des animaux supérieurs. On range dans ce groupe : les *Microsiphonés* ou *Streptothricés* caractérisés par de très fins filaments (1 µ. de diamètre, ou moins), dépourvus de noyaux définis, souvent ramifiés ou dissociés en articles bactéroïdes ou coccoïdes, se colorant bien par les couleurs d'aniline, prenant le Gram et, parfois, acido-résistants. Ils comprennent les *Cohnistreptothrix*, anaérobies, non sporulés dans les cultures, et les *Nocardia*, aérobies et sporulés, qui provoquent les actinomycoses humaines et animales (*C. Israeli*, *N. bovis* renflé en *massues* à la périphérie des grains actinomycosiques), les mycétomes à grains jaunes ou rouges (*N. astéroïdes*, *N. maduræ* du mycétome à grains blancs de Vincent). On tend de plus en plus à classer toutes ces espèces parmi les *Schizophytes*, près des *Corynébactéries* (bacille diphtérique) et des *Mycobactéries* (bacille tuberculeux), bactéries filamenteuses, parfois ramifiées, qui présentent les mêmes caractères généraux et les mêmes réactions microchimiques.

Aux *Thallosporés*. qui se multiplient par morcellement du thalle, appartiennent les *Trichophyton* des teignes, les *Microsporon*, les *Achorion* du favus, les *Madurella* et les *Indiella* des mycétomes à grains noirs, les *Malassezia* du pityriasis versicolor.

Les *Conidiosporés* se reproduisent par conidies. Ils contiennent les *Rhinocladium* des sporotrichoses.

## B. — *Ascomycètes.*

Les *Saccharomycètes* ou *Protoascinés* constituent une des plus importantes familles de ce groupe. Leurs principaux représentants sont les *levures*, cellules arrondies ou ovoïdes, isolées ou réunies en chapelets. Elles se multiplient par *gemmation*. Sur un point du globule, on voit naître un petit mamelon qui s'accroît peu à peu et devient finalement aussi volumineux que la cellule-mère. Il se sépare alors de celle-ci ou lui reste accolé. Quelques espèces de levures se multiplient par *scissiparité*, à la manière des bactéries (*Schizosaccharomycètes*). Dans certaines conditions, principalement lorsque la nutrition est défavorable, les levures se reproduisent par des *ascospores*, corpuscules habituellement sphériques, mais parfois irréguliers, groupés, en nombre variable suivant les espèces, dans des asques nus, isolés, qui se forment aux dépens des globules. Ces ascospores restent contenues dans la cellule-mère, jusqu'au moment de la germination. Alors, la paroi de cette cellule se déchire ou se résorbe, les spores libérées augmentent de volume, puis se transforment en globules de levures. Des phénomènes sexuels précèdent la sporulation des levures appartenant aux genres *Schizosaccharomyces, Zygosaccharomyces, Debaryomyces* (Barker, Guilliermond).

Plusieurs espèces de Saccharomycès sont pathogènes : *S. granulatus* et *S. tumefaciens* isolés de tumeurs chez l'homme, *S. anginœ*, d'une angine.

Bien que leur mode de multiplication par spores ne soit pas encore connu, on range provisoirement dans la famille des Saccharomycètes, les *Cryptocoques*, cellules globuleuses et bourgeonnantes, qui sont les agents de certaines blastomycoses : *Cryptococcus farciminosus*, de la lymphangite épizootique des solipèdes, *C. hominis*, trouvé par Busse dans une ostéo-arthrite, *C. Gilchristi*, qui provoque une dermatite chez l'homme, *C. linguœ pilosœ* de la langue noire pileuse.

Aux Protoascinés, se rattache également l'*Endomyces albicans* du muguet, depuis que Vuillemin a découvert la formation d'asques dans les cultures.

Les champignons des teignes sont souvent classés dans la famille des *Gymnoascés*, dont les asques sont contenus dans un périthèce transparent formé d'hyphes enchevêtrées.

D'après la forme de leurs appareils conidiens, on distingue dans la famille des *Périsporiacés*, caractérisée par un périthèce massif, pseudo-parenchymateux : les *Aspergillus*, dont les conidies, portées par de courts stérigmates, sont disposées en goupillon, à l'extrémité d'un filament mycélien renflé et non cloisonné ; les *Sterigmatocystis* qui présentent des chapelets de conidies portés par des stérigmates secondaires issus, par division, de stérigmates primaires ; les *Penicillium*, dont les hyphes conidiennes, ramifiées et cloisonnées, terminées par des chapelets de conidies globuleuses, ont l'aspect d'un pinceau.

L'*Aspergillus Bouffardi* est l'agent du mycétome à grains noirs de Bouffard ; l'*A. fumigatus*, de l'aspergillose pulmonaire de l'homme et des oiseaux et de l'otomycose. Les *Sterigmatocystis* provoquent le mycétome à grains noirs de C. Nicolle et Pinoy. Les *Penicillium* ne sont qu'exceptionnellement pathogènes.


## C. — *Phycomycètes.*

Caractérisés par leur mycélium dépourvu de cloisons, les Phycomycètes se reproduisent généralement par des œufs ou *zygospores* résultant de la conjugaison de deux éléments sexués semblables (isogamie) ou dissemblables (hétérogamie). De ce groupe, la famille des *Mucorinés* nous intéresse particulièrement. Ces champignons se multiplient le plus souvent par des spores endogènes formées dans des sporanges qui se développent à l'extrémité d'hyphes sporangifères dressées, issues du thalle. Ils présentent aussi, mais exceptionnellement, une reproduction agame, par conidies. Quelques espèces des genres *Mucor* et *Rhizopus* sont pathogènes pour l'homme et pour les animaux : *M. mucedo* et, surtout, *M. corymbifer, R. parasiticum, R. equinus,* qui provoquent des mycoses pulmonaires et une otomycose

## CHAPITRE II

## PROTOZOAIRES

Les Protozoaires sont des êtres unicellulaires appartenant au règne animal. Avec Brumpt, nous les diviserons en cinq classes : *Spirochètes, Rhizopodes, Sporozoaires, Flagellés, Infusoires.*

### I. — SPIROCHÈTES.

Ce groupe, dont la position systématique n'est pas encore définitivement fixée, comprend des organismes spiralés, grêles, flexibles, souvent effilés à leurs extrémités, non colorables par la méthode de Gram. Leur chromatine, au lieu d'être rassemblée en un noyau homogène, est disséminée dans le protoplasme que les colorants nucléaires teintent uniformément. Bien que dépourvus de flagelles moteurs, ce qui les différencie des spirilles, ils se déplacent par des mouvements actifs.

Schématiquement, ils doivent être considérés comme constitués par un axe élastique autour duquel le cytoplasme s'enroule en hélice, dépasse le corps aux deux extrémités et forme un pseudo-flagelle (Mesnil).

Les Spirochètes se multiplient par division transversale ou longitudinale (Noguchi). Leur culture en milieu artificiel a été pour la première fois réalisée par Noguchi. Dans certaines conditions, ils prennent une forme granuleuse, coccoïde, comparable à des spores, parfois même une forme invisible, puis ils font retour à la forme spiralée. Quelques espèces parasites présentent une évolution cyclique, analogue à celle des trypanosomes, et caractérisée par un stade avirulent de cinq à six jours après leur absorption par l'hôte vecteur.

Brumpt, Mesnil, Duboscq et Lebailly les classent dans un seul genre *Treponema*, qui comprend de nombreuses espèces pathogènes : *T. recurrentis* de la fièvre récurrente, dont l'hôte intermédiaire est le poux de corps et parfois le poux de tête (Sergent et Foley, Ch. Nicolle, Blaizot et Conseil) ; *T. Duttoni* de la fièvre récurrente africaine à tiques, transmise par des acariens de la famille des Ixodidés : *Ornithodorus moubata* (Dutton et Todd) et *O. Savignyi* (Brumpt) ; *T. Venezuelense* inoculé à l'homme par *Ornithodorus venezuelensis* (Brumpt) ; *T. pallidum*, qui cause la syphilis (Schaudinn et Hoffmann) ; *T. ictero-hemorragiæ* de la spirochétose ictéro-hémorragique de l'homme et du rat (Inada et Idö) ; *T. icteroïdes* de la fièvre jaune (Noguchi); *T. morsus muris* du sodoku ; *T. Vincenti* de l'angine de Vincent, etc.

## II. — RHIZOPODES.

Parmi ces êtres, seules les Amibes offrent quelque intérêt au point de vue pathologique, car elles sont la cause de plusieurs affections dont la plus redoutable est la dysenterie amibienne de l'homme, due à *Entamœba dysenteriæ*. Les Amibes sont des cellules nues, nucléées, de 10 à 18 $\mu$ de diamètre, d'aspect irrégulier et de réfringence à peine supérieure à celle du liquide ambiant. Leur protoplasme, parfois creusé de vacuoles pulsatiles, est divisé en deux couches : une externe, hyaline, ou *ectoplasme*, une interne, granuleuse, ou *endoplasme*. Il émet des prolongements actifs temporaires, des *pseudopodes*, au moyen desquels les amibes se déplacent et saisissent les particules voisines.

La multiplication des Amibes s'effectue suivant un mode sexué, par scissiparité (*schizogonie*), qui comporte un cycle évolutif encore inconnu pour les Amibes parasites de l'homme, et un mode sexué (*gamogonie*). Dans la reproduction asexuée, deux cellules-filles naissent par division binaire (bipartition) d'une cellule-mère. La reproduction sexuée fait suite à la précédente après un nombre variable de générations asexuées. Elle débute chez l'hôte vertébré par l'enkystement des amibes et la division du noyau en deux, quatre, puis huit éléments, à l'intérieur des kystes sphériques, ou légèrement ovoïdes, de 12 à 14 $\mu$ de diamètre. Ces kystes, rejetés au dehors et repris par un hôte, donnent naissance à des cellules nucléées ou *gamètes*. Les gamètes se fusionnent en un œuf ou *zygote* qui se transforme en amibe par simple accroissement de volume.

## III. — Sporozoaires.

Les Sporozoaires ont une évolution complexe, dont une des phases au moins s'effectue dans les cellules d'un hôte (Hémosporidies, Coccidies). Ce sont des êtres d'une organisation plus élevée que les précédents. En général, ils n'émettent pas de pseudopodes. On les divise en deux grands groupes : 1° les *Télosporidies*, dont la reproduction sexuée est distincte de la phase de croissance ; 2° les *Néosporidies*, dont la sporulation se produit au cours de la période de croissance.

### A. — *Télosporidies*.

Elles comprennent :

1° *Coccidies*. — Parasites des cellules épithéliales, hépatiques et intestinales des animaux et, exceptionnellement, de l'homme. Parvenues au terme de leur croissance intracellulaire, elles se multiplient, suivant le mode asexué, par division du noyau en un grand nombre de noyaux secondaires, qui s'entourent de protoplasme et constituent les *mérozoïtes*. Ces éléments, libérés, pénètrent dans les cellules, et le cycle asexué recommence.

Dans certaines conditions, mal connues, la reproduction s'effectue suivant le mode sexué : le noyau se divise comme précédemment, mais au lieu de produire des mérozoïtes, il donne naissance à des *gamètes* qui se conjuguent et forment un œuf, *zygote* ou *oocyste*. Le contenu de cet œuf, bordé par une membrane, se divise en petites masses nucléées ou *spores*. Lorsque l'œuf est expulsé de l'intestin de l'hôte, les spores se segmentent à leur tour en *sporozoïtes*. Absorbées par un animal réceptif, les spores sont attaquées par les sucs digestifs, et les sporozoïtes libérés pénètrent dans les cellules épithéliales. Les Coccidies du genre *Eimeria* produisent quatre spores à deux sporozoïtes. *E. perforans* est l'agent de la coccidiose intestinale et *E. Stiedaï*, celui de la coccidiose hépatique des lapins.

2° *Hémosporidies*. — Les Hémosporidies parasitent les globules blancs et, surtout, les globules rouges des Vertébrés. Elles offrent, comme les Coccidies, un mode de reproduction asexué (*schizogonie*) dans les cellules de l'hôte vertébré et un mode de reproduction sexué (*sporogonie*) qui s'effectue chez un hôte intermédiaire invertébré. L'hémosporidie du paludisme (*Plasmodium malariæ*, *P. vivax* et *P. falciparum*), découverte par Laveran, se présente dans les hématies de l'homme sous l'aspect d'une petite masse protoplasmique, la *plasmodie*, pourvue d'un noyau, d'un nucléole, le *karyosome*, et de pigment. A un certain moment, le noyau se divise en *mérozoïtes* disposés en rosace (corps en marguerite), qui s'entourent de protoplasma. Au cours de l'accès de fièvre, les mérozoïtes, libérés dans le plasma sanguin, pénètrent dans de nouvelles hématies, et le même cycle asexué recommence. Parfois, les plasmodies subissent, dans le sang, une série de transformations qui aboutissent à la production de gamètes sexués. L'évolution ultérieure du parasite s'accomplit dans l'estomac des moustiques du genre *Anophèles :* le *macrogamète* fécondé par un *microgamète* devient un œuf mobile, *zygote* ou *oocinète*, puis un *oocyste* sphérique, dans l'intérieur duquel naissent les *sporozoïtes*. Ces sporozoïtes, libérés dans la cavité générale de l'anophèle, par rupture des parois de l'oocyste, s'accumulent dans les glandes salivaires de l'insecte qui les inocule à l'homme par piqûre.

Les *Hémogrégarines*, d'aspect vermiculé, dépourvues de pigment, parasitent surtout les leucocytes des vertébrés à sang froid et, exceptionnellement, les hématies des mammifères. Au contraire, les *Piroplasmes* (*Piroplasma, Theileria, Nicollia, Nuttallia, Anaplasma*) sont uniquement observés dans les globules rouges des vertébrés. Ils se multiplient par division binaire ou par bourgeonnement chez l'hôte vertébré et par sporogonie chez les Ixodes, hôtes intermédiaires.

B. — Néosporidies.

1⁰ *Sarcosporidies*. — Parasites du système musculaire et, parfois, du tissu conjonctif des Vertébrés, les Sarcosporidies ont la forme de tubes allongés (tubes de Rainey ou de Miescher), limités par une cuticule contenant un très grand nombre de spores nucléées, falciformes ou réniformes. Leur évolution est mal connue. Il semble cependant que l'infection des animaux résulte de l'ingestion de spores et qu'un stade intestinal précède la fixation des sarcosporidies dans les fibres musculaires (Th. Smith, Nègre, Negri).

2⁰ *Haplosporidies*. — Observées presque uniquement chez les Invertébrés, les Haplosporidies sont caractérisées par leurs spores pourvues d'un seul noyau volumineux. On les rencontre dans les tissus sous une forme amiboïde (*pansporoblasie*), dont le noyau se divise à plusieurs reprises au cours du développement de la cellule et donne naissance à un nombre variable de spores qui s'entourent de protoplasme.

On range également parmi les Néosporidies, les *Myxosporidies*, parasites des organes urinaires, des muscles, du système nerveux des poissons et les *Microsporidies*, dont les espèces les plus importantes sont : *Nosema bombycis* de la pébrine du ver à soie et, probablement, le microbe de l'encéphalite du lapin (J.-H. Wright et E.-M. Craighead, Doerr et Zdansky), *Encephalitozoon cuniculi*, de Levaditi, S. Nicolau et R. Schœn, et *Encephalitozoon rabiei*, agent de la rage (Manouëlian et Viala), représenté par des éléments libres ou agglomérés (corps de Negri).

## IV. — FLAGELLÉS.

Ces protozoaires, d'une structure plus complexe que les précédents, sont caractérisés par un protoplasma contenant un noyau et une ou plusieurs petites masses chromatiques (*kinétonucleus, blépharoplaste*) sur lesquelles s'insèrent les flagelles libres (*Herpetomonas, Leptomonas*) ou bordés par une membrane ondulante. Les flagelles, au nombre de un à huit selon les espèces, sont constitués par un axe chromatique entouré d'une mince couche de protoplasma contractile. Chez les Trypanosomes, le blépharoplaste est situé en arrière du noyau ; chez les *Crithidia*, il se trouve en avant ou au niveau du noyau.

Parmi les flagellés parasites de l'homme et des animaux, les *Trypanosomidés* sont les plus importants. A cette famille appartiennent :

1º Les *Leishmania* qui vivent dans les cellules épithéliales ou dans les leucocytes et sont la cause des leishmanioses cutanées (clou de Biskra, leishmaniose forestière américaine) et viscérales de l'homme (Kala Azar, leishmaniose splénique infantile). Leur forme diffère suivant les milieux où elles se développent : ovoïdes et dépourvues de flagelle libre au cours de leur vie intracellulaire, les *Leishmania* produisent des formes flagellées, mobiles dans les milieux artificiels où on a réussi à les cultiver (Ch. Nicolle). Elles se multiplient par scissiparité et leur cycle évolutif, en dehors de l'hôte vertébré, est mal connu. La *Leishmania tropica* du clou de Biskra est transmise à l'homme par des Phlébotomes (Ed. et Et. Sergent, Parrot, Donatien et Béguet)

et la *Leishmania infantum* de la leishmaniose splénique infantile,
par les ectoparasites du chien (Ch. Nicolle).

2° Les *Trypanosomes* sont des microorganismes fusiformes,
dont le protoplasma contient un noyau volumineux, en arrière
duquel se trouve le *blépharoplaste* où s'insère le flagelle. Celui-ci,
en s'accolant au corps, produit la *membrane ondulante*. Certains
trypanosomes sont cultivables dans les milieux artificiels. Ils se
multiplient par scissiparité binaire ou multiple. Ceux des Mammifères sont transmis par des Insectes piqueurs, chez lesquels ils
subissent une évolution plus ou moins longue, selon la température. *Trypanosoma gambiense* et *T. rhodesiense* provoquent, chez
l'homme, la maladie du sommeil, qui sévit dans la région du
Congo où elle est transmise par les mouches tsétsés : *Glossina
palpalis* et *Glossina morsitans*. *T. Cruzi*, agent de la maladie de
Chagas (trypanosomose américaine), dont l'hôte vecteur est un
réduvide (*Triatoma megista*). *T. Evansi*, transmis par des taons
et des stomoxes, est la cause d'une maladie des Solipèdes, des
Bovidés et des Chameaux en Asie méridionale : le *surra*. Le
*nagana*, qui frappe en Afrique du Sud un grand nombre d'espèces animales, est dû à *T. Brucei*, inoculé par les mouches
tsétsés. Une trypanosomose des Solipèdes, la dourine, causée par
*T. equiperdum* est transmise directement par le coït.

3° Les *Herpétomonas*, parasites des insectes et des acariens,
n'ont pas de membrane ondulante. Sur leur blépharoplaste,
situé à la partie antérieure du corps, s'insère un flagelle bien développé.

Les *Tétramidés* ont un à six flagelles antérieurs et un flagelle
dirigé en arrière, libre ou formant une membrane ondulante.
Cette famille contient, entre autres, les *Enteromonas*, les *Chilo-
mastix* (*C. Mesnili*, parasite de l'intestin de l'homme), les *Tri-
chomonas* (*T. vaginalis* et *T. intestinalis* de l'homme) et les
*Giardia* qui provoquent, chez l'homme, une entérite tenace
(*G. intestinalis* de la diarrhée de Cochinchine ou *sprue*) et habitent
le tube digestif d'un grand nombre d'animaux.


V. — INFUSOIRES.


Ce sont des protozoaires ciliés. Leur protoplasma, bordé d'une
cuticule, contient deux noyaux : un *macronucleus* végétatif et
un *micronucleus* reproducteur, des vacuoles et des inclusions.

Les Infusoires ont un mode de reproduction asexué, temporaire, auquel fait suite un mode sexué : deux infusoires semblables (*isogamie*) ou dissemblables (*anisogamie*) s'accolent ; leur micronucléus se divise et les cellules échangent un des fragments nucléaires avec l'élément correspondant resté dans le protoplasme. Un noyau mixte, constitué par la substance nucléaire des deux cellules, se forme ainsi. Il se divise à son tour en micronucléus et en macronucléus, puis les deux infusoires se séparent et se reproduisent de nouveau, pendant un nombre variable de générations, suivant le mode asexué. Des formes de résistance sont représentées par des kystes. Une seule espèce joue un rôle pathogène important, le *Balantidium coli* de la dysenterie balantidienne de l'homme.

# CHAPITRE III

# BACTERIES



### I. — Morphologie générale.

### A. — *Caractères généraux.*

Microorganismes végétaux, mobiles ou immobiles, les bactéries sont toujours unicellulaires. Dépourvues de noyau différencié, elles se reproduisent par division transversale ou par spores. L'absence de pigment chlorophyllien les rend, comme les champignons, incapables d'utiliser le rayonnement solaire pour l'édification de leur propre substance. Aérobies ou anaérobies, elles ne peuvent assimiler que des produits complexes dont elles ramènent une partie à l'état d'$H_2O$ et de $CO_2$, au cours de transformations énergétiques qui entretiennent leurs fonctions vitales.

La longueur de ces êtres varie de quelques dixièmes de $\mu$ à 8 ou 10 $\mu$ et même 50 $\mu$ (*Sulfobactéries*). Quelques espèces ont des dimensions de même ordre que les longueurs d'ondes lumineuses ; de ce fait, elles échappent à l'examen microscopique. Ces ultra ou inframicrobes traversent les filtres de porcelaine (filtres Chamberland) ou de terre d'infusoires (filtres Berkefeld), d'où leur nom de virus filtrants. Leur existence n'est soupçonnée que par la virulence des humeurs qui les contiennent.

Les Bactéries se présentent sous quatre formes principales : sphérique (*Cocci*), droite et cylindrique (*Bacilles*), incurvée (*Vibrions*) et spiralée (*Spirilles*). Les Cocci ont parfois un aspect lancéolé (pneumocoque), ou réniforme (gonocoque); les Bacilles sont longs et fins, filamenteux (b. de la tuberculose, b. diphtérique), ou courts et trapus, à peine plus longs que larges, ou encore de forme intermédiaire. De nombreuses bactéries sont mobiles, principalement des bacilles, les vibrions et les spirilles. Leur mobilité est due à la présence de *cils* ou *flagelles*, dont la quantité et le mode d'insertion sont très divers

## B. — *Polymorphisme.*

Lorsqu'on caractérise les espèces bactériennes par leur forme, on suppose, ou sous-entend, que leurs conditions d'existence sont définies et toujours identiques. Car des êtres aussi rudimentaires, chez lesquels l'activité formatrice se réduit à la croissance et à la multiplication sous leurs modes les plus simples, sont exposés à des variations très étendues quand le milieu qui les baigne, les circonstances de leur culture, c'est-à-dire les facteurs externes mécaniques, physiques et chimiques, et les facteurs biologiques se modifient. Ces variations peuvent être légères, et le microbe peut passer pour monomorphe; souvent elles sont considérables, et traduisent une plasticité telle, que le savant allemand Koch se refusait à admettre que des formes aussi différentes pussent appartenir au même type initial. Ainsi le *B. prodigiosus* se présente sous l'aspect de cocci dans les milieux alcalins et de bacilles droits ou spiralés dans le bouillon additionné d'acide lactique ; le b. pyocyanique, bâtonnet rectiligne dans le bouillon normal, prend la forme sphérique des cocci dans le bouillon créosoté à 1 p. 1 000, la forme spirillaire dans le bouillon boriqué à 7 p. 100, filamenteuse dans le bouillon additionné de 0,15 p. 1 000 de bichromate de potasse.

De même, l'aspect des bactéries pathogènes varie quand elles sont transplantées des humeurs de leurs hôtes dans les milieux de culture artificiels : la bactéridie charbonneuse, qui pullule dans le sang et les tissus sous la forme de bâtonnets isolés, trapus, souvent entourés d'une membrane, donne à 37°, dans le bouillon ordinaire, de longs filaments flexueux, enchevêtrés, composés d'articles nus, égaux, soudés par leurs extrémités.

Toutes ces modifications morphologiques s'accompagnent de variations physiologiques qui seront étudiées par la suite. Mais, si importantes qu'elles soient, elles n'offrent généralement aucun caractère de fixité. Elles constituent de simples variations temporaires, traduisant la plasticité structurale et l'instabilité fonctionnelle des bactéries, leur étroite dépendance du milieu extérieur, et non des phénomènes de mutation comparables aux *mutations brusques*, définitives et héréditaires, décrites par de Vries chez les espèces végétales supérieures. En effet, reportés dans un milieu normal, même après un très grand nombre de générations dans les milieux modifiés, les microorganismes font plus ou moins rapidement retour au type originel.

Nous verrons cependant, en étudiant la physiologie des microbes, qu'il est possible de provoquer des modifications si profondes de leurs propriétés, qu'ils perdent définitivement quelques-uns de leurs caractères essentiels.

### C. — *Formes d'involution.*

Souvent, lorsqu'elles croissent dans des conditions défavorables ou qu'elles sont voisines du terme de leur développement, les bactéries présentent des formes anormales, dites *formes d'involution :* boules géantes pour les cocci, aspects massués, bossués, fuselés, piriformes pour les bacilles, formes allongées, pseudobacillaires pour les micrococques et les vibrions. On a considéré ces formes d'involution comme des formes de dégénérescence. En réalité, elles conservent toutes les propriétés des germes dont elles proviennent et se multiplient activement, en reproduisant le type initial, dès qu'elles sont replacées dans un milieu neuf.

## II. — STRUCTURE.

Les Bactéries sont constituées par une masse protoplasmique bordée par une membrane plus ou moins nettement délimitée. Elles ne possèdent pas de noyau défini, c'est-à-dire un petit bloc de chromatine, à contours nets, parfaitement distinct du protoplasma environnant à la fois par son aspect, sa réfringence, sa structure, sa composition chimique, ses réactions tinctoriales et ses caractères fonctionnels. Quelques espèces s'entourent d'une capsule, d'autres présentent, comme nous l'avons vu, des cils, qui assurent leur mobilité.

### A. — *Membrane.*

Dans toute cellule plongée dans un milieu liquide, les constituants protoplasmiques qui abaissent la tension superficielle se condensent à la surface où ils dessinent une membrane limitante. Les lipoïdes et les graisses cellulaires, qui diminuent considérablement la tension superficielle, jouent un rôle important dans cette formation ; mais les protéines n'y sont pas indifférentes, car elles subissent une véritable coagulation lorsqu'elles sont amenées à un certain degré de concentration.

La surface de séparation entre la cellule et le milieu intermédiaire aux deux phases (contenu protoplasmique et milieu ambiant) contient donc tous les éléments de ces deux phases qui diminuent l'énergie superficielle ; sa constitution varie selon la composition du milieu environnant et celle du protoplasme à un moment donné. C'est pour cette raison que le contour des amibes se montre instable, et qu'il présente des déformations pseudopodiques continuelles sous la double action du métabolisme cellulaire et des conditions extérieures. Au contraire, le protoplasme des bactéries est entouré par une membrane résistante qui confère à ces organismes la rigidité et assure, dans les conditions normales, la permanence de leur forme. Quelques grandes espèces présentent même une enveloppe bien différenciée une véritable paroi cellulaire, dans laquelle Kunstler et Busquet ont distingué une couche externe, hyaline, gélatineuse et une couche interne, ou couche cuticulaire, mince et dense, génératrice de la précédente. Après la plasmolyse du contenu cellulaire ou la formation de la spore, cette paroi apparaît avec une grande netteté.

L'enveloppe des bactéries est élastique, comme le prouve la flexibilité de certains microbes mobiles. Elle est parfois doublée d'une gaine d'épaisseur variable que nous retrouverons en étudiant les capsules.

## B. — *Contenu.*

Le contenu des petites bactéries apparaît généralement homogène, mais, en réalité, il présente une structure complexe avec un double réseau protoplasmique et nucléaire plus ou moins différencié et des inclusions granuleuses.

De même que le protoplasma cellulaire des êtres supérieurs, le protoplasma des bactéries représente un système colloïdal dont les nombreuses parties constituantes, ou phases solides et liquides, sont intimement associées. Dans quelques espèces, il se condense aux extrémités de la cellule. La partie centrale, plus réfringente, vacuolaire, incolorable par les méthodes habituelles du laboratoire, offre alors l'aspect d'un espace clair, arrondi ou ovalaire (bactéries à *espace clair*: *Pasteurella*, bacille de la peste).

S'il n'existe pas dans les Bactéries, comme dans les Champignons et les Protozoaires, un noyau bien défini, ces microorganismes n'échappent cependant pas à la loi morphologique générale et forment, comme toutes les autres cellules, libres ou groupées en tissus, un couple nucléo-plasmique dont chacun des éléments présente une importance variable suivant les espèces. Bütschli, le premier, a décrit, dans les grandes bactéries (sulfobactéries), un système chromatique diffus, réticulé et granuleux, occupant la partie centrale du microbe (*corps central*) et bordé d'une couche souvent très réduite de cytoplasme. Au moment de la sporulation, ce réseau nucléaire se disposerait en un véritable noyau.

Divers auteurs comme Mencl, Meyer, Péneau attribuent aux bactéries un noyau typique, d'autres, un noyau sans cytoplasme (Ruzicka, Ambroy). Pour Schaudinn, Guilliermond, Swellengrebel et surtout Dobell, le noyau des bactéries consiste tantôt en un *filament axial*, tantôt en un *réticulum chromatique*, tantôt en un *système chromidial*. Mais, quelle que soit sa nature, le système nucléaire des bactéries ne peut être identifié chimiquement, car les réactions microchimiques et colorantes, qui lui sont applicables, n'ont aucune spécificité. Seuls les caractères morphologiques présentent, d'après Dobell, une réelle valeur scientifique. De ce fait, les grains colorables du protoplasma bactérien peuvent être assimilés à un noyau, lorsqu'à tel stade du développement ils se disposent en un corps morphologiquement comparable à un noyau.

Dans la partie centrale de quelques microcoques et sarcines de l'intestin de *Mabuia carinata* et de *Bufo melanosticus*, Dobell a observé la présence constante d'un corps sphérique, ayant les caractères de coloration de la chromatine nucléaire et se divisant au moment du partage de la cellule. Cette formation nucléaire existe également dans certains cocci de l'intestin de *Lacerta muralis*, où l'on rencontre tous les types de transition entre les formes cocciennes et les formes bacillaires. A mesure que les cocci s'allongent en cocco-bacilles, puis en bacilles, leur noyau subit des transformations correspondantes ; il prend l'aspect d'un filament disposé dans l'axe longitudinal de la cellule, court, droit ou recourbé dans les cocco-bacilles ; spiralé ou en zigzag dans les bacilles. Ce filament nucléaire participe à la division de la cellule.

Le *Bacillus spirogyra* de l'intestin des grenouilles et des crapauds ne possède pas, comme les microbes précédents, de noyau initial sphérique. On ne distingue, dans la cellule, qu'un filament spiralé qui, au moment de la sporulation, se condense à un pôle en un gros granule chromatique, origine de la spore. Enfin, chez le *Bacillus saccobranchi* de *Saccobranchus fossilis*, le noyau, d'abord filamenteux et spiralé, se transforme en un réticulum qui se dissocie en un grand nombre de grains disséminés dans la cellule. Ce *noyau diffus* ou *chromidial* se condense également au moment de la sporulation pour former l'ébauche de la spore.

D'après Guilliermond, dont les travaux cytologiques confirment et étendent ceux de Dobell, l'hypothèse d'un noyau typique doit être définitivement rejetée. Le noyau décrit par Mencl dans quelques bactéries très spéciales du genre *Cladothrix* correspond, en réalité, aux cloisons transversales qui, au moment de leur formation, ont une affinité très vive pour les colorants.

En dehors des grains chromatiques, on trouve dans le protoplasme de plusieurs espèces bactériennes, des inclusions dont les réactions microchimiques diffèrent de celles du contenu cellulaire. Les inclusions du bacille diphtérique offrent l'aspect de grains réfringents disséminés dans le cytoplasma. Elles ont une vive affinité pour les colorants basiques et se teintent différemment du reste de la cellule sous l'action du bleu de méthylène, d'où le nom de *corpuscules métachromatiques* qui leur a été donné par Bütschli. A l'intérieur du *Spirillum volutans*, elles constituent les *grains de volutine*. Le rôle de ces éléments est d'autant plus mal connu que leur composition diffère d'une espèce à l'autre : tantôt ils se colorent en brun par l'iode, comme s'ils étaient constitués par du glycogène ; tantôt ils noircissent sous l'action de l'acide osmique, qui décèle la présence de matières grasses ; tantôt, enfin, ils paraissent formés de substances protéiques complexes, phosphorées. Guilliermond les considère comme des grains de réserve.

Les *Thiobactéries* ou *Sulfobactéries*, hôtes des eaux sulfureuses, ont la propriété de réduire H²S et de libérer le soufre qui se condense dans leur protoplasma en grains parfois volumineux. Chez les *Bactéries pourprées*, les inclusions sont formées de grains pigmentaires, rouges, bruns ou violets (grains de *bactériopurpurine*).

## C. — *Capsules*.

Certaines bactéries s'entourent d'une gaine d'aspect muqueux, hyalin, propre à un ou deux éléments (pneumocoque), ou commune à un grand nombre (capsules géantes des *Leuconostoc mesenteröïdes* qui entourent une ou plusieurs chaînettes). Ces productions bactériennes peuvent enfin englober une masse énorme de microbes à la manière d'une véritable substance intercellulaire unissante, de consistance variée. On a alors affaire à une *zooglée*. Leur formation se traduit par un voile à la surface des milieux liquides, par des amas floconneux dans leur profondeur. Il y a des zooglées de microcoques, de bacilles et de vibrions, dont il est parfois difficile de décider si la consistance gélatineuse qu'elles communiquent aux liquides tient à la coalescence d'énormes capsules ou à une transformation *in situ* du substratum nutritif.

Cette gaine microbienne peut avoir une consistance sèche, papyracée, chondroïde (*Ascococcus Billrothi*), graisseuse chez les organismes cultivés dans des milieux additionnés de corps gras, cireuse chez les bacilles acido-résistants. Ses réactions tinctoriales diffèrent de celles du contenu cellulaire et se rapprochent de celles des cils. Le plus souvent, elle enveloppe la totalité du corps de la bactérie dont elle dérive. Parfois elle ne se forme que sur une partie de celle-ci, sur un côté comme chez le *Bacterium pediculatum* qui produit, ainsi que le *Leuconostoc*, la gomme des sucreries.

L'encapsulation des bactéries paraît liée à la composition des milieux où elles se développent et aux circonstances de leur culture. Dans les tissus et les humeurs de l'hôte, les bactéries pathogènes présentent une capsule positive colorable, ou une capsule négative incolorable. Elles en sont dépourvues dans les milieux artificiels, sauf lorsque ces milieux sont additionnés de liquides organiques : sérum, liquide d'ascite. Cependant il ne semble pas que les matières albuminoïdes interviennent directement dans la production de la capsule. En effet, celle de la bactéridie charbonneuse, par exemple, ne se forme pas dans les solutions d'albumine sérique, ni dans un sérum dialysé dont l'albumine a été redissoute par addition de NaCl. Elle apparaît, au contraire, comme dans le sérum total, dans l'eau qui a servi à la dialyse du sérum et dans le liquide céphalo-rachidien dilué, pourtant très pauvre en matières albuminoïdes (Rotky). L'enveloppe mucilagineuse du *Leuconostoc mesenteroïdes*, qui présente certaines réactions de la callose, ne se forme que dans les milieux renfermant du saccharose ou du glucose. Le *Leuconostoc* produisant de l'invertine, il est probable que c'est uniquement aux dépens du glucose que se constitue le mucilage.

D'après Tœnnissen, les capsules du bacille de Friedlander, de nature hydrocarbonée (galactane), ne sont pas fixées par les coagulants habituels des albumines. Si on parvient à les mettre en évidence par des artifices de coloration, cela tient uniquement aux protéines colorables qui se déposent à leur surface dans les humeurs ou dans les milieux albumineux. Ces formations ne constitueraient donc pas un caractère contingent du pneumo-bacille; mais un caractère constant, observable seulement dans certaines conditions de culture, par l'intermédiaire des substances protéiques d'origine externe dont il est imprégné.

## D. — *Cils.*

Ce sont de fins filaments analogues à ceux des épithéliums vibratiles et des Infusoires, qui assurent la mobilité des microbes. Leur longueur dépasse souvent celle de la bactérie qui les porte, dont ils peuvent atteindre jusqu'à vingt fois le plus grand diamètre. Grêles, flexibles, ondulés, ils apparaissent mal à l'examen microscopique direct. On les met en évidence par des méthodes de coloration spéciales, combinées au mordançage. Mais, très fragiles, surtout quand ils proviennent de cultures un peu anciennes, ils se brisent facilement au cours des manipulations.

Pour quelques auteurs, comme Van Tieghem et Bütschli, les cils seraient des dépendances de la membrane d'enveloppe à laquelle ils resteraient adhérents. Pour d'autres (Trenkmann), ils constituent de véritables expansions protoplasmiques à travers la membrane. Prenant considère même que les pseudopodes des Myxomycètes et des Amibes, les flagelles des Protozoaires et les cils sont trois formes dérivées successivement l'une de l'autre au cours de la phylogenèse. Chez les Infusoires, où il est plus facile de les étudier, chaque cil est pourvu d'un corpuscule basal situé dans le plateau de la cellule et d'une fine racine qui se prolonge dans le cytoplasme, où elle disparaît après avoir contourné le noyau et s'être jointe aux racines voisines. Chez une Sulfobactérie étudiée par Dangeard : *Chromatium Okenii*, les racines du long flagelle inséré à l'avant émanent d'un corps central chromatique, sorte de noyau sans enveloppe. Ce flagelle, qui diffère de celui des Bactéries et se rapproche du flagelle des Infusoires, traverse la membrane par un petit orifice en s'effilant de la base à son extrémité. Il comprend une partie corticale amincie vers la pointe et une partie axiale constituée par un grand nombre de fibrilles unies par une substance intercellulaire. C'est la substance corticale qui produit les mouvements, la partie axiale, élastique, sert d'appui (Petschenko).

Habituellement, les cils n'apparaissent que lorsque la division cellulaire est déjà très avancée. Ils croissent alors très vite, car on n'a pu observer leurs stades de développement. Comme les flagelles des Protozoaires, ce sont des organes moteurs agissant soit directement sur la cellule elle-même, soit indirectement, en déplaçant les liquides dans lesquels elle baigne. Leurs mouvements, dont les variations de la tension superficielle au contact du milieu ambiant paraissent être la cause essentielle, sont influencés par tous les excitants : mécaniques, calorifiques, lumineux, électriques et chimiques du protoplasme.

Les Microcoques en sont rarement pourvus. On peut citer, à titre d'exception, le *Micrococcus agilis* et le *M. agilis flavus*, appartenant au type Mérista, ainsi que la *Sarcina mobilis*.

Les bacilles possèdent tantôt un cil polaire, comme le b. pyocyanique (*Bactéries monotriches*) ; tantôt un cil unique ou un faisceau de cils à chacun des pôles (*Bactéries amphitriches* et *bactéries lophotriches*) ; tantôt plusieurs cils répartis sur divers points de leur surface (*Bactéries péritriches : B. coli*, b. typhique, b. tétanique, *Bacterium Chauvœi*, *B. subtilis*, *B. proteus*, etc.).

Sauf quelques espèces qui portent deux cils à chacune de leurs extrémités (vibrion de Massaouah, par exemple), les vibrions n'ont, d'ordinaire, qu'un flagelle polaire. Sur les Spirilles, ils sont disposés en buissons à chaque extrémité. On les observe également chez la plupart des bactéries pourprées, rondes, longues ou courtes et chez les *Cladothrix mobilis*.


### III. — REPRODUCTION DES BACTÉRIES.

Elle s'effectue suivant deux modes : 1º par *division* directe ou *scissiparité;* 2º par *sporulation* observée chez certaines espèces seulement.

### A. — *Scissiparité.*

Le début de la reproduction est annoncé intérieurement par l'apparition d'une ligne claire qui cloisonne le contenu cellulaire et, extérieurement, par un sillon qui étrangle peu à peu la cellule pour la diviser en deux éléments bientôt complètement distincts. Les cellules-filles se séparent ensuite de la cellule-mère et se dispersent dans le milieu. Parfois, elles restent accolées et donnent naissance à des chaînettes de deux à trois éléments, ou davantage, qu'on désigne, suivant leur nombre et leur forme, sous le nom de *diplocoques, diplobacilles, streptocoques, streptobacilles.* Lorsque dans les formes rondes, la division a lieu suivant une seule direction de l'espace, les deux moitiés, une fois séparées, arrondissent leur face plane et deviennent identiques à la cellule-mère. Si la scission a lieu dans deux ou trois directions, il en résulte des groupements d'éléments plus ou moins nombreux, plans ou cuboïdes : *tétrades (mérista)* ou *sarcines.* Un mérista, le gonocoque, se présente donc sous la forme de quatre cocci réunis ; et une sarcine, sous celle d'un petit cube comprenant seize individus intimement associés.

La division des bacilles s'effectue de la même manière. Elle aboutit à la genèse de deux cellules-filles, dont les extrémités voisines s'arrondissent, s'effilent ou se séparent par une ligne droite, selon que le microbe est à bouts ronds, grêles ou carrés.

La division par scissiparité se produit toujours transversalement.

## B. — *Sporulation.*

Ce mode de multiplication apparaît par intermittence chez un grand nombre de bactéries, sous l'influence de conditions extérieures diverses. Il est plus communément observé chez les espèces anaérobies que chez les espèces aérobies ; les cocci et les microorganismes spiralés ne sporulent jamais.

Ordinairement, chaque germe ne donne naissance qu'à une seule spore ; quelques espèces seulement (*B. Bütschlii, Metabacterium polyspora, B. caucasicus* du Képhir) en produisent deux ; d'autres, un plus grand nombre.

1° *Formation des spores.* — Au sein du protoplasme apparaît un point brillant, qui s'accroît peu à peu et prend un aspect arrondi ou ovalaire pendant que sa réfringence augmente. A mesure que le contenu cellulaire se condense ainsi sur une étendue croissante pour engendrer la forme de résistance, le reste du protoplasma s'appauvrit en matériaux nutritifs et devient trouble, granuleux. Bientôt la spore n'est plus séparée de la membrane que par une mince couche de liquide ; finalement, elle est mise en liberté par dissolution du reliquat microbien.

Les spores constituées par une membrane épaisse et un contenu très réfringent, pauvre en eau, sont tantôt situées au centre de la cellule, tantôt à une ou aux deux extrémités. Selon les espèces, leur diamètre dépasse ou reste inférieur à celui de la cellule-mère. Quand la spore est plus volumineuse que le corps du bacille, celui-ci présente, dans la partie médiane de son axe, ou à ses extrémités, un renflement qui lui donne un aspect singulier : battant de cloche (vibrion septique), épingle (b. tétanique). Un bacille distendu par sa spore se nomme *Clostridium*.

Des phénomènes beaucoup plus complexes, auxquels participe le système nucléaire chromidial précédemment décrit, accompagnent la sporulation endogène de quelques grandes espèces bactériennes. Schaudinn a ainsi observé, dans *B. Bütschlii*, le mode de sporulation suivant, qu'il considère comme un processus sexuel rudimentaire ou dégénératif, comparable au phénomène de conjugaison (autogamie) des levures et de certaines infusoires. Les cellules destinées à produire des spores émettent d'abord une cloison médiane, comme si elles devaient se diviser. Mais cette cloison ne tarde pas à se résorber, et les deux éléments qu'elle séparait se confondent de nouveau en un seul qui, par échange et fusion des granules chromatiques, produit bientôt deux corps sphériques polaires : *matrices* des spores, pourvues de tous les caractères du noyau. Les deux corps nucléaires s'entourent ensuite de protoplasme, se délimitent par une membrane et se transforment en spores définitives, incolorables par les moyens ordinaires, la membrane s'opposant à la pénétration des réactifs. Dans un dernier stade, le sporange se désagrège, éclate et libère les deux spores.

Malgré l'autorité de Schaudinn, il convient de faire toutes réserves sur l'existence ou la signification d'un tel processus d'autogamie. Selon Dobell, au moment de la sporulation de *B. spirogyra*, par exemple, la spirale chromatique centrale se renfle d'abord à chacun de ses pôles. Ces renflements nucléaires se transforment ensuite en spores par adjonction d'une membrane. On observe bien, comme l'a vu Schaudinn, un partage des cellules en voie de sporuler, mais non la fusion des cellules-filles, qui démontrerait le caractère sexuel du phénomène.

2° *Germination des spores.* — Elle n'est connue exactement que pour un petit nombre d'espèces. Placées dans des conditions favorables, les spores germent en donnant naissance à de nouveaux bacilles. Une bactérie endosporée est donc, à ce point de vue, comparable à une plante susceptible de se reproduire à la fois par graine et par bouture.

Tout d'abord, la spore se gonfle, son volume s'accroît et sa réfringence diminue. Puis diverses éventualités peuvent se produire. Tantôt la membrane disparaît rapidement, et le nouveau bacille se substitue à la spore. Tantôt l'enveloppe persiste pendant un temps très court, mais appréciable, et le microbe fait hernie à un des pôles, ou au niveau de l'équateur (*B. subtilis*), par une étroite ouverture, le *micropyle*. Tantôt enfin, et c'est le cas pour la bactéridie charbonneuse à déhiscence polaire, l'issue se fait encore à travers la membrane, mais celle-ci se liquéfie ensuite presque immédiatement, et le phénomène devient difficilement discernable.

On ne confondra pas ces spores vraies, qui sont des formations nouvelles, apparaissant dans l'intérieur même des bacilles, avec certaines formes de résistance ou *arthrospores* observées chez divers cocci en chaînettes. Ces fausses spores, assimilables aux *chlamydospores* des champignons, ne se distinguent des éléments normaux de la chaînette que par un volume plus grand et une résistance un peu plus marquée à la chaleur.


## IV. — Classification.

Les bactéries qui forment la classe des *Schizomycètes* se relient par plusieurs caractères aux Champignons, par d'autres aux Algues. Quelques espèces sont si peu distinctes des Champignons que les Actinomycétales, bactéries filamenteuses, produisant parfois des conidies, sont tantôt rangées parmi les Hyphomycètes, tantôt parmi les bactéries. Par ailleurs, plusieurs bactéries de grande taille constituent des types intermédiaires aux Algues cyanophycées et aux bactéries proprement dites.

Les Algues cyanophycées sont des végétaux inférieurs dont chaque élément contient, au sein du protoplasme, un noyau peu différencié, ou *chromidium*, dépourvu de membrane et de nucléole, et assimilable au système chromidial des bactéries. Comme les Schizomycètes, elles présentent des formes rondes, longues, courbes, des mérista, des sarcines, des zooglées. Mais d'importantes différences séparent ces deux classes de végétaux, particulièrement l'existence d'un pigment dissous dans le cytoplasme cortical. Ce pigment, ou *phycochrome*, est constitué par un mélange de chlorophylle et de diverses substances colorées désignées sous le nom de *phycocyanine*. Il communique aux Cyanophycées une teinte bleu verdâtre, d'où leur nom. Parfois la couleur vire au jaune, au rouge ou au violet. Les Cyanophycées ne produisent ni œufs, ni spores ; cependant, dans certaines conditions, les *Nostoc* gélatineux donnent naissance à des kystes, ou *spores de conservation*, par hypertrophie de leur protoplasme et cutinisation de leur membrane. Elles se multiplient par division transversale avec partage du système chromidial, le plus souvent dans une seule direction de l'espace. Chez les Oscillaires, on voit certaines cellules se tuméfier, s'entourer d'une membrane épaisse, gélatineuse et brunâtre, puis se désarticuler pour former une sorte de bouture ou *hormogonie*. L'hormogonie, d'abord douée de mouvements d'oscillation, perd bientôt sa mobilité et reconstitue un nouveau filament. Enfin, les Algues cyanophycées sont presque toujours plus volumineuses que les Bactéries et leurs espèces mobiles ne possèdent pas de cils.

Le Comité des bactériologistes américains distingue six ordres dans la classe des Schizomycètes ou Bactéries :

A. Les *Myxobactériales*, avec pseudoplasmodes conduisant à des kystes très différenciés.

B. Les *Thiobactériales*, avec granules de soufre, ou avec un pigment, la bactériopurpurine.

C. Les *Chlamydobactériales*, entourées d'une gaine généralement ferrugineuse.

D. Les *Actinomycétales*, filamenteuses, tendant à se ramifier.

E. Les *Eubactériales* ou Bactéries.

F. Les *Spirochœtales*.

De ces six ordres, ce sont les trois derniers qui nous intéressent plus particulièrement.

ACTINOMYCÉTALES. — Elles comprennent deux familles : les *Actinomycétacées*, dont les filaments ramifiés portent des conidies, et les *Mycobactériacées*, peu ramifiées et dépourvues de conidies. Dans la famille des *Actinomycétacées*, on trouve les genres : *Actinobacillus*, *Actinomyces* et *Erysipelothrix* (microbe du rouget du porc) ; dans la famille des *Mycobactériacées*, les genres *Mycobacterium* (type bacille tuberculeux), *Corynebacterium* (type bacille diphtérique), *Fusiformis* (bacille fusiforme), *Pfeifferella* (bacille de la morve).

EUBACTÉRIALES. — Se répartissent en cinq familles :

1º Les *Nitrobactériacées*, formes en boules ou bâtonnets, parfois mobiles, avec des cils polaires ; ne donnent jamais de spores.

Ces microorganismes sont essentiellement caractérisés par leur propriété d'oxyder directement le carbone, l'hydrogène, l'azote, ou des composés simples de ces corps. Ils se répartissent en deux tribus : les *Nitrobactérées* avec les genres *Hydrogenomonas*, *Méthanomonas*, *Carboxydomonas*, *Acetobacter*, *Nitrosomonas*, *Nitrobacter*, *Thiobacillus* qui oxydent respectivement l'hydrogène le méthane, l'oxyde de carbone, l'acide acétique, $NH^3$, $Az^2O^3$ et le soufre ; les *Azotobactérées*, microbes fixateurs d'azote, les uns libres : *Azotobacter*, les autres parasites ou symbiotes : *Rhizobium*.

2° Les *Spirillacées*, corps spiralé, mais non flexueux, avec des cils polaires. Vivent dans l'eau ou l'intestin, mais à l'inverse des Spirochètes, ils n'envahissent qu'exceptionnellement les tissus. *Vibrio*, courts avec un cil ; *Spirillum*, plus allongés avec touffes de cils polaires.

3° Les *Coccacées*, microbes sphériques répartis en trois tribus : a) *Neisserées*, avec le genre *Neisseria* (gonocoque et méningocoque), cellules disposées par paires en grains de café, se décolorant par le Gram ; b) *Streptococcées*, avec le genre *Diplococcus*, microbes disposés par paires, faisant fermenter l'inuline ; le genre *Streptococcus*, microbes en chaînettes ne faisant pas fermenter l'inuline ; le genre *Staphylococcus*, microbes disposés en groupes irréguliers, producteurs de pigment ; le genre *Leuconostoc*, microbes saprophytes, inclus dans les zooglées ; c) *Micrococcées*, caractérisées par l'agglomération des individus en masses, la pigmentation et la décoloration par le Gram ; elles comprennent les genres *Micrococcus*, à pigment jaune, *Sarcina*, disposées en paquets et *Rhodococcus* à pigment rouge.

4° Les *Bactériacées*, formes en bâtonnets ne produisant pas d'endospores : onze tribus.

a) *Chromobactérées* avec les genres *Serratia*, *Flavobacterium* (espèce-type *F. aquatilis*), *Chromobacterium* et *Pseudomonas*.

b) *Achromobactérées :* genre *Achromobacter* (espèce-type *B. liquefaciens*).

c) *Cellulomonadées :* genre *Cellulomonas* (espèce-type *B. biazoteus*).

d) *Erwinées*, parasites des plantes ; deux genres : *Erwinia*, à cils péritriches et *Phytomonas*, à cils polaires ou dépourvus de cils.

e) *Zopfées*, ne se décolorant pas par le Gram (*B. Zopfi*).

f) *Bactérées :* genres *Aerobacter* (type *B. lactis aerogenes*) ;

*Escherichia* (type *B. coli*) ; *Proteus* ; *Eberthella* (type *B. typhi*) ; *Alcaligenes* (type *B. fœcalis*) ; *Salmonella* avec les espèces *Schottmülleri, aertrycke, typhi murium, columbensis, enteritidis, psittacosis, suipestifer, icteroïdes, paratyphi* (paratyphique B), *pullora, Melitensis-abortus,* etc.

g) *Encapsulées :* genre *Encapsulatus* (type B. de Friedlander).

h) *Lactobacillées :* genre *Lactobacillus,* microbes non décolorables par le Gram.

i) *Bacteroïdées :* genre *Bacteroïdes* (type *B. fragilis*).

j) *Pasteurellées :* genre *Pasteurella,* espèces *avicida, muriseptica, cuniculicida, suiseptica, boviseptica, tularensis, pestis.*

k) *Hémophilées :* genres *Hemophilus* (b. de Pfeiffer) et *Dialister* (*B. pneumosintes*).

5º Les *Bacillacées* qui produisent des endospores et ne se décolorent pas, en général, par le Gram. Deux genres : *Bacillus*, microbes aérobies et *Clostridium*, plus ou moins strictement anaérobies.

L'ordre des SPIROCHŒTALES comprend les genres *Spironema, Treponema, Leptospira,* que nous avons examinés au chapitre des Protozoaires.

V. — VIRUS INVISIBLES ET INCULTIVABLES. — ULTRAMICROBES<br>
(Calmette) ou INFRAMICROBES (C. Nicolle).

Certains germes, dont la présence est révélée par la virulence des humeurs qui les contiennent, sont invisibles au microscope, aussi bien qu'à l'ultramicroscope. Ils franchissent les filtres de porcelaine (filtres de Chamberland) ou de terre d'infusoires (filtres de Berkefeld), ce qui permet de les séparer des bactéries visibles auxquelles ils sont associés dans les produits pathologiques, et de les obtenir à l'état de pureté.

Les principaux d'entre eux sont ceux de la fièvre aphteuse (Löffler et Frosch), de la peste bovine (M. Nicolle et Adil-bey), de la peste porcine (Dorset, Bolton et Bryde), de l'anémie pernicieuse du cheval (H. Carré et Vallée), du sarcome de la poule (Rous), de la maladie des jeunes chiens (H. Carré), de la clavelée (Borrel), de la vaccine (M. Nicolle et Adil-bey, Carini, Negri), de la grippe (C. Nicolle et Lebailly), du trachome (Bertarelli et Cecetti), des oreillons (Granata), de l'herpès (G. Blanc), de l'encéphalite léthargique (Levaditi et Harvier).

Presque à la limite de la visibilité au microscope et à l'ultramicroscope, mais filtrables sur bougie, se trouvent les virus de la péripneumonie (Nocard et Roux, Borrel, Dujardin-Beaumetz et Salimbeni), de l'agalaxie contagieuse de la brebis et de la chèvre (Bridré et Donatien).

Enfin, diverses bactéries d'assez grandes dimensions, tels le b. tuberculeux (Fontès, Vaudremer, J. Valtis) et le b. dysentérique (Hauduroy), peuvent engendrer, comme le spirochète de la fièvre récurrente (C. Nicolle), des formes filtrables à travers les bougies de porcelaine.

## CHAPITRE IV

# COMPOSITION CHIMIQUE ET RÉACTIONS TINCTORIALES DES MICROBES

### I. — Composition chimique.

#### A. — *Champignons.*

L'enveloppe contient de la cellulose ; le corps cellulaire, riche en eau, est constitué par des matières ternaires (hydrates de carbone ou glucides, graisses ou lipides) et quaternaires (protéines ou protides de la nomenclature actuelle) en proportions variables et des sels minéraux en petite quantité. Les graisses existent à la fois dans le mycélium et dans les spores. On en trouve jusqu'à 60 p. 100 dans les sclérotes de *Claviceps purpurea* (ergot de seigle).

Les plus communes sont des éthers glycériques des acides oléique, palmitique et stéarique. Dans les levures, Mac Lean et Thomas ont également identifié les acides linoléique, laurique et arachidique. La cholestérine existe soit à l'état libre, soit à l'état d'éthers d'acides gras. On observe une forte augmentation des matières grasses dans les cellules vieillies, dégénérées, et dans les cellules cultivées dans des conditions de température défavorables ou en présence de poisons protoplasmiques, comme l'acide phénique. Une fraction importante de ces substances est combinée sous une forme encore inconnue avec le plasma cellulaire (Mac Lean).

Chez les levures, le glycogène forme jusqu'à 33 p. 100 du poids sec. Il apparaît, s'accumule et disparaît souvent avec une grande rapidité. Au début de la fermentation, il se présente sous l'aspect de grains réfringents disséminés dans le protoplasme ; après quelques heures, ces granules font place à des vacuoles qui s'étendent rapidement et envahissent la plus grande partie de la cellule. Cette extension de la vacuole paraît résulter de la pré-

sence de gaz, d'acide carbonique principalement, provenant de
la décomposition zymotique du glycogène (Harden et Rowland).

Le glycogène ne constitue pas seulement une réserve nutritive. Comme il manque dans les spores des Mucors et dans les
sclérotes de certains champignons, et qu'il apparaît seulement au
moment où le mycélium se développe, son élaboration semble
liée au métabolisme cellulaire. Chez les levures, certains auteurs
le considèrent comme un produit intermédiaire de la formation
de l'alcool à partir des sucres.

L'azote total oscille entre 5,5 et 9 p. 100 du poids de la levure
sèche, prélevée au maximum de la fermentation ; le carbone, entre
32 et 45 p. 100 ; l'hydrogène, entre 6 et 7 p. 100. Parmi les substances minérales, l'acide phosphorique domine et constitue jusqu'à 50 p. 100 du poids des cendres ; puis viennent la potasse
30 p. 100, la magnésie 6 p. 100, la chaux, la silice et le soufre.

Une hémicellulose insoluble dans le réactif de Schweitzer a
été isolée de la membrane des levures.

## B. — *Protozoaires.*

Leur composition chimique est mal connue.

## C. — *Bactéries.*

Comme tous les êtres vivants, les bactéries sont formées de
C, H, O, N, combinés en substances ternaires (hydrates de carbone, cires, graisses) et quaternaires (protéines, nucléo-pro-
téines). Elles renferment également de petites quantités de
matières minérales : K, Na, Ca, Mg, Fe, du phosphore, de la
silice, du soufre, du chlore et une forte proportion d'eau : 73 à
85 p. 100.

La composition chimique des bactéries varie non seulement
avec l'âge de la culture, la température de végétation, mais
encore, et surtout, avec la nature des milieux ensemencés. D'une
manière générale, les germes jeunes et les bactéries cultivées à
37º sont plus riches en résidu sec que les cellules vieilles et les
cultures entretenues à 20º. Les matières organiques azotées sont
plus abondantes dans les bactéries développées en milieu peptoné simple que dans les bactéries obtenues en milieu peptoné
additionné de glucides (Cramer et Lyons). Par contre, les substances extractives : graisses, lipoïdes, augmentent dans les
milieux azotés et hydrocarbonés.

1° *Membrane.* — Très abondante dans la paroi cellulaire des végétaux supérieurs, la cellulose est rare ou absente dans la membrane des bactéries. On l'a cependant signalée dans le *B. subtilis* (Dreyfuss), le b. tuberculeux (Hammerschlag) et le b. diphtérique, à l'état d'hémicellulose (Tamura). La chitine, uniquement produite par les cellules des animaux, a été identifiée dans la membrane de *B. xylinum* (Emmerling), *B. pyocyaneus*, *B. megatherium* et *B. anthracis* (Iwanoff).

2° *Contenu cellulaire.* — a) TENEUR EN EAU. — α. Cultures solides. *B. encapsulés :* Des cultures sur milieux variés, pendant un temps plus ou moins long et à des températures diverses, ont donné, comme chiffres extrêmes, 84,20 et 87,71 p. 100 d'eau. *B. prodigiosus :* Teneur en eau allant de 75,85 à 90,61 p. 100 selon les conditions réalisées : maximum dans le cas de culture à la température ordinaire et de culture prolongée dans un milieu riche en eau ; minimum dans le cas opposé. Notons encore : *b. du xerosis*, 84,93 p. 100 ; *b. charbonneux*, 85,44 p. 100 ; *b. tuberculeux*, 85,90 p. 100.

β. Cultures liquides. *Vib. cholériques :* Voiles obtenus sur des milieux variés (trois jours d'étuve) : 86,94 p. 100 en moyenne ; peu de différences d'un échantillon à un autre.

b) CENDRES. — α. Cultures solides. *B. encapsulés :* Grandes différences selon les échantillons et les milieux ; la quantité de cendres diminue par addition de glucose et proportionnellement à celle-ci : 2,97 et 13,94 p. 100 du poids sec. *B. Prodigiosus :* Maximum dans le cas de culture à la température ordinaire et de culture prolongée. Les microbes contiennent plus de cendres que les milieux : *B. du xerosis*, 9,52 p. 100 ; *B. coli*, 8,5 p. 100 ; *b. tuberculeux*, 8 p. 100.

β. Cultures liquides. *Vib. cholériques :* Voiles obtenus sur bouillon fortement alcalin ; moyenne, 31 p. 100 ; peu de différences d'un échantillon à un autre. Voiles obtenus sur le même milieu additionné de fortes doses de chlorure de sodium et de phosphate de soude : la teneur des germes en cendres augmente avec celle des liquides nutritifs. Les microbes sont toujours moins riches en chlore que les milieux, plus riches en acide sulfurique et en acide phosphorique, à moins que les liquides ne contiennent un grand excès de phosphate sodique. Voiles obtenus sur le milieu de Uschinski : faible teneur en cendres et grandes différences d'un échantillon à un autre.

c) AZOTE TOTAL. — α. Cultures solides. *B. encapsulés :* Variations très marquées selon les échantillons et les milieux ; la quantité d'azote des germes croît avec celle du milieu, mais bien moins rapidement ; elle diminue par addition du glucose : 23 et 71,81 p. 100 du poids sec (azote évalué en matière azotée). Il n'existe aucun rapport entre l'abondance des cultures et la teneur des milieux en azote. *B. prodigiosus*, 71,3 p. 100 ; *b. du xerosis*, 75,2 p. 100 ; *b. tuberculeux*, 56,8 p. 100.

β. Cultures liquides. *Vib. cholériques :* Voiles obtenus sur bouillon fortement alcalin : moyenne, 65 p. 100 ; peu de différences d'un échantillon à un autre. Voiles obtenus sur milieu de Uschinski : bien moins d'azote et différences marquées selon les échantillons (moyenne, 45 p. 100). *B. diphtérique*, 69,7 p. 100 ; *b. de la morve*, 87, 5 p. 100 ; *b. tuberculeux*, 45,3 à 58,7 p. 100.

d) Extraits alcoolique et éthéré. — α. Cultures solides. *B. encapsulés :* Grandes différences selon les échantillons et les milieux; quand on ajoute du glucose, l'extrait éthéré augmente jusqu'à 5 p. 100 de sucre et diminue ensuite, l'extrait alcoolique augmente régulièrement jusqu'à 10 p. 100 de sucre au moins. Extrait éthéré, 1,68 à 3,84 p. 100 (poids sec), extrait alcoolique, 11,39 à 29,60 p. 100.

β. Cultures liquides. *Vib. cholériques :* Voiles obtenus sur bouillon fortement alcalin : extrait éthéré + extrait alcoolique, 2 à 3 p. 100.

e) Protides. — On a isolé, de bactéries très diverses, les substances suivantes, plus ou moins bien définies : Albumines coagulables dans les sucs de presse (Buchner et Hahn), globulines, une « protamine » (b. tuberculeux, Ruppel) ; protéoses (par digestion peptique), glycoprotéides, phosphoprotéides (bactéries très nombreuses, Buchner, Galéotti, Aronson, Vaughan et ses élèves) et leurs dérivés : nucléines (Klebs, Galeotti), acides nucléiques (Aronson, Ruppel, Leach), bases xanthiques (Nishimura, Aronson, Wheeler, Leach), bases pyrimidiques (Levene). Une substance voisine de la chitine ou de la kératine (b. tuberculeux, Ruppel). Produits d'hydrolyse des protéines ; amino-acides, bases hexoniques (Leach, Wheeler).

f) Glucides. — Sucres, en général mal caractérisés, dont la majeure partie doit provenir de la destruction des glyco et des phosphoprotéides.

g) Lipides et lipoïdes phosphorés. — Graisses neutres (b. encapsulés, b. diphtérique, b. tuberculeux), acides gras libres (b. tuberculeux, Aronson, Ruppel), cires (b. tuberculeux,

Aronson) ; lécithine (un b. encapsulé : 0,68 p. 100 du poids sec, d'après Nishimura; bacilles tuberculeux : 0,16 p. 100 d'après Kresling ; *B. aceti* : 1,56 p. 100 d'après Alilaire); graisses phosphorées autres que la lécithine (Alilaire, voir le tableau ci-dessous). La teneur du b. tuberculeux en graisses et cires varie selon les échantillons, l'âge des cultures et surtout la composition des milieux.

Les spores ont la même composition que les bactéries dont elles proviennent. Elles contiennent cependant beaucoup moins d'eau et une plus faible proportion de cendres.

*Composition générale des bactéries cultivées à 37° sur gélose-pomme de terre (M. Nicolle et Alilaire).*

| | Eau p. 100 | Azote total p. 100 (poids sec). | Ext. acétonique p. 100 (poids sec) | Portion de l'ext. acét. sol. dans le chloroforme (p. 100). | Portion de l'ext. acét. insol. dans le chloroforme (p. 100). | Phosphore de la graisse (p. 100). | Phosphore de la graisse en ac. phosphorique (p. 100). |
|---|---|---|---|---|---|---|---|
| B. de la morve .. | 76,49 | 10,47 | 11,69 | 8,59 | 3,10 | 2,530 | 8,0 |
| B. du choléra des poules........ | 79,35 | 10,79 | 7,54 | 6,30 | 1,24 | 2,370 | 7,5 |
| Vib. cholérique (Bombay) .... | 73,38 | 9,79 | 8,70 | 6,77 | 1,93 | 2,370 | 7,5 |
| B. de Shiga ..... | 78,21 | 8,89 | 12,80 | 10,57 | 2,23 | 1,570 | 5,0 |
| *Proteus vulgaris* . | 79,99 | 10,73 | 10,87 | 7,10 | 3,77 | 1,580 | 5,0 |
| B. typhique .... | 78,93 | 8,28 | 15,44 | 10,64 | 4,80 | 1,169 | 3,5 |
| B. charbonneux (asporogène).. | 81,74 | 9,22 | 6,31 | 1,48 | 4,83 | 0,948 | 3,0 |
| B. de la pseudo-tuberculose ... | 78,83 | 10,36 | 15,63 | 10,31 | 5,32 | 0,793 | 2,5 |
| Pneumobacille .. | 85,55 | 8,33 | 15,45 | 7,36 | 8,06 | 0,790 | 2,5 |
| *B. coli* ......... | 73,35 | 10,32 | 15,25 | 11,77 | 3,48 | 0,790 | 2,5 |
| *B. Prodigiosus* pathogène (de Fortineau) ... | 78,00 | 10,55 | 9,00 | 6,60 | 2,40 | 0,474 | 1,5 |
| B. de la psittacose ........ | 78,05 | 9,55 | 11,08 | 7,03 | 4,05 | 0,474 | 1,5 |
| B. diphtérique .. | 84,50 | » | 7,04 | 5,23 | 1,81 | 0,158 | 0,5 |
| B. pyocyanique . | 74,99 | 9,79 | 15,77 | 10,67 | 5,10 | 0,157 | 0,5 |
| B. de la lymphangite (de Nocard)...... | 77,90 | 9,17 | 6,83 | 2,53 | 4,30 | 0,157 | 0,5 |
| Levure (Frohber) | 69,25 | 10,00 | 4,22 | 2,92 | 1,30 | 0,000 | 0,0 |
| *Chlorella vulgaris* ........ | 63,60 | 3,96 | 21,10 | 12,81 | 8,29 | 0,000 | 0,0 |

## II. — Réactions tinctoriales.

Sauf de rares exceptions, toutes les matières colorantes utilisées en microbiologie sont des sels neutres. Les couleurs dites basiques sont des sels d'une base organique colorée et d'un acide inorganique, l'acide chlorhydrique le plus souvent ; les couleurs acides sont des sels d'acide organique coloré et d'une base inorganique, la soude généralement. Il s'ensuit que leur effet tinctorial ne peut dépendre de la réaction faiblement acide ou basique des constituants cellulaires. En réalité, quand les sels colorants sont dissociés, l'ion positif coloré de la couleur basique est *adsorbé* par les colloïdes négatifs de la cellule, tandis que l'ion négatif des couleurs dites acides est *adsorbé* par les colloïdes positifs.

### A. — *Champignons*.

La plupart des champignons, fixés par la chaleur, s'imprègnent en masse des matières colorantes, surtout lorsqu'on emploie la méthode de Gram, dont il sera question plus loin. On ne peut étudier leur structure qu'à l'aide de colorations ménagées, au bleu coton lacto-phénolé, par exemple, qui teinte le contenu protoplasmique ou la membrane quand elle contient de la cellulose. Les matières grasses sont colorées électivement en rouge par le Soudan ; l'amidon, en bleu, et le glycogène, en brun par l'iode. Matruchot a obtenu la coloration vitale d'une Mucorinée : *Mortierella reticulata* par culture mixte avec deux bactéries chromogènes : *Bacillus violaceus* et *Bacterium violaceum* et un champignon, *Fusarium polymorphum ;* le pigment violet des bactéries et le pigment vert du champignon colorent le protoplasma granuleux de la *Mortierella* ainsi que des inclusions huileuses et des éléments assimilables à des noyaux, mais ils ne se déposent pas dans la membrane. Les levures fixent par adsorption les couleurs de la série de l'acridine, la thionine et la safranine, mais non les dérivés de la benzidine, sauf la benzopurpurine.

### B. — *Protozoaires*.

En solution très étendue, les colorants vitaux, le rouge neutre en particulier, soluble dans les lipoïdes, diffusent assez facilement dans le protoplasme cellulaire et se fixent sur certaines granulations incluses dans les vacuoles. Le noyau des amibes vivantes peut être teinté à l'aide du violet dahlia et du rouge de ruthénium (Mouton) ; mais les cellules, une fois colorées en masse, meurent. On obtient des résultats tout à fait remarquables, après avoir fixé les préparations par l'alcool, avec les mélanges d'azur de méthylène, d'éosinate de violet de méthylène et de bleu de méthylène dissous dans l'alcool méthylique (Romanowsky, Giemsa). L'éosinate agit comme mordant et l'azur colore en rouge violacé avec une extrême sensibilité et d'une manière presque spécifique, la chromatine des protozoaires.

## C. — *Bactéries.*

Vivantes, elles opposent une résistance considérable à la pénétration des substances tinctoriales qui, en général, sont toxiques pour les microorganismes. Lorsqu'on veut étudier comment les bactéries se comportent en présence des couleurs, il ne faut pas employer des colorants puissants comme le cristal violet. Ces substances, en effet, se fixent très rapidement et d'une façon massive sur la membrane d'enveloppe ; elles augmentent ainsi le volume du microbe et masquent sa structure. Les solutions très étendues de composés, qui ne surcolorent pas, permettent, au contraire, de mettre en évidence les plus fins détails du contenu cellulaire.

L'éosine en solution faible est inoffensive pour le *B. coli* et le b. typhique, les bactéries pigmentées et le bacille de Friedlander, qui s'en imprègnent. Le b. typhique se laisse même colorer instantanément par le vert malachite, mais il meurt assez rapidement : sa mobilité disparaît d'abord, puis il cesse de se diviser et la mort survient en cinq minutes. De même, la bactéridie charbonneuse succombe après s'être colorée. Comme l'éosine à très faible dose, le violet dahlia et le bleu Victoria n'empêchent pas la division des bâtonnets, mais ils s'opposent à la sporulation.

Tuées et fixées par la chaleur, ou l'alcool absolu, les bactéries adsorbent facilement un grand nombre de colorants. Certaines d'entre elles présentent une grande affinité pour les dérivés basiques de l'aniline. Cette affinité tinctoriale comporte d'ailleurs des degrés selon les espèces : la bactéridie charbonneuse est aisément teintée par les colorants faibles, tandis que le bacille de la morve exige des colorants plus énergiques ; les bacilles lépreux et tuberculeux nécessitent un contact prolongé avec la couleur phéniquée.

Une fois teintées, les bactéries résistent plus ou moins à l'action des décolorants.

On sait en quoi consiste la *méthode de Gram* couramment employée en bactériologie pour la distinction des espèces : coloration des germes par des dérivés basiques, phéniqués de la para-rosalinine (violet de. gentiane, violets penta et hexaméthylés), suivie d'un contact avec la solution iodo-iodurée, d'où résulte la formation d'un composé iodé de teinte bleu-noirâtre, plus ou moins alcoolo-résistant. Pour Guerbet, Mayer et Scheffer, ce sont les acides gras saturés et non saturés des microbes, qui se colorent par le violet d'aniline ; les graisses neutres ne se colorent pas. La propriété de conserver la teinture, après traitement par la solution iodo-iodurée, tiendrait, d'après Deuszen, à la présence, dans les cellules, de certains nucléo-protéides. On dit que ces bactéries *prennent le Gram*. Celles qui *ne prennent pas le Gram* abandonnent à l'alcool de lavage la combinaison iodo-pararosaniline.

D'autres germes, comme les b. tuberculeux et lépreux, surcolorés par la fuchsine phéniquée, restent imprégnés de couleur lorsqu'on les traite successivement par l'acide nitrique dilué et par l'alcool absolu. On les qualifie d'*acido-résistants*.

Les spores sont également acido-résistantes. Elles se colorent et se décolorent difficilement.

Sauf pour le vibrion cholérique, un mordançage énergique (tanin ferrique de l'encre de Löffler) doit précéder la coloration des cils. Quant aux capsules, souvent visibles chez les microbes vivants, on les met parfaitement en évidence à l'aide de décolorations ménagées.

*DEUXIÈME PARTIE*

# PHYSIOLOGIE DES MICROBES

Les microbes se trouvent partout ; le sol, l'eau, l'atmosphère, les minéraux, les végétaux, les animaux en contiennent des quantités innombrables. Leurs fonctions chimiques sont très variées, leur puissance de multiplication extrême, et ils jouent un rôle capital dans la circulation de la matière.

*Parasites*, ils tendent à détruire les autres êtres organisés, végétaux ou animaux. *Saprophytes*, ils réduisent la substance organique morte à des termes simples, préparant ainsi les aliments indispensables aux végétaux supérieurs. La vie des plantes et, par conséquent, celle des animaux est subordonnée à leur activité. Réciproquement, la matière qui a vécu constitue la source presque exclusive de leur nutrition. Ils apparaissent donc comme les intermédiaires obligés entre l'existence qui finit et celle qui commence.

Nous examinerons dans l'ordre suivant les diverses fonctions des microorganismes : nutrition, production de chaleur et de lumière, chromogenèse, locomotion et manifestations sensitives, évolution et vitalité.

CHAPITRE V

# NUTRITION

Elle est liée :

1º A la nature même des microbes, dont chacun manifeste des exigences particulières, souvent très étroites, par suite de la spécificité rigoureuse de leurs enzymes. C'est ainsi que certaines moisissures (*Penicillium*) décomposent l'acide racémique en ne consommant que l'acide tartrique droit (Pasteur) ; 2º à la nature chimique de l'aliment. Parmi les monosaccharides susceptibles de fermenter sous l'influence des levures, on ne rencontre que des corps à trois, six ou neuf atomes de carbone ; de même pour les hexoses, la structure stéréochimique commande l'aptitude à la dislocation zymotique (Fischer) ; 3º aux influences extérieures : présence ou absence d'oxygène, température, lumière.

L'étude des fermentations et des actions diastasiques ne saurait être séparée pratiquement de celle de la nutrition. Nous passerons donc successivement en revue : les aliments des microbes et les milieux de culture, le rôle des conditions ambiantes, les fermentations, les actions diastasiques, les échanges nutritifs et les modifications des milieux.

Il convient d'appeler aliment, « toute matière à laquelle un microbe donné peut emprunter les matériaux de son organisation et la chaleur nécessaire pour se rendre indépendant de la chaleur solaire. Le total de l'action protoplasmique doit être exothermique et même, d'ordinaire, il reste un peu de chaleur en excès qui élève la température du milieu... Mais, dans le détail, le protoplasma peut parfaitement s'adresser, pour une partie de son alimentation, à des substances brûlées, incapables de fournir de la chaleur par une voie quelconque, à la condition de les faire entrer dans une combinaison nutritive où figurent, en quantité suffisante, des transformations exothermiques. Le ferment nitrique peut, comme l'a montré Winogradsky, emprunter son charbon à l'acide carbonique, à la condition d'oxyder de l'acide nitreux pour le transformer en acide nitrique » (Duclaux).

Les aliments absorbés par les microbes sont utilisés par eux au remplacement des produits de déchets éliminés et, par des processus encore mal connus, à l'édification d'une nouvelle quantité de substance vivante, d'où résulte leur accroissement. Toutes les modifications internes ou externes des cellules, leur activité physico-chimique, leurs fonctions biologiques et leur reproduction sont étroitement subordonnées aux transformations que subissent les matériaux absorbés. Parmi les aliments, les uns, comme les protides, les acides aminés et les sels ammoniacaux fournissent les éléments azotés constitutifs de la matière vivante. D'autres, comme les glucides, s'ils participent également à l'édification protoplasmique et nucléaire, sont avant tout des producteurs d'énergie : ils libèrent, en se disloquant, les calories nécessaires aux réactions synthétiques endothermiques. Les *diastases* président à la fois à la décomposition des aliments énergétiques et à la synthèse du contenu cellulaire.

## I. — NUTRITION DES CHAMPIGNONS.

Raulin, prenant comme type d'étude l'*Aspergillus niger*, s'est efforcé de réaliser, à l'aide de composés chimiques bien définis (acide tartrique, sucre et sels minéraux), le milieu le plus convenable au développement de ce champignon. Ses recherches, vieilles déjà de plus de trente ans, ont été confirmées et étendues par de nombreux expérimentateurs. Elles servent encore d'introduction fondamentale à la physiologie microbienne.

Le liquide de Raulin fournit une récolte constante à 1/20 près. Il comprend les éléments suivants :

| | |
|---|---|
| Eau | 1 500 centim. cubes. |
| Sucre candi | 70 grammes |
| Acide tartrique | 4 — |
| Nitrate d'ammoniaque | 4 — |
| Phosphate d'ammoniaque | $0^{gr},6$ |
| Carbonate de potasse | $0^{gr},6$ |
| — de magnésie | $0^{gr},4$ |
| Sulfate d'ammoniaque | $0^{gr},25$ |
| — de zinc | $0^{gr},07$ |
| — de fer | $0^{gr},07$ |
| Silicate de potasse | $0^{gr},07$ |

La réaction est acide. Pour avoir des récoltes abondantes, il faut ensemencer en couche mince, au large contact de l'air, et porter les cultures à 37°, dans une atmosphère bien humide. Après vingt-quatre heures, la surface du liquide se recouvre d'une membrane blanchâtre, qui s'épaissit rapidement, se plisse et prend, dès le quatrième jour, un ton noir dû à la couleur des spores mûres. Si l'on veut évaluer le poids de la récolte, il convient, le troisième jour, de prélever la totalité du voile mycélien ; une nouvelle récolte peut alors être obtenue après trois nouveaux jours. C'est la dernière. Les deux membranes séchées et pesées représentent environ 25 grammes pour 1 500 centimètres cubes de milieu employé.

### A. — *Aliments minéraux.*

En éliminant séparément chacun des éléments minéraux présents dans le liquide de Raulin, on peut se rendre compte de leur utilité respective. Après la suppression de l'acide phosphorique, la récolte tombe à 1/182 ; de la magnésie, à 1/91 ; de la potasse, à 1/25; de l'acide sulfurique, à 1/25, etc... Ces résultats sont assez comparables à ceux que donnerait un végétal supérieur cultivé dans des conditions expérimentales analogues. Il n'en est plus de même pour les suivants. Si l'on supprime l'oxyde de zinc, la récolte tombe au 1/10 ; l'oxyde de fer, à moins de la moitié. Comment expliquer ce rôle imprévu de deux substances qui ne représentent qu'une minime fraction des constituants chimiques du milieu? Raulin a répondu à cette question par une expérience d'une admirable simplicité. Il cultive l'*Aspergillus* sur deux liquides privés respectivement de zinc et de fer. La mucédinée pousse médiocrement. Alors il restitue à chaque culture le corps qui lui manquait, et voici ce qu'il observe : la restitution du zinc rétablit l'intensité normale de la végétation ; la restitution du fer n'a aucun effet. Raulin en conclut que si le zinc représente un véritable aliment, le fer ne doit être considéré que comme une sorte d'antidote neutralisant quelque poison, peut-être l'acide sulfocyanhydrique excrété par l'*Aspergillus* et nuisible à son développement.

D'après Javillier, les cultures d'*Aspergillus* dans le liquide de Raulin privé de zinc n'atteignent, au bout de quatre jours, que les 37/100 du poids obtenu dans les conditions normales. En outre, les conidies apparaissent plus rapidement. Parvenue au terme de son développement, la moisissure laisse, inutilisé, environ 60 p. 100 du sucre qu'elle aurait consommé en présence de zinc. Mais il suffit d'ajouter 1/10 000 000 de ce métal au milieu pour que l'*Aspergillus* épuise tout le sucre mis à sa disposition et fournisse la même récolte que dans le liquide de Raulin-type.

Le zinc favorise aussi la fixation du silicium, du fer et du manganèse par l'*Aspergillus*, mais non celle de la magnésie, du soufre et de l'azote. Il est lui-même fixé en totalité par la mucédinée, lorsque la quantité de métal est égale ou inférieure à 1 milligramme par 250 centimètres cubes de milieu, soit 1/250 000.

De même que certaines substances minérales sont indispensables à la croissance de la moisissure à des doses extrêmement faibles, d'autres se montrent dangereuses à l'état de traces quasi impondérables. Tel est le cas du sublimé et du nitrate d'argent, qui empêchent la germination des spores, le premier à 1/500 000, le second à 1/1 600 000. La sensibilité de l'*Aspergillus* aux sels d'argent est même si grande, qu'il ne se développe pas dans un vase de ce métal. A la dose de 1/25 000, le zinc est également toxique et il abaisse très notablement le poids de la récolte (Javillier).

### B. — *Aliments hydrocarbonés.*

L'acide tartrique agit de deux façons dans le liquide de Raulin : d'abord il maintient l'acidité du milieu, condition défavorable à la culture des bactéries de souillure, d'où croissance exclusive de l'*Aspergillus*, alors même qu'on n'opère pas aseptiquement ; puis il sert d'aliment à la plante quand tout le sucre a disparu.

Avant d'être consommé, le sucre candi est interverti par une diastase, la *sucrase* que secrète la moisissure. Deux tiers du saccharide assimilé fournissent à l'*Aspergillus* l'énergie nécessaire aux réactions profondes dont il est le siège ; le reste est employé à la construction de son contenu protoplasmique et nucléaire.

On a également étudié la valeur nutritive de divers composés ternaires. Le lactose et la mannite constituent des aliments médiocres ; l'amidon cru ne convient pas ; l'amidon cuit est assimilé après avoir subi une hydrolyse diastasique. L'alcool nuit à la germination des spores, mais, comme l'acide citrique, il est consommé par le champignon adulte.

### C. — *Aliments azotés.*

Dans le liquide Raulin, l'azote se trouve à l'état purement minéral ; la suppression de l'ammoniaque fait tomber la récolte à

1/153. Au fur et à mesure que l'ammoniaque est consommé, l'acidité du milieu augmente par suite de la libération de l'acide des sels. Mais, après une semaine, cette acidité disparaît, soit par l'action neutralisante des produits de désassimilation de la moisissure (Wehmer), soit parce que l'acide dissocié est entièrement consommé (Ritter).

## II. — NUTRITION DES LEVURES.

Normalement, les Champignons du type *Aspergillus* vivent au large contact de l'air, où ils trouvent l'oxygène nécessaire à la combustion des aliments qu'ils n'utilisent pas directement pour la synthèse de leur contenu. Maintenues à l'abri de l'air, dans la profondeur des milieux, les levures brûlent également les aliments sucrés qui ne participent pas à leur entretien et à leur développement. Mais cette combustion est alors incomplète et les termes de la dégradation des saccharides n'atteignent pas la simplicité chimique observée dans les cultures d'*Aspergillus* : $CO^2$ et $H^2O$. De ce fait, pour que le même nombre de calories nécessaires aux réactions intracellulaires soit néanmoins obtenu, l'attaque des sucres doit porter sur un plus grand nombre de molécules. Il en résulte un mode particulier d'activité vitale, une « fermentation liée à la vie anaérobie » que nous définirons par la suite.

Aucune différence essentielle n'existe donc quant au fonctionnement intime du protoplasma de ces microorganismes. Seules les circonstances externes de leur nutrition créent une sorte d'opposition entre la vie *aérobie* des moisissures et la vie *anaérobie* des levures. Et cette opposition, dont on a voulu faire un caractère distinctif des deux modes fondamentaux de la vie élémentaire, s'évanouit lorsqu'on modifie les conditions de la culture des germes. Qu'on immerge, en effet, une moisissure dans un liquide sucré, elle déterminera une véritable fermentation. Qu'on cultive les levures au large contact de l'air, elles brûleront les sucres jusqu'aux termes ultimes : acide carbonique et eau.

### A. — *Aliments minéraux.*

Pasteur et Mayer ont montré que l'acide phosphorique, le soufre, le magnésium et le potassium sont indispensables à la vie des levures. En l'absence de soufre sous une forme convenable, une partie des sulfates est d'abord réduite en $H^2S$ qui, décomposé en milieu acide, fournit du soufre assimilable (Stern).

La chaux, également utile, ne peut pas remplacer la magnésie. Elle paraît avoir pour effet de neutraliser les acides qui se forment dans le protoplasma de la cellule (Hayduck, Henneberg).

Les sels de fer ne sont pas absolument indispensables à la nutrition des levures, mais ils accélèrent leur multiplication (Molish, Wehmer, Kossowicz).

### B. — *Aliments hydrocarbonés.*

Les hexoses constituent l'aliment d'élection, surtout pendant la vie aérobie. Les di et trisaccharides sont assimilables après transformation en hexoses ; le lactose est peu utilisé, sauf par quelques levures spéciales. Mais les levures assimilent également l'alcool éthylique (Kayser et Demolon), la glycérine, divers acides organiques : tartrique, pyruvique, malique, citrique, lactique, succinique et leurs sels. Le phénol, la résorcine, le tanin, les acides gallique et pyrogallique, l'hydroquinone, les aldéhydes, les éthers, la cellulose ne valent rien.

### C. — *Aliments azotés.*

Peuvent servir de source d'azote : les peptones, les acides aminés, principalement quand on ajoute au milieu du sucre et, mieux encore, de l'acide pyruvique (F. Ehrlich), l'asparagine, l'acétamide, surtout en présence d'azote ammoniacal, la propionamide et la butyramide en très petite quantité, la formiamide davantage (Thomas), l'acide urique, l'urée, les sels ammoniacaux. Certaines races assimilent les nitrates de potasse, de manganèse ; mais, d'une manière générale, les nitrates constituent de médiocres aliments azotés et les nitrites arrêtent le développement des levures.

Les albuminoïdes complexes : ovalbumine, fibrine ne sont pas utilisés (Pasteur, Ad. Mayer). Cependant, les levures de bière assimilent lentement la caséine du lait, dont elles poussent la dégradation jusqu'au terme ammoniaque (Boullanger).

### III. — NUTRITION DES PROTOZOAIRES.

Ce sont les protéines qui constituent l'aliment principal des protozoaires. Elles sont fournies aux amibes par des bactéries : autour des germes ingérés, une vacuole protoplasmique se forme, dont la réaction, d'abord acide, devient ensuite alcaline. Pendant la période d'acidité, aucun processus digestif ne se produit ; la digestion vraie ne s'effectue généralement qu'après la mort des bactéries dans le contenu vacuolaire, et seulement pendant le stade ultérieur d'alcalinité. En effet, les enzymes extraites des amibes n'ont aucune action sur les bactéries vivantes, alors qu'en milieu alcalin elles attaquent les bactéries mortes et agissent comme une trypsine en produisant de la tyrosine (Mouton). Les amibes des genres *Wasilewskia*, *Wahlkampfia*, *Hartmannella* vivent mieux aux dépens des microbes Gram-positifs que des autres ; elles n'ingèrent ni les spores bactériennes, ni les grains d'amidon (Œhler). Parmi les microbes, certains sont nuisibles aux amibes par les substances toxiques : ammoniaque ou triméthylamine qu'ils élaborent.

D'autres protozoaires digèrent l'amidon cuit, grâce à une diastase, l'*amylase* qu'ils sécrètent. Mais, si les flagellés, comme *Polytoma*, se nourrissent de produits liquides ou dissous, les ciliés (Colpodes) exigent des corps figurés assez volumineux. Ces micro-organismes ingèrent des bactéries vivantes ou mortes ; *Colpoda Steinii* digère même des spores de champignons et de levures (Œhler).

De même que les amibes, les infusoires ciliés ne contenant pas de lipase sont incapables de digérer les graisses. Les inclusions graisseuses de leur protoplasma proviendraient de la transformation des protides et des glucides assimilés (Staniewicz).

*Colpidium colpoda* (cilié) ne se développe qu'en présence d'ammoniaque ou d'acides aminés, de phosphates, de chlorures et de faibles quantités de potasse et de magnésie (Peters). Les glycérophosphates constituent l'élément carboné de choix pour es infusoires. Mais la synthèse des matières albuminoïdes par *Glaucoma piriformis* ne peut être effectuée à partir du glycérophosphate d'ammoniaque (Lwoff).

Les *Leishmania* et divers trypanosomes se multiplient activement dans les milieux artificiels additionnés de sang frais (Novy,

Mac Neal, Ch. Nicolle) ou d'extraits filtrés de moelle osseuse rouge et de rate (Legroux et Jimenez).

### IV. — Nutrition des bactéries.

Au point de vue de leur nutrition, ces microorganismes diffèrent infiniment plus entre eux que les champignons.

### A. — *Aliments minéraux.*

Le chlorure de sodium, le sulfate de magnésie et le chlorure de calcium sont nécessaires à la majorité des bactéries. De fortes proportions de sel marin sont même indispensables aux microbe, lumineux pour engendrer la phosphorescence.

Combiné aux nucléo-protéides, aux gluco-nucléo-protéides, aux acides nucléiques et à certains lipoïdes (phosphatides), le phosphore constitue un des éléments essentiels du contenu bactérien. Sous la forme de phosphate mono ou dipotassique et sodiques il joue même un rôle très important dans l'activité cellulaire en maintenant entre des limites étroites la réaction protoplasmique (Henderson).

Le soufre intervient également dans la nutrition des bactéries. En dehors des sulfates, il se rencontre, à titre accessoire, au sein des matières albuminoïdes assimilées par les microbes. Mais, si beaucoup d'entre eux peuvent s'en passer sans dommage, il n'en est plus de même des sulfobactéries. Celles-ci, dont nous étudierons plus loin les modes d'utilisation du soufre, habitent les eaux chargées d'hydrogène sulfuré. Elles décomposent ce gaz et fixent le soufre. Quand $H^2S$ fait défaut, elles oxydent leurs propres réserves soufrées protoplasmiques, en produisant des sulfates qui se répandent dans le liquide ambiant (Winogradsky).

Le fer est utile à divers microorganismes, notamment sous la forme d'hémoglobine.

Notons cependant, avec Agulhon et Legroux, que les substances qui favorisent la culture des bactéries dites *hémoglobinophiles*, comme le cocco-bacille de Pfeiffer, sont indépendantes des albumines et de la matière colorante du sang. Contenues dans les globules rouges, d'où on peut les extraire facilement au moyen d'une technique spéciale, ces substances joueraient, à l'égard des microbes, le rôle de *vitamines* ou *hormones de croissance*.

Pour les ferro-bactéries, le fer constitue un aliment essentiel;

elles l'accumulent dans leur gaine à l'état d'oxyde, après une élaboration intracellulaire ou extracellulaire encore mal connue. Le manganèse peut être substitué au fer (Molish).

### B. — *Aliments carbonés.*

Les bactéries trouvent généralement dans les protéines et leurs dérivés : peptones et acides aminés, dans les hydrates de carbone et, parfois, dans les graisses, le carbone nécessaire à leur nutrition. Mais elles peuvent également attaquer des substances organiques de composition plus simple : des acides (acétique, tartrique, lactique, pyruvique), des polyalcools (glycérine, mannite), des monoalcools (alcool éthylique). On connaît, à ce point de vue, le rôle essentiel joué par la glycérine dans le développement du bacille tuberculeux. Parmi les sucres, dont la décomposition diastasique fournit aux bactéries l'énergie nécessaire aux réactions synthétiques, les hexoses et les bioses, qui contiennent respectivement six et douze atomes de carbone, conviennent particulièrement. Les pentoses et, d'une manière générale, tous les saccharides dont le nombre d'atomes de carbone ne correspond pas à un multiple de 3, ne sont pas ou rarement attaqués.

Quelques bactéries décomposent le méthane, et les germes nitrifiants empruntent directement leur carbone à $CO^2$.

### C. — *Hydrogène et Oxygène.*

L'hydrogène est fourni aux bactéries en même temps que le carbone, l'azote et l'oxygène, par les sels organiques et inorganiques ajoutés aux milieux de culture, mais non par l'eau qu'elles ne peuvent décomposer. L'oxygène libre de l'air, ou dissous dans l'eau, préside aux réactions d'oxydation qui constituent pour les bactéries aérobies un des processus vitaux essentiels. Sous cette forme, au contraire, il est toxique pour les bactéries anaérobies. Ces microbes ne peuvent utiliser pour leur nutrition que l'oxygène engagé dans des combinaisons organiques, des glucides principalement.

### D. — *Aliments azotés.*

Certaines bactéries, parasites stricts, ne vivent guère que dans les milieux additionnés de matières protéiques, de sérum liquide en particulier (gonocoque, microbe de la péripneumonie), d'autres s'accommodent mieux de sérum coagulé (bacille tuberculeux, bacille diphtérique, bacille de Preisz-Nocard). Mais la plupart des germes pathogènes se développent abondamment dans les milieux renfermant des peptones ou des albumoses. Les acides aminés et l'asparagine, dissous dans l'eau glycérinée, suffisent au bacille tuberculeux. La plupart des saprophytes empruntent leur azote aux sels ammoniacaux, le *Micrococcus ureæ* à l'urée, les microbes nitrifiants aux nitrates et aux nitrites alcalins ou alcalino-terreux. Enfin les microbes des nodosités des légumineuses fixent directement l'azote atmosphérique par un mécanisme que nous étudierons dans un prochain chapitre.

# CHAPITRE VI

## MILIEUX DE CULTURE

Ils sont liquides ou solides. Les premiers conviennent surtout
à l'étude des propriétés bio-chimiques des microbes ; les seconds,
à la séparation des espèces. Parmi les *milieux liquides*, on distingue : les milieux synthétiques, tel le liquide de Raulin, dont
tous les constituants sont chimiquement définis ; les infusions et
décoctions végétales (eau de levure, thé de foin) et animales
(bouillon), véritables milieux empiriques, précieux pour les
manipulations courantes de bactériologie, mais inutilisables pour
l'étude précise de la nutrition et du métabolisme des microbes ;
les humeurs organiques (sang, lait, sérum, liquide d'ascite, urine,
humeur aqueuse, sucs de fruits, etc.). Les *milieux solides* comprennent les substances nutritives solidifiées par coagulation (sérum,
albumine d'œuf) ou par addition de gélatine, gélose, amidon,
silice colloïdale et les milieux solides animaux (tranches de viscères) et végétaux (pommes de terre, carottes, artichauts, etc.).
On cultive les microbes aérobies en exposant au large contact de
l'air les surfaces ensemencées. Pour la culture des microbes anaérobies, il est nécessaire de chasser l'air environnant au moyen de
la pompe à vide ou de la trompe à eau, ou de recouvrir les milieux
d'huile de paraffine stérile.

La plupart des champignons et des bactéries se développent
sur ces différents substrats, mais il est souvent difficile de trouver, chimiquement ou empiriquement, les substances qui conviennent le mieux à leur culture. De nombreux protozoaires et
des bacilles, comme le bacille de la lèpre, n'ont pu être encore
cultivés, bien qu'ils trouvent aisément dans les organes et les
humeurs de leurs hôtes, toutes les conditions favorables à une
intense pullulation.

Nous distinguérons dans les milieux nutritifs trois qualités
principales : la consistance, la richesse et la réaction.

## I. — Consistance.

Les microorganismes végètent dans les liquides et sur les solides. Il faut noter que ces derniers, préparés suivant les formules habituelles, sont toujours très riches en eau. Progressivement desséchés, ils deviennent de moins en moins favorables au développement des bactéries et des levures. Lorsque la concentration aqueuse ne permet plus la culture de ces germes, la croissance des moisissures est, au contraire, encore possible pendant un certain temps. Une très petite quantité d'eau suffit, en effet, à assurer la végétation des champignons. On sait qu'ils se rencontrent d'une façon banale sur les écorces sèches, les feuilles mortes, etc...

## II. — Richesse.

Diverses bactéries, notamment celles des eaux, poussent dans des liquides très pauvres. *Micrococcus aquatilis, Bacillus erythrosporus* et quelques mucédinées se développent même dans l'eau distillée (Meade Bolton). Ils empruntent tous leurs aliments aux gaz ambiants (acide carbonique, ammoniaque) solubles dans l'eau. Mais la très grande majorité des microbes exige une certaine concentration, extrêmement variable du reste, des substances nutritives. Chaque espèce a son optimum en deçà et au delà duquel la récolte ne tarde pas à baisser. Ce sont les pathogènes qui exigent les milieux les plus riches, c'est-à-dire les plus comparables aux humeurs.

## III. — Réaction.

Le développement des microbes, leur métabolisme, leurs propriétés toxigènes et zymogènes sont influencés au plus haut degré par la réaction des milieux nutritifs. Pour chaque germe, il existe une *réaction optimum* de culture et des *limites d'acidité et d'alcalinité* au delà desquelles aucune végétation ne se produit. On a observé, dès le début de la microbiologie, que les moisissures et les levures préfèrent les milieux acides, et les bactéries, les milieux faiblement alcalins ou neutres. Actuellement, grâce à des méthodes précises, on est arrivé à déterminer, pour les diverses espèces microbiennes, l'acidité ou l'alcalinité vraies les plus favorables à leur pullulation, à dresser des *courbes de croissance* en fonction de la concentration du milieu en ions hydrogène, et à établir des *zones optima* de développement pour chaque micro-organisme envisagé.

La mesure de la réaction des milieux (1), en vue de déterminer la concentration en ions hydrogène est basée sur la théorie de la dissociation des électrolytes, formulée en 1887 par Svante Arrhénius. D'après cette théorie, les molécules d'électrolytes en solution aqueuse sont en partie dissociées à l'état d'*ions*, c'est-à-dire d'atomes ou de groupes d'atomes chargés électriquement. Ainsi une solution aqueuse d'HCl renferme des ions $H^+$ chargés positivement et des ions $Cl^-$ chargés négativement, à côté de molécules HCl non dissociées.

Ce qui caractérise un acide, c'est la présence, dans sa molécule, d'un ou plusieurs atomes d'H remplaçables par un ou plusieurs atomes de métal, tandis que ce sont les groupements OH qui déterminent la nature basique des alcalis. Une solution normale d'un acide renferme, par litre, un gramme d'H remplaçable par des ions métalliques, quelle que soit la constitution moléculaire de l'acide. Une solution normale d'HCl renferme donc autant de cet hydrogène qu'une solution normale d'acide acétique ; elles ont la même *acidité totale* et exigent la même quantité d'alcali pour être neutralisées. C'est cette acidité totale qu'indiquent les méthodes habituelles de titration.

Mais la dissociation de ces deux acides est bien différente, c'est-à-dire qu'en solution équimoléculaire, le nombre d'atomes d'hydrogène, qui se séparent de leurs molécules respectives à l'état d'ions H, est différent. L'intensité de cette dissociation varie selon la concentration et, surtout, la nature de l'électrolyte envisagé. Elle est de 91 p. 100, par exemple, pour une solution décinormale d'HCl et seulement 1, 3 p. 100 pour une solution décinormale d'acide acétique. Cela signifie que sur les 100 milligrammes d'H que renferme un litre de solution décinormale d'HCl, 91 milligrammes se trouvent à l'état d'ions H ; tandis que dans la solution décinormale d'acide acétique, ce chiffre est réduit à $1^{mgr}3$.

La *force* d'un acide est déterminée, non par la quantité totale d'hydrogène remplaçable par un métal, mais seulement par le degré de sa dissociation. Son *acidité réelle*, qui dépend du nombre d'ions H, peut différer de son *acidité totale*. Ainsi l'acidité réelle

---

(1) Ces notions sur la réaction des milieux sont extraites des conférences faites par M. Schœn, à l'Institut des Hautes Études de Belgique (*Ann. de la Brasserie et de la Distillerie*, 1924).

d'HCl en solution décinormale est de 0,091 normale, alors que l'acidité réelle de l'acide acétique n'est que de 0,0013 normale.

Pour exprimer et comparer plus facilement les diverses acidités, Sörensen a proposé l'artifice de calcul très simple que voici. Reprenons l'exemple de la solution normale d'HCl, dont l'acidité réelle est de 0,091 normale. Cette valeur peut s'exprimer par $\frac{9,1}{100}$ ou $9,1 \times 10^{-2}$ ou encore $10^{0,96} \times 10^{-2}$ (0,96 étant le logarithme de 9,1), soit enfin par $10^{-1,04}$. Au lieu d'opérer avec le chiffre absolu qui correspond à l'acidité réelle par rapport à la normalité, Sörensen emploie seulement l'exposant de cette valeur en supprimant le signe négatif. C'est le $P_H$ qui, dans le cas de la solution normale d'HCl, est de 1,04. Pour la solution normale d'acide acétique, nous aurons :

$$0,0013 \ \text{n} = \frac{1,3}{1\,000} = 1,3 \times 10^{-3} = 10^{0,11} \times 10^{-3} = 10^{-2,89}.$$

On a : $P_H = 2,89$. La *concentration en ions H* d'HCl est ainsi soixante-dix fois supérieure à celle de l'acide acétique pendant que leur $P_H$ respectif est de 1,04 et 2,89. Un simple calcul montre que lorsque la concentration en ions H est doublée, ou réduite de moitié, le $P_H$ se trouve respectivement diminué ou augmenté de 0,3 environ. Une solution dont le $P_H$ est de 4,6, par exemple, aura une concentration en ions H double de celle d'une solution dont le $P_H$ est de 4,9.

Toutes ces considérations s'appliquent également aux alcalis dont le groupe actif, au point de vue de la réaction, est représenté par les ions négatifs OH. On détermine par les mêmes calculs l'*alcalinité réelle* des solutions en ions OH. Mais on peut aussi l'exprimer en fonction de la concentration en ions H, ce qui permet de traduire la réaction du milieu uniquement par la notation du $P_H$ (Friedenthal). En effet, l'eau qui constitue généralement le milieu dont on cherche à déterminer la réaction, est elle-même un électrolyte. Elle est donc dissociée et renferme des ions H⁻ et des ions OH⁻ à côté de molécules $H^2O$ non dissociées. Suivant la loi d'action des masses de van't Hoff $\frac{H \times OH}{H^2O} = k$, c'est-à-dire que le rapport entre le nombre d'ions H par litre, qui multiplie le nombre d'ions OH d'une part, et le nombre des molécules non dissociées $H^2O$ d'autre part, a une valeur constante à une température donnée. Mais comme la dissociation de l'eau est extrêmement faible, la concentration des molécules non dissociées ne varie guère pratiquement avec la dissociation. On peut lui donner la valeur 1, ce qui ramène la formule de la dissociation de l'eau à $H \times OH = k$. Il s'ensuit que lorsqu'on ajoute à l'eau un sel ou un acide, qui augmentent le nombre d'ions H, le nombre d'ions OH diminue. C'est l'inverse qui se produit quand on ajoute à l'eau un alcali ou un sel alcalin. Le nombre de l'un des groupes d'ions détermine donc le nombre de l'autre groupe : $H \times OH = k$, $H = \dfrac{k}{OH}$, $OH = \dfrac{H}{k}$.

D'après les mesures de Sörensen, la constante de dissociation de l'eau est égale à $10^{-14,14}$, à 18°. Or, par définition, il y a dans l'eau pure et neutre, autant d'ions H que d'ions OH ; elle renferme donc $10^{-7}$ grammes d'ions H par litre, soit $0^{gr},0000001$. Prenons l'exemple de la soude décinormale dont la concentration en ions $OH = 10^{-1,08}$. Pour exprimer cette valeur en concentration en ions H, remplaçons dans la formule $H = \dfrac{k}{OH}$ par leurs valeurs numériques, nous trouvons $H = \dfrac{10^{-14,14}}{10^{-1,08}} = 10^{-13,06}$. Ce chiffre indique le poids d'ions H contenu dans un litre de solution de soude normale : $P_H = 13.06$. Une solution neutre est une solution dans laquelle la quantité d'ions H est égale à la quantité d'ions OH, c'est-à-dire dont le $P_H = 7,07$, car $10^{-7,07} \times 10^{-7,07} = 10^{-14,14}$. Dans une solution acide, le nombre d'ions H est supérieur au nombre d'ions OH ; inversement, dans une solution alcaline, ce sont les ions OH qui prédominent. *L'acidité se trouve ainsi exprimée par des $P_H$ inférieurs à sept et l'alcalinité par des $P_H$ supérieurs à sept.* Le $P_H$ exprimant un exposant négatif, plus ce chiffre augmente, plus la valeur absolue qu'il indique diminue.

A côté des substances acides ou alcalines qui séparent des ions H et OH, et des substances neutres qui ne séparent pas ces ions ou ne se dissocient pas, il existe toute une série de corps qui fournissent tantôt des ions H, tantôt des ions OH et parfois les deux simultanément. Ce sont les substances *amphotères*, qui jouent un rôle très important en biologie. Les matières albuminoïdes et leurs produits de dégradation sont précisément des *ampholytes* et leur dissociation s'effectue soit d'après la formule générale :

$$HROH \rightleftharpoons HR + OH, \text{ dissociation basique;}$$

soit d'après la formule :

$$HROH \rightleftharpoons ROH + H, \text{ dissociation acide.}$$

Or, la nature des ampholytes est en relation étroite avec la réaction du milieu. Ainsi le caractère acide de ces substances se manifeste avec une intensité d'autant plus grande que le milieu est plus pauvre en ions H, c'est-à-dire plus alcalin et, inversement, la dissociation alcaline prédomine lorsque le milieu est acide. La concentration en ions H, à laquelle cette dissociation atteint son minimum, est le point *isoélectrique*, qui a une valeur *constante* et *caractéristique* pour chaque substance amphotère. En réagissant contre l'acidité par leur dissociation basique c'est-à-dire par la dissociation d'ions OH, et contre l'alcalinité par la séparation d'ions H, les substances amphotères s'opposent à tout changement brusque de la réaction du milieu. Elles interviennent comme des *tampons* amortisseurs (buffers des Anglais), suivant l'expression imagée de E. Fernbach.

Deux méthodes sont employées pour mesurer la concentration en ions H des milieux : la *méthode électrométrique* et la *méthode colorimétrique*. La première est basée sur le principe suivant. Lorsqu'on plonge une électrode métallique dans une solution renfermant des ions équivalents (une électrode d'argent dans une solution de sel d'argent, par exemple), une différence de potentiel s'établit entre le liquide et l'électrode, et cette différence est proportionnelle à la quantité d'ions métalliques contenus dans le liquide. Il en est de même lorsqu'on plonge une électrode de platine couverte de noir de platine et saturée d'hydrogène, dans un liquide renfermant des ions H. La chute de potentiel qui s'établit au contact de l'électrode et de la solution est fonction de la concentration en ions H correspondante. On la mesure par les méthodes habituelles employées en physique.

Plus simple, mais aussi moins précise, est la *méthode colorimétrique* ou des *indicateurs colorés* que nous devons à Sörensen. Elle est fondée sur les changements de coloration que produisent les variations d'acidité ou d'alcalinité sur certaines substances nommées pour cette raison *indicateurs*. Chaque indicateur vire d'une couleur à une autre entre des limites très étroites de concentration en ions H. Entre ces limites, tout changement de teinte correspond à une valeur définie du $P_H$. Dans la pratique microbiologique, l' « ajustement » ces milieux de culture s'effectue en les additionnant d'une quantité d'acide ou de base suffisante pour obtenir le virage correspondant au $P_H$ cherché.

Sauf le rouge de méthyle et le rouge de propyle, les indicateurs colorés sont des dérivés de la série des phtaléines. Leurs zones utiles de $P_H$ sont les suivantes, d'après Clark :

| | |
|---|---|
| Bleu de thymol | 1,2 à 2,8 |
| Bleu de bromophénol | 2,8 à 4,6 |
| Rouge de méthyle | 4,4 à 6,0 |
| Rouge de propyle | 4,8 à 6,4 |
| Pourpre de bromocrésol | 5,2 à 6,8 |
| Bleu de bromothymol | 6,0 à 7,6 |
| Rouge de phénol | 6,8 à 8,4 |
| Rouge de crésol | 7,2 à 8,8 |
| Phtaléine du crésol | 8,2 à 9,8 |

Les limites d'acidité et d'alcalinité de végétation des microbes et la valeur optimum du $P_H$ varient avec l'espèce considérée et les constituants du milieu. Cultivées dans un bouillon privé de sucres, la plupart des bactéries se développent entre $P_H$ 5,5 et $P_H$ 8,5. Certaines sont plus exigeantes et, du point de vue de leur zone de croissance, Dernby les divise en deux groupes : 1° les bactéries qui supportent de grandes variations de la concentration en ions H : *B. subtilis*, *b. paratyphiques A et B*, *B. coli*, *b. pyocyanique*, *staphylocoque*, *bactéridie charbonneuse*, *b. tuberculeux*, *B. proteus* et de nombreux anaérobies. 2° Celles qui ne supportent que d'étroites variations : *b. typhique*, *b. de Pfeiffer*, *Pneumocoque*, *Vibrion cholérique*.

Entre ces limites de croissance, la concentration ionique optimum est encore plus précise. Cet optimum diffère selon la propriété microbienne envisagée : rapidité ou abondance de la culture, vitalité, production de toxines, virulence. D'une manière générale, il est inférieur à $P_H$ 7 (réaction acide), pour le *B. coli*, le *B. proteus*, le *b. paratyphique A* ; voisin de 7 pour le *b. typhique* et le *b. paratyphique B*, les *b. dysentériques*, *tuberculeux*, *pesteux* et les anaérobies des plaies; supérieur à 7 (réaction alcaline) pour le *gonocoque*, le *méningonocoque*, le *vibrion cholérique*, la *bactéridie charbonneuse* (7,7) et le *pneumocoque* (8).

# CHAPITRE VII

# RÔLE DES CONDITIONS AMBIANTES

Le développement des microbes et leur activité physiologique
sont soumis à un certain nombre de conditions mécaniques
(agitation), physiques (pression, température, lumière, magné-
tisme) et chimiques (dont l'oxygène est le facteur le plus important).

## I. — AGITATION.

Nombre de bactéries et la plupart des champignons ne se multiplient activement qu'à la surface des milieux liquides où ils
forment, par leur réunion, une membrane plus ou moins épaisse,
d'aspect varié. L'apparition de ce *voile*, souvent caractéristique
des espèces, exige que les cultures soient maintenues à l'étuve
dans un repos absolu, à l'abri de toute vibration. Lorsque au
début de son développement, on disloque la membrane superficielle, ses fragments tombent dans le liquide nutritif, puis elle
se reforme plus ou moins facilement. Ainsi, pour le bacille tuberculeux, un second voile apparaît, mais il s'étend avec
lenteur et n'atteint jamais l'épaisseur du voile primitif. Pé-
riodiquement agité, ce même microbe s'adapte peu à peu aux
conditions nouvelles de sa culture au sein du liquide (bacille
homogène d'Arloing et Courmont). Dans la nature, c'est à
l'agitation continuelle de leur masse, autant qu'à l'action stéri-
lisante de la lumière, qu'il faut attribuer la pauvreté relative des
eaux vives en germes, comparativement aux eaux stagnantes.

## II. — PRESSION.

Toutes conditions chimiques restant identiques (en évitant
la dissolution, dans le milieu, des gaz comprimés) l'action de la
pression sur la croissance des microbes est négligeable.

## III. — Température.

Les microbes se développent à des températures variées, mais il existe, pour chaque espèce, un maximum, un minimum et un optimum. Les températures favorables à la végétation des germes sont dites *eugenésiques ;* les températures défavorables, mais encore suffisantes pour la culture, sont dites *dysgenésiques.* Quand la température s'élève au-dessus du maximum, la vitalité ne tarde pas à être compromise, quand elle descend au-dessous du minimum, elle persiste, au contraire, mais le microbe se trouve dans un état de vie très ralentie, *latente,* très favorable à sa conservation. Enfin, au point optimum, la reproduction et la nutrition atteignent leur plus grande intensité. Toutefois, il n'en est pas nécessairement de même pour les autres fonctions. Chacune de ces fonctions s'exerce, en effet, avec une puissance maximum à une température qui, suivant les espèces, est plus ou moins éloignée de l'optimum de développement. Par exemple, les bactéries chromogènes et photogènes manifestent, en général, leurs propriétés caractéristiques à des températures inférieures à celles qui fournissent les récoltes les plus abondantes.

### A. — *Champignons.*

Dans les conditions naturelles, ils se multiplient à basse température : 10-20°. Beaucoup d'entre eux cependant préfèrent un peu plus de chaleur, et les espèces susceptibles de vivre en parasites croissent mieux à la température du corps. Comme exemples de ces trois catégories, on peut citer des Champignons très voisins : l'*Aspergillus glaucus,* l'*Aspergillus niger,* et l'*Aspergillus fumigatus* (pathogène), dont les optima sont respectivement 10-12°, 35-37°, 38-40°. Les levures tolèrent des variations thermiques très étendues. Nous indiquerons plus tard ce qu'on entend à ce sujet par levures hautes et basses.

### B. — *Protozoaires.*

Conservés à 5 ou 7°, les trypanosomes non pathogènes restent vivants pendant un mois ou deux. Leur culture est facilement obtenue à 34-37°, dans les milieux au sang. La température optimum de développement est de 22° pour les *Leishmania* (Ch. Nicolle) ; de 40 à 41° pour *Plasmodium vivax* et *falciparum* (Bass et Johns) ; de 30 à 37° pour *Spirochœta icterohemorragiæ* (Noguchi).

### C. — *Bactéries.*

La plupart des pathogènes ne se développent bien qu'aux environs de 37°. Il en est de même pour certains saprophytes ; les autres ne se multiplient pas, ou se multiplient mal à cette température, leur maximum thermique oscillant entre 20 et 30° selon les espèces. Quelques bactéries ne croissent qu'entre des limites très étroites ; tels les bacilles de la tuberculose humaine et de la tuberculose bovine qui exigent une température fixe de 38-39° ; le bacille aviaire tolère, au contraire, des écarts relativement étendus.

Mais si les facultés reproductrices et la nutrition des bactéries exigent des conditions thermiques rigoureuses, la vitalité de ces germes n'est généralement pas atteinte par les froids les plus intenses. *B. subtilis*, *B. anthracis* et *B. Chauvœi* du charbon symptomatique, microbes sporulés, ne sont pas altérés par des froids de 70° pendant cent huit heures et de 130° pendant vingt heures (Pictet et Young). Des températures légèrement inférieures à 0°, maintenues pendant plusieurs semaines, sont sans action. C'est pour cette raison que la glace peut véhiculer, comme l'eau, des germes pathogènes, (*b. typhique, vibrion cholérique*).

Une mention spéciale est due aux organismes dits *frigoriphiles* et *thermophiles*. On appelle *frigoriphiles* les microbes qui poussent à 10° et, notamment, aux environs de 0°. Nous verrons qu'à cette dernière température, et même plus bas, plusieurs photobactéries dégagent encore de la lumière, indice d'une nutrition suffisante. La transition entre les frigoriphiles et les bactéries communes se fait par de nombreux microbes des eaux, qui végètent de 10 à 20°. Il est bon de noter, du reste, que les frigoriphiles se développent parfaitement à cette température.

Les *bactéries thermophiles* sont caractérisées par la propriété de vivre et de se développer à des températures élevées. La température optimum qui convient à leur culture varie suivant les espèces.

Certaines sont susceptibles de se multiplier à des températures assez basses : 20 à 30°. Ce sont des *bactéries thermophiles facul-*

*tatives* (microbes thermo-tolérants des Allemands) ; pour d'autres, la température minimum de culture varie de 30 à 50°. Ce sont des *bactéries thermophiles strictes* ou *obligatoires.*

On les trouve en abondance dans les eaux thermales, dans les couches supérieures du sol, surtout dans les milieux à température élevée, dans les eaux courantes et stagnantes, les eaux d'égout, les fumiers, les poussières, les végétaux, et les excréments des Vertébrés. Elles jouent un rôle très important dans la fermentation des fumiers, des fourrages ensilés (*ferments lactiques, B. subtilis, Granulobacter, B. mycoïdes*), des feuilles de tabac (*B. tabaci, B. subtilis*).

Elles appartiennent presque toutes aux genres *Bacillus, Bacterium* et *Streptothrix.* Celles des deux premiers genres sont mobiles ou immobiles, de dimensions variables, souvent en courtes chaînettes. Beaucoup d'entre elles se multiplient par des spores très résistantes à la chaleur. Sauf trois espèces décrites par Oprescu, et les anaérobies stricts $\alpha$, $\beta$ et $\gamma$ de Veillon, toutes peuvent vivre en présence de l'oxygène. D'une manière générale, les bactéries thermophiles strictes sont en même temps aérobies obligatoires, les bactéries thermophiles facultatives sont aérobies facultatives. A mesure que la température de culture s'élève, l'aérobiose devient de plus en plus nécessaire (L. Nègre). Une des particularités les plus remarquables des bactéries thermophiles isolées par L. Nègre des sables du Sahara, consiste dans leur résistance à une proportion très élevée de sel marin (6 à 9 p. 100) dans les milieux de culture ; une concentration élevée de sel marin élève, en outre, la résistance de ces microbes à la chaleur.

Il est possible d'étendre ou de restreindre les limites thermiques entre lesquelles se développent les bactéries. C'est ainsi qu'on a habitué progressivement la bactéridie charbonneuse aux températures de 10° et de 42°,5. Par une culture systématique à 20°, on a fait perdre au vibrion de Deneke la faculté de pousser dans l'étuve, puis on la lui a rendue, toujours progressivement (Dieudonné).


## IV. — LUMIÈRE.

La lumière est inutile et même nuisible le plus souvent à la croissance des microbes. Seules quelques bactéries pourprées, qui contiennent un pigment capable de décomposer l'acide carbonique de l'air avec dégagement d'O et fixation de C, sont favorablement influencées par la lumière. De tous les rayons du spectre, ce sont les rayons chimiques ultra-violets qui sont les plus actifs, mais les rayons infra-rouges ne sont pas indifférents.

## V. — ÉLECTRICITÉ.

Son action est difficile à séparer de celle de la chaleur, du rayonnement lumineux et des modifications chimiques des milieux qui l'accompagnent. Dans les liquides nutritifs additionnés de sels, la dissociation électrolytique crée des variations d'acidité et d'alcalinité assez étendues pour altérer la vitalité des germes. Cependant, sous la seule action électrique des courants sinusoïdaux à haute ou à basse fréquence, on peut, d'après d'Arsonval et Charrin, affaiblir les fonctions chromogène et reproductrice du bacille pyocyanique.

## VI. — OXYGÈNE. — RESPIRATION.

Depuis Lavoisier, on admettait, comme une loi fondamentale, que l'oxygène libre est indispensable à la vie. Pasteur, en 1861, ruina, ou plutôt élargit cette théorie. Étudiant la fermentation butyrique du lactate de chaux, il constata qu'elle était causée par un microorganisme dont le développement ne peut avoir lieu qu'à l'abri de l'air, par un microorganisme *anaérobie*, ainsi qu'il le nomma. Une année après, il découvrit une autre bactérie décomposant le tartrate de chaux, puis deux bactéries pathogènes, le vibrion septique et un petit bacille pyogène isolé de l'eau qu'il cultiva également dans les milieux liquides, totalement privés d'oxygène libre, c'est-à-dire en anaérobiose complète.

Cette découverte de Pasteur a profondément modifié la physiologie microbienne. Elle démontre, notion aujourd'hui familière et étendue à toutes les cellules vivantes, qu'à côté des êtres qui utilisent l'oxygène libre, il en est d'autres qui ne peuvent assimiler que l'oxygène combiné. Pour se le procurer, ils disloquent certains corps chimiques par l'intermédiaire de leurs enzymes et deviennent ainsi, le plus souvent, des agents actifs de fermentation. Sans doute, la fermentation ne correspond pas nécessairement à la vie sans air et la vie sans air ne présente pas toujours les caractères que nous attribuons aux fermentations. Mais les deux phénomènes vont si souvent de pair que l'on comprend aisément pourquoi Pasteur voulut jadis les identifier.

## A. — *Champignons.*

Les moisissures, avons-nous dit, se développent normalement au contact de l'air ; certaines, cependant, comme les *Mucor*, sont susceptibles de végéter en l'absence d'oxygène lorsque, par exemple, on les immerge dans les liquides sucrés. Elles jouent alors le rôle de ferments ; en même temps leurs caractères morphologiques se modifient et les rapprochent des levures.

Cultivées à la surface des milieux, au contact de l'air, les levures absorbent l'oxygène libre nécessaire aux réactions profondes de leur protoplasma et dégagent de l'acide carbonique. Elles se comportent ainsi comme tout être aérobie, et leur activité respiratoire se manifeste par cet échange gazeux entre leur contenu et l'atmosphère. Si l'on met du sucre à leur disposition, elles en utilisent une partie pour leur entretien et oxydent le reste à l'état de $CO^2$ et d'$H^2O$. A l'abri de l'air, elles peuvent également assimiler l'oxygène faiblement combiné et réduire, par exemple, une solution d'hémoglobine saturée d'oxygène. Lorsqu'elles sont ensemencées dans un liquide sucré, elles se développent dans la profondeur, à l'abri de l'air. Leur respiration est alors comparable à celle des cellules végétales en état d'asphyxie. Elle suffit cependant à la vie des levures qui trouvent, dans les molécules de sucre, l'oxygène nécessaire aux processus d'oxydation protoplasmique et empruntent à la chaleur dégagée au cours de cette réaction, l'énergie indispensable à leur activité.

## B. — *Bactéries.*

Du point de vue de leurs besoins en oxygène, il convient de distinguer trois groupes de bactéries : les *aérobies stricts*, les *anaérobies stricts* et les *aéro-anaérobies*.

Les *aérobies stricts* ne peuvent se développer qu'au contact de l'air libre ou dissous. Dans le premier cas, ils forment des voiles membraneux, plus ou moins épais, à la surface des liquides : bacille tuberculeux, *Bacillus subtilis*, *Bacterium aceti*. Toutefois, une oxygénation trop intense ou trop prolongée modifie certaines propriétés des bactéries, comme la *Pasteurella* du choléra des poules et la bactéridie charbonneuse, qui perdent ainsi, peu à peu, leur virulence primitive.

Les *anaérobies stricts* ne végètent jamais en présence de l'oxygène, qui se comporte vis-à-vis d'eux (vibrion septique) comme un véritable poison. Par contre, sous la forme sporulée, ces mêmes germes sont indifférents à l'action de l'air. Les microbes anaérobies ne se multiplient que dans le vide ou dans les gaz inertes : H, Az ; mais la présence de sucres, ou de toute autre substance capable de fournir de l'oxygène en se décomposant, leur est indispensable. Certains tolèrent des traces d'air dissous (bacille tétanique), surtout lorsqu'on les a soumis à une adaptation progressive. On peut même les cultiver sans précautions spéciales si on leur associe un aérobie strict, comme le *B. subtilis*, qui épuise rapidement l'oxygène dissous dans le milieu et fixe l'oxygène libre de l'air. C'est probablement par l'effet de cette symbiose, que les anaérobies continuent de se multiplier dans le milieu extérieur, dans les eaux en particulier.

L'action des microbes anaérobies sur les substances organiques s'exerce par l'intermédiaire de leurs diastases. Elle se traduit par la fermentation pour les matières hydrocarbonées et par la putréfaction pour les matières albuminoïdes. Dans la nature, ces germes provoquent une destruction intense des matières organiques ternaires et quaternaires, dont les termes ultimes, l'acide carbonique, l'eau et l'ammoniaque, font retour à l'atmosphère et au sol. Beaucoup sont pathogènes et détruisent les tissus vivants comme ils disloquent les tissus morts. Ils sont la cause des suppurations putrides et des gangrènes.

Les *aéro-anaérobies* ou *anaérobies facultatifs* constituent la masse principale des bactéries communes. La plupart se cultivent mieux à l'air, quelques-uns, de préférence, à l'abri de l'air, surtout dans les milieux sucrés.

Au cours de leur vie parasitaire, les aérobies, stricts ou non, vivent complètement à l'abri de l'oxygène gazeux. Ils peuvent cependant trouver ce corps dissous dans les humeurs, ou engagé dans des combinaisons peu stables comme l'oxyhémoglobine.

Aérobiose et anaérobiose ne sont donc que deux modes d'un même processus fondamental, dont l'effet est de procurer aux microbes l'oxygène nécessaire à leur nutrition. L'activité de ces êtres élémentaires ne peut persister que si une certaine quantité d'oxygène les pénètre et participe aux réactions protoplasmiques et nucléaires. Mais, comme l'a montré Pasteur, ce corps indispensable à la vie est fourni aux microbes sous deux formes : libre ou engagé à l'état de combinaisons plus ou moins stables. Quel que soit le mode d'apport de l'oxygène, les oxydations protoplasmiques exprimées par la respiration aboutissent aux mêmes produits résiduels: $CO_2$ et $H_2O$, qui font retour au milieu ambiant.

Cette vie sans air, sans oxygène libre, n'est d'ailleurs pas spéciale aux microbes. Pour toutes les cellules vivantes, qu'elles appartiennent aux animaux ou aux végétaux, l'anaérobiose est la règle, suivant la formule de Pasteur, et l'aérobiose l'exception.

A l'état d'ozone, surtout dans les milieux liquides, l'oxygène détruit les bactéries, à tel point, que le traitement par l'ozone constitue un des meilleurs procédés de stérilisation des eaux polluées.

Parmi les autres substances gazeuses auxquelles les micro-organismes sont communément exposés, l'hydrogène, l'azote, l'oxyde de carbone, l'hydrogène phosphoré et les carbures d'hydrogène sont sans action. L'acide carbonique parfois nuisible, surtout pour certaines bactéries chromogènes, est assimilé par les microbes nitrificateurs. L'hydrogène sulfuré est indispensable aux sulfobactéries, qui en supportent des quantités considérables dans les eaux sulfureuses.

# CHAPITRE VIII

## FERMENTATIONS [1]

Sous le nom de fermentation, on désignait autrefois toute modification de la matière organique accompagnée de boursouflement et de dégagement gazeux, telles les fermentations du moût de raisin et du pain. Puis on généralisa cette notion et on en fit le synonyme d'altération spontanée, avec ou sans effervescence. La digestion, la production du vinaigre, etc., furent considérées comme des phénomènes fermentatifs, au même titre que la transformation des jus sucrés en boissons alcooliques. Pasteur démontra que toute fermentation est corrélative d'un processus vital, c'est-à-dire du développement d'un microorganisme dans le milieu fermentescible : levure de bière, bacilles lactiques, acétiques, butyriques. Bientôt, généralisant sa théorie de l'anaérobiose, il émit cet aphorisme célèbre : « La fermentation est la vie sans air. » Formule à la fois trop absolue, car elle englobe tous les actes anaérobies parmi les phénomènes fermentatifs, et trop étroite, puisqu'elle élimine toutes les fermentations produites au contact de l'oxygène, notamment les oxydations zymotiques.

Cependant, avant Pasteur, Moritz Traub, en 1858, et Berthelot, en 1860, avaient déjà assimilé la fermentation alcoolique au dédoublement diastasique de l'amidon en maltose. La découverte, par Buchner, de la *zymase*, ferment soluble extrait par pression de la levure broyée et capable de produire, à lui seul, de l'alcool à partir du glucose, confirma l'hypothèse de Berthelot, déjà étendue par Claude Bernard à toutes les manifestations de la vie végétative. Mais la doctrine pastorienne restait entière, .

(1) Notre excellent collègue M. SCHOEN, chef du laboratoire des fermentations à l'Institut Pasteur, a bien voulu relire ce chapitre et nous aider de ses conseils. Il nous est très agréable de lui en exprimer ici tous nos remerciements.

car si « le changement chimique produit dans toute fermentation se résout en une réaction fondamentale provoquée par un principe défini, spécial, de l'ordre des ferments solubles » (Berthelot), il n'en résulte pas moins, en l'espèce, de l'activité de microorganismes, et traduit un processus cellulaire, donc vital, de dislocation de la matière organique.

Lors de la vie fermentative, les microbes décomposent incomplètement un grand nombre de grosses molécules qui ne leur cèdent qu'une faible quantité de calories utilisables pour les réactions protoplasmiques ; lors de la vie aérobie, au contraire, ils dégradent profondément ces mêmes molécules. Les réactions exothermiques leur fournissent ainsi une quantité d'énergie considérable qui remplace, dans les processus cellulaires synthétiques, l'énergie lumineuse empruntée par les plantes aux radiations solaires.

Aussi jouent-ils un rôle primordial dans la nature. Ce sont eux qui décomposent les produits organiques animaux et végétaux accumulés à la surface et dans la profondeur du sol. Ils en simplifient les molécules ternaires et quaternaires et, finalement, les restituent au monde minéral, sous les formes dégradées de $CO_2$, $H_2O$, $AzH_3$, $Az$, que les plantes élèveront de nouveau à l'état de substance vivante, achevant le cycle des transformations biochimiques de la matière.

C'est par l'intermédiaire de leurs *diastases* ou *enzymes* que les microbes attaquent les substances fermentescibles. Mal définies chimiquement, ces diastases agissent comme des catalyseurs, en quantité infime, au prix d'une destruction insignifiante comparativement à leurs effets. On est parvenu à en extraire un grand nombre des êtres vivants qui les élaborent. Leur étude spéciale fera l'objet d'un prochain chapitre.

Chaque microbe sécrète plusieurs diastases, mais l'une d'elles domine et imprime à la fermentation son caractère spécifique. Les uns, comme les ferments alcooliques, décomposent les sucres jusqu'au stade alcool ; d'autres, comme le *Bacterium aceti*, oxydent l'alcool en acide acétique, que différentes espèces brûlent finalement en $CO_2$ et $H_2O$.

Par opposition aux diastases ou ferments solubles, on donne souvent le nom de *ferments figurés* aux microorganismes des fermentations. Ces ferments figurés comprennent des champignons et des bactéries. Parmi les champignons, on trouve l'*Asdargillus niger*, le *Penicillium glaucum*, des *Monilia*, des *Citro-*

*myces*, divers *Mucor* et surtout les levures, qui sont les véritables ferments alcooliques. Les bactéries, agents des fermentations acétique, lactique, butyrique, ammoniacale, forménique et de la putréfaction, jouent un rôle plus considérable encore dans la transformation de la matière organique. Comme les levures, elles sont industriellement employées à la fabrication de divers produits dont la préparation chimique est irréalisable ou trop onéreuse.

On classe habituellement les fermentations d'après le caractère essentiel de la réaction effectuée, et l'on distingue des fermenta‑ tions : par *décomposition* (fermentations alcoolique et lactique), par *réduction* (f. butyrique, dénitrification), par *oxydation* (f. acé‑ tique, nitrification), par *hydrolyse* (f. ammoniacale). En réalité, cette division n'est applicable qu'aux diastases, car les phéno‑ mènes fermentatifs accomplis par les microorganismes sont extrêmement variés et, comme nous le verrons à propos de la fermentation alcoolique, les plus élémentaires en apparence ne sauraient se traduire par une seule équation chimique. Déjà Pasteur a montré que la formule classique de la fermentation alcoolique a seulement la valeur d'un schéma, puisqu'à côté de l'alcool et de $CO^2$, les levures donnent naissance à plusieurs corps en quantité parfaitement appréciable. Nous trouverons, dans la fermentation lactique, une série de phénomènes plus enchevêtrés encore, et la fermentation butyrique nous conduira au seuil de la dislocation polymorphe de la matière organique par les germes microbiens.


## I. — FERMENTATION ALCOOLIQUE.


La fermentation alcoolique, ou transformation des sucres en alcool et en acide carbonique, sous l'influence des levures, est connue depuis la plus haute antiquité. C'est la fermentation‑ type. Lavoisier en a donné le premier schéma. Cagniard-Latour et Schwann en ont découvert l'agent entrevu par Leuwenhock. Pasteur, enfin, a établi que la dislocation des corps sucrés est corrélative de la vie des levures. Depuis, on a reconnu que ce phénomène n'est pas spécial aux levures. Un grand nombre de champignons, dont le *Penicillium glaucum* et, surtout, les *Mucor* disloquent également les molécules de sucre, et les transfor‑ ment en alcool lorsqu'ils sont immergés dans les liquides nutritifs. L'*Amylomyces Rouxii* étudié par Calmette et l'*Asper‑*

*gillus oryzæ*, dits levures d'Extrême-Orient, transforment l'ami·
don en alcool. Enfin, cette dernière substance peut encore
apparaître, à titre de produit accessoire, dans la décomposition
de divers corps ternaires (sucres, alcools polyatomiques) par
les bactéries. Les seules différences observées résident dans
la vitesse des réactions et la nature des corps intermédiaires.

Lorsqu'ils sont privés d'oxygène libre, les tissus des végétaux
supérieurs, les fruits en particulier,- produisent une certaine
quantité d'alcool aux dépens de leurs sucres et se comportent
comme de véritables ferments. Cette respiration intracellulaire
des plantes est, en tous points, comparable à la fermentation
alcoolique vraie, qui apparaît ainsi comme un phénomène très
général de la vie cellulaire, probablement lié à la présence d'un
complexe diastasique, la *zymase* découverte dans les levures par
Buchner.

## A. — *Ferments alcooliques.*

Ce sont, avant tout, les levures dont on connaît un grand
nombre d'espèces appartenant aux genres *Saccharomyces,*
*Hansenia, Torulasporées, Zygosaccharomyces, Saccharomycodes,*
*Pichia, Willia, Schizosaccharomyces, Mycoderma, Torula, Moni-*
*lia,* etc...

On distingue, industriellement, parmi les levures de bière
(*Sacharomyces cerevisiæ*), deux types : les *levures hautes* et les
*levures basses.* Les premières, groupées en amas ramifiés, fonc-
tionnent à 16-20°. Elles provoquent rapidement la fermentation
des milieux sucrés ; soulevées par l'acide carbonique dégagé,
elles remontent à la surface du liquide. Les secondes, formées  de
cellules isolées ou groupées deux à deux, agissent plus lentement, à température plus basse, 6 à 8°, et se déposent au fond
de la masse. Levures basses et levures hautes se distinguent
encore par la manière dont elles attaquent le raffinose. Mais cette
différence physiologique ne correspond à aucun caractère spécifique. Une même race de levure contient à la fois des cellules
hautes et des cellules basses, dont les unes dominent lorsque les
irconstances extérieures leur sont favorables.

Depuis Pasteur, l'industrie emploie, pour la fermentation des
moûts, des levures pures et même des races *sélectionnées* quant à
leur fonction fermentative et à leurs propriétés de communiquer
une saveur spéciale aux liquides fermentés.

## B. — *Corps fermentescibles.*

Ils appartiennent au groupe des saccharides. Parmi les mono-saccharides, ne fermentent que des composés possédant trois ou un multiple de trois atomes de carbone (Fischer). Exception devrait être faite pour *Saccharomyces thermantitonum*, s'il fait fermenter réellement les pentoses $C^5H^{10}O^5$ (arabinose et xylose). Les sucres en $C^6$ (hexoses) sont les plus intéressants. Leurs représentants lévogyres, sauf le fructose, résistent à la fermentation. Au contraire, plusieurs dextrogyres sont attaqués (glucose et mannose). Le galactose ne fermente que « par entraînement » lorsqu'on lui associe un sucre facilement décomposable, tel le glucose, ou lorsque le milieu est très riche en matières nutri-tives.

Comme tous les sucres dont le nombre d'atomes de carbone est un multiple de trois, ne sont pas fermentescibles, Fischer émit cette hypothèse que l'aptitude fermentative des corps sucrés est liée, non seulement au nombre, mais encore à l'arrangement des atomes de carbone dans la molécule de saccharide, et il compara l'action de la zymase sur les sucres à celle d'une clef qui ouvre une serrure.

Enfin la fermentation dépend aussi des propriétés particu-lières du microorganisme-ferment et des circonstances extérieures. C'est ainsi que la levure de Sauternes, en agissant sur le sucre interverti, fait fermenter le lévulose d'abord, tandis que la grande majorité des levures font disparaître le dextrose plus vite que le lévulose, de telle sorte que vers la fin de la fermentation, le liquide ne renferme plus que du lévulose (Gayon et Dubourg). Cependant, lorsqu'on fait une série de fermentations compara-tives dans un milieu dont on diminue peu à peu l'acidité pour l'amener jusqu'à la neutralité, et, plus encore, en lui donnant une réaction alcaline, la *fermentation élective* opère comme celle de la levure de Sauternes : à partir d'une certaine réaction, et d'un bout à l'autre de la fermentation, le lévulose disparaît plus vite que le glucose (A. Fernbach et N. Schiller).

Contrairement aux monosaccharides, les disaccharides (sac-charose, maltose, tréhalose) ne fermentent pas directement. Ils doivent être, au préalable, transformés, dédoublés en hexoses, *intervertis* par une action diastasique spéciale, hydrolysante. Grâce à la sucrase qu'elle élabore, la levure de bière hydrolyse et dédouble d'abord le saccharose en glucose et lévulose, puis attaque ces sucres en produisant de l'alcool et de l'acide carbonique.

Une hydrolyse préalable, aboutissant à la formation d'hexoses est également nécessaire à la fermentation alcoolique des trisaccharides : raffinose, mélibiose, et des polysaccharides condensés : inuline, dextrine, amidon. Cette transformation s'effectue, ici encore, sous l'action de diastases spéciales sécrétées, par exemple, par les levures chinoises : *Amylomyces Rouxii* et *Aspergillus orizæ*, qui transforment l'amidon en maltose (*amylase*), puis en glucose (*maltase*) et, finalement, en alcool (*zymase*). Ainsi se trouve confirmée cette loi générale suivant laquelle toute cellule ne peut attaquer les saccharides que si elle renferme les enzymes nécessaires à leur hydrolyse.

Le glycogène ne fermente pas directement.

Les levures de bière comme *S. cerevisiæ*, les levures de distillerie et la plupart des levures de vin font fermenter : dextrose, lévulose, sucre interverti, saccharose, maltose ; les levures de boulangerie : saccharose, galactose, sucre interverti, maltose, raffinose.

C'est dans le protoplasma même des levures, et non dans le milieu que se produit la dislocation diastasique des molécules. Après une longue série de réactions intermédiaires, que nous étudierons à propos de la zymase, la fermentation des matières sucrées, aboutit à la formation d'alcool et d'acide carbonique, suivant la formule générale de Gay Lussac :

$$C^6 H^{12} O^6 = 2\,C^2H^6O + 2\,CO^2$$

et s'accompagne d'un dégagement de chaleur intense : 21 cal. 4 pour 180 grammes de sucre détruit (Brown). En réalité, le processus fermentatif ne présente pas cette simplicité chimique. Outre l'alcool et $CO^2$, la levure, comme Pasteur l'a observé, donne naissance à des produits secondaires, dont les principaux sont : la glycérine, 3,5 p. 100 de sucre, l'acide succinique, 0,6 à 0,8 p. 100, des alcools supérieurs, de l'aldéhyde éthylique, des acides volatils et des éthers en petite quantité.

La glycérine est surtout abondante vers la fin des fermentations, quand les conditions de nutrition deviennent défavorables à la levure, ou lorsque la température est élevée. L'acide succinique se rencontre également à la fin de l'opération. Il provient de l'attaque des substances protéiques de la levure elle-même

(F. Ehrlich) ; l'*Amylomyces Rouxii* en produit une quantité importante lorsqu'il est cultivé en présence de l'air. Quant aux alcools supérieurs (butylique, amylique, propylique, etc.), dont le mélange constitue l'*huile de fusel*, ils proviennent, par une série d'oxydations et de réductions, des acides aminés libérés au cours de l'autolyse de la levure, ou ajoutés au milieu. Ces acides sont d'abord oxydés à l'état d'hydrate d'acide iminé qui, après élimination de $NH^3$, donne un acide cétonique, l'acide pyruvique. L'ammoniaque est assimilée par la levure, et l'acide pyruvique, en perdant $CO^2$, se transforme en aldéhyde, qu'une réaction ultérieure dégrade à l'état d'alcool (Neubauer et Fromherz), d'après le tableau suivant :

$$R - C(H)(NH^2) - COOH + O \quad \longrightarrow \quad R - C(OH - NH^3)(NH^2) - COOH$$

Acide aminé — Hydrate d'acide iminé ; désamination

$$R - CO - COOH \quad \longrightarrow \quad \text{perte de } CO^2$$

Acide cétonique

$$R - CHO + H^2 \quad \text{réduction}$$

Aldéhyde

$$R - CH^2OH$$

Alcool

L'isoleucine donne l'alcool amylique droit, actif ; la tyrosine, l'alcool paraoxyphényléthylique, et la phénylalanine, l'alcool phényléthylique, principe de l'essence de rose.

Un grand nombre de levures produisent un arome qui constitue le « bouquet » si recherché dans la vinification. Cet arome est dû à la présence de corps odorants, à des éthers dont la formation dépend à la fois de la race de la levure et des substances nutritives azotées qui servent à sa nutrition. Certaines espèces donnent beaucoup d'éthers avec l'azote albuminoïde, tandis que d'autres préfèrent l'azote ammoniacal ou peptoné (Kayser), Les éthers aromatiques, comme l'acétate d'amyle, apparaissent surtout dans les liquides très aérés, pauvres en azote et riches en sucre, ou quand la température de fermentation est élevée (Lindner).

Les aldéhydes, parmi lesquels prédomine l'aldéhyde formique

prennent naissance en petite quantité au cours de la fermentation dans les milieux très aérés. Ils paraissent provenir de l'oxydation des alcools déjà formés (Kayser et Demolon, Trillat et Sauton).

Quant aux acides volatils, dont la proportion atteint $0^{gr},1$ par litre, ils sont représentés principalement par l'acide acétique auquel s'ajoutent parfois des traces d'acides formique, butyrique, valérianique, etc. Ils correspondent à un stade intermédiaire de la dislocation des sucres et de certains acides aminés (acide formique, acide valérianique pour la leucine), ou résultent de l'hydrolyse de diverses amides.

### C. — *Causes qui influent sur la fermentation.*

Les levures d'une même espèce diffèrent les unes des autres par l'intensité de leur *pouvoir ferment* et leur *activité*. Le pouvoir ferment s'exprime par le rapport $\dfrac{P}{p}$, entre le poids du sucre consommé et le poids de la levure produite. L'activité correspond à la quantité de sucre détruit par l'unité de poids de levure, pendant l'unité de temps. Par sélection, on réussit à obtenir des races très actives, dont les propriétés se transmettent héréditairement.

En dehors de leurs variations, apparemment spontanées, les levures se montrent d'une grande sensibilité aux modifications du milieu. Certaines substances, comme les nitrates, qui cependant entravent la multiplication, les sels de manganèse, le chlorure d'étain, les fluorures, le sublimé corrosif, l'acide chromique, l'acide oxalique, l'acide formique, lorsqu'elles sont ajoutées à des doses faibles : 3 milligrammes par litre pour le sublimé, 40 milligrammes pour le fluorure d'ammonium, 5 milligrammes pour l'acide formique, exaltent la fonction fermentaire. D'après Effront, la concentration efficace des fluorures diffère pour l'activité végétative et pour la fonction ferment, mais on peut accoutumer les levures à supporter des doses croissantes de ces corps, d'acide sulfureux et de sulfites, jusqu'à ce que la concentration optimum pour la végétation et la fermentation coïncident. Il est également possible d'habituer des levures normalement sans action sur le galactose, à faire fermenter ce sucre (Diénert, Dubourg), et de transformer des levures basses en levures hautes (Hansen). Cette variabilité des caractères fonctionnels des levures correspond, par ailleurs, à leur extrême plasticité morphologique.

La température optimum de fermentation diffère selon les

races de levures, 30 à 35° pour les unes, 25 à 30° pour les autres. Au delà de 40-42°, sauf de rares exceptions (Musso), toute fermentation cesse.

Quelles que soient la concentration des sucres dans les moûts et l'activité de la levure, la fermentation diminue lorsque la proportion d'alcool atteint un certain taux, variable selon les espèces et même les races. La décomposition biochimique des saccharides cesse également sous l'influence des antiseptiques : l'acide cyanhydrique, par exemple, à la dose de $0^{gr},018$ pour 5 grammes de levures, l'acide borique à 1 p. 100, les acides minéraux à doses plus faibles, l'acide phénique et le thymol à 1 p. 2 500, le sublimé à 1 p. 25 000. Une solution saturée de chloroforme ralentit simplement la fermentation. En général, les acides organiques sont beaucoup mieux supportés que les acides minéraux : l'acide acétique à 1 p. 100, l'acide lactique à 2 p. 100 sont sans effet.

Bien que la levure paraisse mener une existence strictement anaérobie au sein des liquides sucrés, une petite quantité d'oxygène libre lui est indispensable. Pasteur a observé, en effet, que des fermentations languissantes redeviennent actives à la suite d'une aération presque imperceptible, et il résulte des expériences de D. Cochin, que la fermentation s'arrête complètement en l'absence totale d'oxygène.


## II. — FERMENTATION PANAIRE.


La farine de blé contient des substances organiques ternaires et quaternaires, de l'eau et une petite quantité de matières minérales. Délayée avec de l'eau, elle forme une pâte qui, largement aérée pendant l'opération du pétrissage, ne tarde pas à fermenter sous l'action des germes microbiens. Les gaz qui apparaissent au cours de cette fermentation restent inclus dans la masse dont le volume augmente. Pour activer la levée du pain, le boulanger incorpore intimement à la pâte, de la levure de brasserie ou un peu de *levain*, qui n'est autre chose que de la pâte en voie de fermentation. Les produits ultimes de cette fermentation sont l'acide carbonique et l'alcool formés aux dépens des sucres, comme dans la fermentation des moûts. L'amidon n'est pas attaqué, mais le gluten est parfois peptonisé par des microbes de l'eau et de la farine. Parmi ces microbes, on trouve des ferments lactiques qui acidifient légèrement la pâte et favorisent le développement de la levure ajoutée.

### III. — Fermentation du saccharose.

Les jus sucrés, obtenus par compression des betteraves pulpées, ou par diffusion, sont fréquemment envahis par un grand nombre de germes qui transforment le saccharose en acides organiques et en alcool et souvent en une matière glaireuse caractéristique. Ce sont des espèces sporulées du genre *Granulobacter*, des *Cocci*, des *Saccharomyces* (*S. Zopfi*) et surtout le *Leuconostoc mesenteroïdes*, qui provoque la *gomme des sucreries*.

*Leuconostoc mesenteroïdes* se présente sous l'aspect de grains sphériques en diplo ou streptocoques, entourés d'une gaine commune, épaisse et gélatineuse. Il se développe, de préférence, en milieu neutre, à des températures comprises entre 30 et 45°, avec un optimum vers 36°. Par la *sucrase* qu'il sécrète, il intervertit rapidement le saccharose et consomme le sucre ainsi formé. Sa faculté de prolifération et son activité sont prodigieuses, puisque, en l'espace de douze heures, il peut transformer complètement 49 hectolitres de mélasses à 10 p. 100 de sucre. On conçoit facilement quelles pertes il peut causer à l'industrie sucrière, et combien il importe de le combattre. Les deux tiers du glucose assimilé par le microbe servent à l'édification de la gaine dont la composition se rapproche de celle de la cellulose. De plus, en donnant naissance à du sucre interverti, le *Leuconostoc* empêche la cristallisation ultérieure du saccharose. Le lactose et le maltose sont également attaqués avec production d'acide lactique, mais ces sucres ne participent pas à la formation de la gaine.

### IV. — Fermentation lactique.

Abandonné au contact de l'air, le lait devient acide et se coagule par précipitation en masse de la caséine qu'il contient. Ce phénomène résulte du dédoublement du lactose en acide lactique par les microorganismes qui pullulent rapidement dans le lait recueilli et conservé sans précaution d'asepsie.

### A. — *Ferments lactiques.*

Nombreux sont les microbes capables de produire la fermentation lactique. Mais on réserve le nom de ferments lactiques aux germes qui transforment en acide lactique, principalement, les sucres incorporés aux milieux de culture : bacille de Pasteur, *Bacterium lactis*, *B. lactis acidi*, *B. acidi lactici* de Grotenfeld, *Micrococcus lactis I* de Hueppe, *Streptococcus acidi lactici* de Grotenfeld. Tous ces microbes produisent de l'acide lactique aux dépens du lactose, dans une proportion qui peut atteindre 95 p. 100. Ils sont immobiles, aérobies ou anaérobies facultatifs, asporogènes, très sensibles aux agents physiques, à la chaleur en particulier. Certains d'entre eux communiquent au lait une grande viscosité. Puis viennent des germes des eaux, de l'air et de la terre et des bactéries pathogènes dont la fonction ferment, envisagée du point de vue de la production d'acide lactique, est secondaire : bacilles typhique et paratyphique, *Bacterium coli*, vibrion cholérique, cocco-bacille du choléra des poules, streptocoque de la mammite des vaches.

Tous les sucres capables de fermenter directement sous l'action des levures peuvent être transformés en acide lactique par les ferments: Les disaccharides, saccharose, lactose, doivent subir une hydrolyse diastasique préalable. D'autres composés ternaires se prêtent également à la fermentation lactique : des pentoses (arabinose, xylose), des polyalcools (mannite, dulcite), des polysaccharides (inuline), des glucosides de synthèse et même des matières quaternaires azotées : peptones, albumine, caséine (*B. coli*, bacille de Friedlander, cocco-bacille du choléra des poules).

### B. — *Produits de la fermentation.*

Théoriquement, la dislocation de la molécule de glucose par les ferments lactiques s'effectue suivant la formule générale :

$$C^6H^{12}O^6 = 2C^3H^6O^3$$

Mais, en fait, le processus est infiniment plus complexe. L'acide lactique n'est pas l'unique produit de la fermentation. Même avec des ferments très actifs, cultivés dans les meilleures conditions, le taux de cet acide ne dépasse pas 85 p. 100, exceptionnellement 95 p. 100, du poids du sucre décomposé. Un certain nombre de produits secondaires se forment au cours de la réaction : acide butyrique, acide acétique, alcool, acide carbonique, quelquefois de l'hydrogène, en proportions variables selon la nature du germe.

L'acide lactique de fermentation se présente sous trois formes : droit et gauche, suivant la manière dont il agit sur la lumière polarisée, et racémique dont le pouvoir rotatoire est nul. C'est ce dernier que l'on obtient dans la plupart des fermentations lactiques spécifiques. Plusieurs microbes produisent l'un ou l'autre des acides actifs, d'autres un mélange d'acide racémique et d'un acide actif.

Il n'existe pas, comme pour la fermentation alcoolique, de relation étroite entre la structure stéréochimique de la molécule attaquée et la nature des produits de la fermentation. Un même ferment agissant sur un même sucre peut, selon les conditions de sa culture, donner naissance à des produits différents ou, réciproquement, des produits identiques aux dépens de sucres différents. D'après Péré, la variété des acides produits à partir des sucres par le bacille typhique et les bacilles coliformes tient à la fois à la proportion et à la nature de ces substances fermentescibles, autant qu'à la nature et aux proportions de l'aliment azoté contenu dans le milieu de culture.

Les ferments lactiques jouent un rôle important dans un grand nombre d'industries : laiterie, distillerie, tannerie et dans la préparation de divers produits alimentaires (choucroute). Ce serait également, d'après Buchner, par l'intermédiaire d'une diastase, l'*acidolactadase*, qu'ils transforment le sucre en acide lactique.

C. — Conditions de la fermentation.

Les ferments lactiques aérobies n'agissent qu'en présence d'oxygène libre ; d'autres sont anaérobies, d'autres enfin aéro-anaérobies. Une température de 30 à 35° convient particulièrement à la fermentation. Quelles que soient les précautions prises, la formation d'acide lactique dans les milieux artificiels s'arrête lorsque le taux de ce corps atteint environ 8 p. 100. Dans le lait, elle se poursuit encore quelque temps, grâce à la fixation d'une partie de l'acide par la caséine et les phosphates.

On obtiendra une bonne fermentation lactique dans le milieu suivant, composé de 100 grammes de sucre dissous dans un litre d'eau, 10 grammes de vieux fromage et du carbonate de chaux en excès pour neutraliser l'acide au fur et à mesure de son apparition. La culture doit être maintenue à 30-35° dans un vase ouvert qu'on remue de temps en temps. Après huit à dix jours, la transformation du sucre est accomplie.

Les ferments lactiques se développent mieux dans les milieux neutres. Ceux du lait produisent, en général, 0,4 à 0,7 p. 100 d'acidité exprimée en acide lactique ; dans le yoghourt, cette acidité peut atteindre 2 à 5 p. 100. La présence de peptones ou de caséine, parfois des deux, est nécessaire à la culture des ferments lactiques. Aucune végétation n'apparaît dans les milieux synthétiques ne renfermant, comme source d'azote, que des sels ammoniacaux ou des acides aminés.

## V. — FERMENTATION BUTYLÈNEGLYCOLIQUE.

La fermentation butylèneglycolique est caractérisée par la formation du 2-3 butylèneglycol, de l'acétylméthylcarbinol et du diacétyle. Un ou deux de ces trois produits peuvent manquer. Le plus fréquent est l'acétylméthycarbinol, le plus rare, le diacétyle.

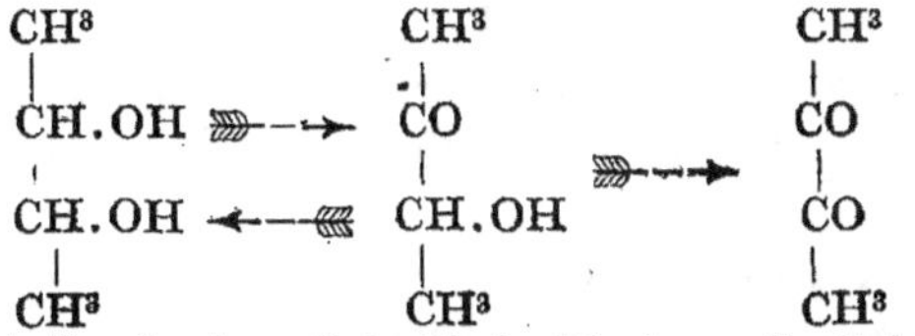

$$
\begin{array}{ccc}
CH_3 & CH_3 & CH_3 \\
| & | & | \\
CH.OH \longrightarrow & CO & CO \\
| & | & | \\
CH.OH \longleftarrow & CH.OH & CO \\
| & | & | \\
CH_3 & CH_3 & CH_3 \\
\text{2-3 butylèneglycol} & \text{acétylméthylcarbinol} & \text{diacétyle}
\end{array}
$$

Cette fermentation est produite par un grand nombre de microbes qu'on trouve partout : dans les sols, dans les eaux de rivière ou d'égout, dans les fumiers, etc... On peut citer les bacilles du groupe du *Subtilis*, ceux du groupe du *B. lactis aerogenes*, le *B. prodigiosus*, le *B. proteus*, dans certains cas les ferments acétiques et, parmi les microbes pathogènes, ceux du charbon, de la diphtérie, du choléra et les staphylocoques (M. Lemoigne).

La fermentation butylèneglycolique s'effectue aux dépens de tous les glucides que ces bactéries peuvent attaquer. Elle peut également être due à la transformation de produits ternaires plus simples, tels que la glycérine, l'acide lactique, l'acide pyruvique et l'aldéhyde acétique. Son mécanisme est très obscur. Le schéma le plus correct actuellement proposé est le suivant :

Glucose → acide pyruvique → aldéhyde → aldol → acétylméthylcarbinol.

par réduction  par oxydation

butylèneglycol  diacétyle

La signification physiologique de cette fermentation est tout à fait inconnue. N'est-elle qu'un processus particulier de la dislocation des composés ternaires ou une phase de la synthèse de composés plus complexes? On ne peut encore répondre à cette question.

Pratiquement, la fermentation butylèneglycolique n'a jusqu'à présent donné lieu à aucune application industrielle. Cependant, elle joue un rôle très important dans la dégradation des sucres. On doit la classer à côté des fermentations lactique et alcoolique, qui l'accompagnent souvent.

## VI. — FERMENTATION BUTYRIQUE ET BUTYLIQUE.

Cette fermentation, caractérisée par la formation en quantité importante d'acide butyrique ou d'alcool butylique normal, est très communément observée. Tantôt elle est produite par des microbes aérobies, comme le bacille butyrique de Hueppe, tantôt. et le plus souvent, elle s'accomplit à l'abri de l'air : Vibrion de Pasteur, *Clostridium* de Prazmowski ; *Amylobacter* de van Tieghem, bacille amylozyme de Perdrix, *B. orthobutylicus* de Grimbert, etc., anaérobies mobiles et sporulés. Très répandus dans le lait, les fromages, le sol, les fumiers, les macérations aqueuses de graines riches en matières protéiques, etc., ces microbes se développent dans les milieux neutres ou alcalins. Leur température optimum d'action est de 35°.

Fréquemment, la fermentation butyrique succède à la fermentation lactique, par décomposition des lactates formés au cours du phénomène zymotique initial. Il n'est donc pas étonnant que dans son travail fondamental, Pasteur ait décrit, pour la première fois, comme fermentation butyrique, la transformation microbienne du lactate de chaux.

Les substances attaquées sont très diverses : certaines celluloses ; des polysaccharides, amidon, dextrine, inuline ; des sucres, glucose, lactose, saccharose ; des sels organiques, lactate de chaux; des albuminoïdes et jusqu'aux matières grasses contenues dans le lait. La décomposition du lactate de chaux s'effectue selon la formule :

$$2\,(C^3H^5O^3)^2Ca + H^2O = CO^3Ca + 2\,(C^4H^7O^2)Ca + 8\,H + 3\,CO^2$$
$$\text{Lactate de chaux} \qquad\qquad \text{Butyrate de chaux}$$

Di et polysaccharides sont également hydrolysés avant de subir la fermentation.

De même, les produits de la fermentation sont extrêmement variés. Ils dépendent de la matière fermentescible, du ferment et de l'âge de la fermentation. Ce sont, en dehors de l'acide butyrique qui domine, de l'alcool butylique normal, de petites quantités de $CO_2$, H, acide acétique, acide formique, etc... Dans la fermentation butylique, il y a production de quantités très appréciables d'acétone (A. Fernbach).

Il est absolument impossible, tant les phénomènes sont complexes, de donner une idée générale de la fermentation, ou plutôt des fermentations butyriques, qui se relient d'une part aux altérations bactériennes de la cellulose et, d'autre part, à la réduction de sels organiques relativement simples, comme le lactate de chaux, en passant par les dislocations variées des sucres.

On réalise facilement cette fermentation en ensemençant, avec de la terre ou du vieux fromage, un milieu composé de 100 grammes d'amidon ou de dextrine, 1 gramme de sel ammoniac et 50 grammes de carbonate de chaux dans deux litres d'eau.

## VII. — FERMENTATION DES CORPS PECTIQUES.

Les faisceaux fibreux du chanvre et du lin contiennent une grande quantité de matières pectiques, qui donnent, par hydrolyse, des pentoses et des hexoses. Pendant l'opération du *rouissage*, divers microbes de l'eau, comme le *Bacterium amylobacter* (van Tieghem), le *Bacillus subtilis* (Marmier), le *Granulobacter pectinovorum* (Beijerinck et V. Delden), le *Plectridium pectinovorum* (Stormer) attaquent les pectines des fibres, grâce à leur diastase la *pectosinase*, et les transforment en sucres, qui sont ensuite détruits. Les tiges de chanvre et le lin ainsi dissociés forment la filasse souple et élastique. Selon les microbes qui interviennent, les produits de cette fermentation sont les acides lactique, acétique et surtout butyrique. Lorsque les eaux de rouissage sont riches en sels calcaires, une partie de la pectine coagulée par la *pectase* reste sur la fibre végétale où elle forme un vernis brillant.

Limitée jusqu'en ces dernières années à quelques régions, dont les eaux sont particulièrement favorables, l'industrie du rouissage a été considérablement améliorée, comme l'industrie de la brasserie, par l'introduction des cultures microbiennes pures. Le *Plectridium pectinovorum* et le *Granulobacter pectinovorum* sont, à cet effet, largement employés.

## VIII. — FERMENTATION DE LA CELLULOSE.

Dans les fumiers et l'eau stagnante des marais, riches en débris
végétaux de toutes sortes, des fermentations se produisent continuellement. Un abondant dégagement gazeux les accompagne,
qui se traduit par l'émission de bulles au sein des eaux. Non seu-
-lement les sucres réducteurs, les tanins et les gommes, mais encore
la cellulose des fibres végétales sont ainsi décomposés, et leurs
constituants font retour au milieu extérieur sous la forme sim-
plifiée de carbures d'hydrogène, de $CO^2$, d'$H^2O$. Cette destruction est l'œuvre de microbes aérobies et de microbes anaérobies,
de bactéries principalement, qui pullulent dans le sol, dans les
déjections animales et les limons.

Suivant la nature très variée des celluloses et les microorganismes qui interviennent, la marche et les produits de la fermentation diffèrent. La fermentation anaérobie décrite par Hoppe-
Seyler s'effectue en deux stades, dont le premier est une
hydrolyse :

$$C^6H^{10}O^5 + H^2O = C^6H^{12}O^6$$

et le second, une dislocation de la molécule d'hexose :

$$C^6H^{12}O^6 = 3CO^2 + 3CH^4$$

Parfois la décomposition est directe :

$$2\,C^6H^{10}O^5 = 5\,CO^2 + 5CH^4 + 2\,C$$

Dans certaines circonstances, surtout lors de fermentation
anaérobie, il se forme, avec de l'hydrogène et de l'acide carbonique, des acides acétique et butyrique et des produits volatils :
alcool, acide valérianique, etc...

La fermentation aérobie de la cellulose est produite par des
champignons : *Mucor stolonifer*, *Dematium pullulans*, *Botrytis
vulgaris*, *Cladosporium herbarum* dans les milieux acides, et
par des bactéries dans les milieux neutres ou alcalins. Oméliansky
a cultivé deux espèces de bactéries anaérobies qui attaquent la
cellulose du papier Berzélius en dégageant l'une de l'hydrogène,
l'autre du méthane. Toutes deux agissent en l'absence de nitrates.
Dans la nature, la fermentation forménique semble se greffer

sur les fermentations acétique et butyrique dont les produits
sont assimilés par les ferments de la cellulose.

### IX. — FERMENTATION ACÉTIQUE.

Souvent, lorsqu'on les expose à l'air, les boissons alcooliques,
le vin notamment, se recouvrent d'un voile mince, gras, velouté,
et dégagent une odeur caractéristique de vinaigre, pendant que
le liquide alcoolique sous-jacent se transforme en s'acidifiant de
plus en plus.

### A. — *Ferments acétiques.*

Kützing, le premier, a observé que le voile, *mère du vinaigre*, est
constitué par un amas de micrococoques. Mais c'est à Pasteur que
nous devons la description précise de ces germes et l'étude du
phénomène de l'acétification qu'ils provoquent.

Les bactéries acétiques de Pasteur sont des organismes aérobies
de 0,3 μ à 1 μ de large. Ordinairement disposés en chaînettes de
diplobactéries, elles se reproduisent par division transversale.
Très polymorphes, elles prennent les formes les plus variées
et les plus monstrueuses lorsque leurs conditions d'existence
viennent à changer : formes d'involution renflées, filamenteuses,
atteignant jusqu'à 200 μ de long. D'autres espèces microbiennes
jouissent également de propriétés acétifiantes très marquées, en
ce sens que l'acide acétique représente le produit principal de
leur action sur l'alcool : *Bacterium Pasteurianum* et *B. Kutzingianum* de Hansen, *B. xylinum* et *B. rances.* Elles se distinguent
par l'aspect de leur voile, leur pouvoir ferment, leur mode de
nutrition et leur optimum thermique d'action, qui varie de 20
à 30°. Le chauffage en milieu humide les tue rapidement, mais,
desséchées, elles résistent à l'ébullition.

Ces microbes, très répandus dans le milieu extérieur, sont souvent transportés dans les liquides acétifiables par un insecte,
la mouche du vinaigre : *Drosophila altaris.* On les cultive facilement dans les milieux additionnés d'un peu d'acide acétique ;
mais les acides propionique et butyrique, lactique, succinique,
malique, tartrique leur sont nuisibles, même à la faible dose de
0,4 à 1 p. 100.

### B. — *Mécanisme de la fermentation.*

La fermentation acétique consiste essentiellement en une oxydation de l'alcool éthylique. Tous les alcools et les composés hydrocarbonés renferment, dans leur molécule, un ou plusieurs groupements susceptibles d'une oxydation plus ou moins complète. Cependant, les divers microbes oxydants se comportent différemment vis-à-vis des alcools homologues de l'alcool éthylique : *B. aceti*, *B. Pasteurianum* et *B. Kutzingianum* oxydent plus ou moins facilement l'alcool propylique, mais seules les deux dernières espèces attaquent l'alcool butylique normal et l'alcool isobutylique. L'alcool amylique n'est attaqué que par *B. Kutzingianum*.

Le mécanisme général des oxydations microbiennes est mieux connu depuis les travaux de G. Bertrand sur la bactérie du sorbose. Cette bactérie oxyde la sorbite, alcool polyatomique, et la transforme en un sucre réducteur, le *sorbose*. Parmi les alcools polyatomiques et les sucres qui renferment tous, dans leur molécule, une ou plusieurs fonctions alcool primaire ou secondaire, formant, selon la position des éléments H et OH, des composés stéréoisomères, la bactérie du sorbose attaque uniquement les

$$\text{corps pourvus d'un groupement} -\overset{\displaystyle H}{\underset{\displaystyle OH}{\overset{|}{\underset{|}{C}}}}- \text{dont l'oxhydrile OH ne}$$

voisine pas du même côté de la chaîne avec un atome d'H d'un groupement semblable :

$$CH^2OH-\overset{\displaystyle H}{\underset{\displaystyle OH}{\overset{|}{\underset{|}{C}}}}-\overset{\displaystyle OH}{\underset{\displaystyle H}{\overset{|}{\underset{|}{C}}}}-\overset{\displaystyle H}{\underset{\displaystyle OH}{\overset{|}{\underset{|}{C}}}}-CH^2OH \qquad CH^2OH-\overset{\displaystyle OH}{\underset{\displaystyle H}{\overset{|}{\underset{|}{C}}}}-\overset{\displaystyle OH}{\underset{\displaystyle H}{\overset{|}{\underset{|}{C}}}}-\overset{\displaystyle H}{\underset{\displaystyle OH}{\overset{|}{\underset{|}{C}}}}-CH^2OH$$

l. xylite (non attaqué)        l. arabite (attaqué)

$$\text{La bactérie attaque le groupement} -\overset{\displaystyle H}{\underset{\displaystyle OH}{\overset{|}{\underset{|}{C}}}}- \text{des alcools secon-}$$

daires en lui enlevant deux atomes d'H pour donner naissance à des corps cétoniques. Dans les mêmes conditions, la glycérine est d'abord transformée en dioxyacétone.

Tous les sucres possédant une fonction aldéhyde ou cétone sont également susceptibles d'être oxydés par voie biochimique. La bactérie du sorbose transforme en acide correspondant, les sucres aldéhydiques :

$$CH_2OH \ (CHOH)_n \ COH + O = CH_2OH \ (CHOH)_n \ CO_2H$$

Sous l'action de *B. aceti, B. oxydans, B. xylinum, B. Pasteurianum*, le glucose passe ainsi à l'état d'acide gluconique.

Les ferments acétiques attaquent non seulement l'alcool éthylique, mais encore ses homologues, l'alcool propylique, l'alcool butylique normal, l'alcool isobutylique, en donnant naissance à l'acide correspondant. Ils oxydent de même l'érythrite, la sorbite, la mannite, en produisant principalement des sucres, érythrose, sorbose, mannose, transformés ultérieurement en acides : le glucose en acide gluconique, le galactose en acide galactonique. Les autres saccharides ne sont pas ou peu attaqués.


### C. — *Conditions de la fermentation.*

Une forte aération est nécessaire pour l'oxydation de l'alcool en acide acétique par les ferments. Si l'apport d'oxygène est insuffisant, l'alcool, au lieu de s'acidifier, se transforme en aldéhyde. La teneur en alcool doit atteindre 10 p. 100 pour éviter que l'aldéhyde intermédiaire (éthanal) apparaisse seul dans le liquide. Si l'alcool fait défaut et si l'oxydation est trop intense, l'acide est finalement décomposé en $CO_2$ et $H_2O$.

$$C_2H_4O_2 + 4\,O = 2\,CO_2 + 2\,H_2O$$

L'acétification se produit de préférence entre 20 et 30° ; elle cesse lorsque la quantité d'acide formé atteint 10 à 12 p. 100.

A côté du *B. aceti,* on observe parfois, dans le voile qui recouvre le liquide fermentescible, un microorganisme assez volumineux, analogue à la levure de bière, c'est le *Mycoderma vini,* qui brûle à la fois l'acide acétique et l'alcool en $CO_2$ et $H_2O$. Il convient donc d'éviter toute contamination par ce germe. On y parvient en additionnant les milieux de 2 p. 100 de vinaigre avant l'ensemencement du *B. aceti.* C'est ainsi qu'on procède dans la fabrication industrielle du vinaigre, dont les procédés sont au nombre de trois :

1° *Procédé de Pasteur.* — Il consiste à déposer en couche mince de 20 à 25 centimètres, un mélange de deux parties de vin et d'une partie de vinaigre, et à ensemencer la surface avec un fragment de voile provenant d'un milieu en fermentation. On aère largement et, de temps en temps, en évitant de déchirer le voile, on ajoute du vin dans la partie inférieure, jusqu'à ce que la fermentation se ralentisse. On la laisse ensuite s'achever.

2° *Procédé d'Orléans.* — L'acétification du vin se fait en couche profonde, dans des tonneaux aérés par des bondes ; aussi est-elle plus lente et plus fréquemment interrompue par les maladies du vinaigre causées surtout par des anguillules. Mais la simplicité du procédé est telle, que, malgré ses inconvénients, il ne cesse d'être employé. Il permet d'obtenir un rendement, d'ailleurs assez faible en vinaigre très apprécié pour son bouquet.

3° *Procédé allemand ou de Schützenbach.* — On fait couler lentement les liquides alcooliques (flegmes de distillerie additionnées d'un peu de bière tournée) sur des copeaux de hêtre, à la surface desquels s'est développé le *B. aceti.* Ces copeaux sont disposés dans des tonneaux constamment traversés par un courant d'air. La méthode est très rapide, mais dispendieuse, à cause de l'énorme perte d'alcool, jusqu'à 25 p. 100, qu'elle entraîne.

L'oxydation de l'alcool est favorisée par la présence de doses infimes : $\dfrac{1}{40\,000}$ de sulfate de manganèse, par l'uranium et certaines substances colloïdales. L'addition d'oxyde de fer ou de noir animal au ferment augmente son rendement de 30 à 40 p. 100 (Sohngen).

## X. — Fermentation gluconique et oxygluconique.

Due à un microcoque : *M. oblongus* (Boutroux), elle peut être également provoquée, comme nous l'avons vu, par *B. aceti, B. xylinum, B. oxydans, B. Pasteurianum.* Elle est caractérisée par l'oxydation du glucose.

## XI. — Fermentation ammoniacale.

Abandonnée à l'air, l'urine se trouble et devient alcaline par transformation de l'urée en carbonate d'ammoniaque. En même temps, il se forme un dépôt de phosphate et de matières organiques.

Pasteur a démontré, en 1860, que la fermentation ammoniacale est ordinairement due à l'action d'un microcoque en chapelet que van Tieghem étudia ensuite sous le nom de *Micrococcus ureæ*. On a reconnu depuis qu'un grand nombre de germes jouissent de la même propriété : *Urobacilles sporulés*, *Urococci*, *Urosarcines* et jusqu'à des moisissures.

Ces microorganismes se développent facilement dans l'urine et dans les milieux additionnés d'urée ou d'acides aminés. Ils sont aérobies, bien que de petites quantités d'oxygène leur suffisent généralement, et se montrent très sensibles à la lumière. Leur température optimum d'action oscille entre 30 et 33°. Une réaction acide des milieux est préjudiciable à leur culture. Par contre, ils supportent une alcalinité ammoniacale très forte, correspondant à 12 p. 100 de carbonate d'ammoniaque.

Les ferments ammoniacaux peuvent trouver dans les humates les substances hydrocarbonées nécessaires à leur nutrition. Certains d'entre eux décomposent l'acide hippurique en acide benzoïque et glycocolle, puis le glycocolle en ammoniaque. D'autres, l'acide urique en $CO^2$ et $NH^3$, avec production intermédiaire d'urée, d'allantoïne et d'acide oxalique.

Tous hydrolysent l'urée, grâce à une diastase, l'*uréase*, suivant la formule générale :

$$CO\begin{cases} NH^2 \\ NH^2 \end{cases} + 2\,H^2O = CO^3(NH^4)^2.$$

Mais le carbonate d'ammoniaque ainsi formé, très instable, s'altère presque immédiatement et se transforme en sesquicarbonate et en bicarbonate, avec dégagement de $NH^3$.

Le rôle des ferments de l'urée dans la dégradation de la matière organique est d'une extrême importance. En simplifiant, jusqu'au stade ammoniacal, les matières azotées d'origine animale, ils créent une abondante source d'azote utilisable par les végétaux. Les sels ammoniacaux, attaqués à leur tour par les microbes nitrificateurs, sont transformés en nitrates directement assimilés par les plantes, pour l'édification de leurs tissus.

# CHAPITRE IX

# NITRIFICATION ET DÉNITRIFICATION



## I. — NITRIFICATION.

Il existe, en divers points du globe, d'immenses gisements de nitrates qui constituent une précieuse source d'engrais minéral pour l'agriculture : efflorescences de nitrate de potasse des Indes, de l'Égypte, etc., bancs de nitrate de soude du Chili et du Pérou ; nitrate de chaux des terres nitrées de l'Amérique du Sud. A une plus petite échelle, on peut observer la formation des nitrates alcalins sur les murs humides et dans les caves, où ils s'accumulent à l'état de salpêtre. Enfin le sol est le siège d'une incessante et invisible formation de sels ammoniacaux, dont le rôle est capital, car elle prépare aux végétaux supérieurs leurs aliments azotés essentiels.

D'abord attribuée à des phénomènes catalytiques, ou à l'action de l'ozone sur l'ammoniaque, la nitrification est provoquée par des microorganismes spécifiques, comme Schlœsing et Muntz, Warrington l'avaient, les premiers, supposé. Très active dans la terre fraîche, elle ne se produit plus, en effet, dans la terre chauffée à $70°$ ou additionnée d'antiseptiques, et elle est favorisée, à la température de $37°$, par des matières organiques : glucides, glycérine, alcool, blanc d'œuf. Un excès de base alcaline l'entrave. Mais si leur présence était logiquement démontrée par les précédents auteurs, la nature des germes nitrificateurs restait ignorée. Elle devait être bientôt connue, grâce aux belles recherches de Winogradsky.

Dans un milieu purement minéral composé de :

| | |
|---|---|
| Sulfate d'ammoniaque | 1 gramme. |
| Biphosphate de potasse | 1 gramme. |
| Carbonate de magnésie | 5 à 10 gr. |
| Eau | 1 000 c.c. |

ensemencé d'un peu de terre, le savant russe observa l'apparition successive de nitrites et de nitrates aux dépens du sel ammoniacal. En même temps, une abondante flore microbienne se développait dans le liquide et formait un voile à sa surface. Winogradsky reconnut dès lors que cette double décomposition du sulfate d'ammoniaque était l'œuvre de deux espèces microbiennes distinctes : un *ferment nitreux* qui amène $NH^3$ à l'état de nitrite et un *ferment nitrique* qui transforme le nitrite en nitrate. Grâce aux travaux ultérieurs du même auteur, d'Oméliansky, de Boullanger, de Massol, de Beijerinck, la purification de ces germes nitrificateurs et leur culture peuvent être aujourd'hui aisément réalisées sur des milieux sélectifs à base de silice gélatineuse ou de gélose, auxquels on incorpore diverses substances minérales.

Plusieurs espèces de *ferments nitreux* ont été ainsi isolées dans les diverses parties du monde. Ce sont des bactéries qui appartiennent à deux genres : les *Nitrosococci*, petits éléments arrondis, immobiles, de 3 µ. de diamètre (N. de Quito et N. du Brésil) et les *Nitrosomonas*, bâtonnets courts, ciliés et mobiles, dont les principales espèces sont : *N. Europeæ* des terres d'Europe, Afrique et Japon, caractérisé par la présence d'un cil court, et *N. Javanica* pourvu d'un cil long, qui affectent souvent, dans les cultures, la forme zoogléique. Tous sont aérobies et très sensibles à la chaleur ; un chauffage à 40-42° les tue en cinq minutes. Leur aspect, surtout celui des ferments européens varie avec la composition du milieu et l'âge de la culture. Ils poussent facilement à 37°, température optimum, dans les solutions minérales additionnées d'une base alcalino-terreuse (carbonate de chaux). L'ammoniaque et les nitrites en excès suspendent leur activité.

Seul l'azote ammoniacal subit la nitrification ; l'azote des protides, des amines, des amides et de l'urée n'est pas directement transformé par les ferments ; les peptones, à des doses supérieures à 0,025 p. 100, retardent ou empêchent le phénomène, de même le glucose. L'oxydation de l'ammoniaque s'accompagne d'un dégagement de chaleur que les ferments utilisent pour décomposer l'acide carbonique et les carbonates, dont ils assimilent le carbone.

On ne connaît qu'un *ferment nitrique*, la *Nitrobactérie* isolée, en 1891, d'une terre de Quito, par Winogradsky. C'est un bâtonnet immobile, aérobie, qui se développe abondamment à 37°, mais ne résiste pas à un chauffage à 55° prolongé pendant cinq minutes. La nitrobactérie n'agit que sur les nitrites, dont elle oxyde jusqu'à 20 grammes par litre, quand on ajoute le sel progressivement (Boullanger et Massol). Elle est moins sensible aux matières organiques que les ferments nitreux, beaucoup plus aux sels de l'ammoniaque. Toutefois, ces sels ne sont nuisibles qu'en présence de substances capables de libérer $NH^3$ en quantités appréciables. L'ammoniaque n'agit d'ailleurs qu'en entravant la prolifération des microbes ; elle est sans effet sur les germes adultes. Comme les ferments nitreux, la nitrobactérie assimile le carbone de $CO^2$ et des carbonates, grâce à la chaleur produite par l'oxydation de l'acide nitreux.

Ferments nitreux et ferments nitriques sont très abondamment répandus dans la terre qu'ils enrichissent incessamment en azote. Une bonne aération du sol convient à leur développement et à leur dissémination. Si l'apport d'oxygène libre est insuffisant, la nitrification est suspendue et se trouve remplacée par le processus microbien antagoniste de *dénitrification*. L'humidité doit être modérée : 18 p. 100 environ, d'après Coleman ; excessive, elle favorise la dénitrification ; insuffisante, la multiplication des bactéries s'en trouve gênée. La lumière est également nuisible.

Expérimentalement, l'optimum thermique d'action des germes nitrifiants est de 37°. Dans les conditions naturelles, l'oxydation de l'ammoniaque commence à 5° et atteint son maximum entre 24 et 30° suivant les terrains (Muntz et Lainé).

Une bonne nitrification ne se produit que dans les sols légèrement alcalins ; des terres acides, comme la terre de bruyère et la terre de certaines forêts, sont défavorables, de même que les sols rendus trop alcalins par un chaulage trop abondant. Les sels de manganèse à dose modérée (112 kilogrammes par hectare) activent l'oxydation de l'azote ammoniacal (Brown et Minze), de même les composés arsenicaux à dose minime. Mais les sels de sodium : NaCl à 0,9 p. 1 000, $SO^4 Na^2$ à 4 p. 1 000, $CO^3Na$ à 2,5 p. 1 000, et à des doses plus faibles lorsqu'ils sont associés, se montrent toxiques.

Très sensibles, dans les milieux artificiels, à la présence des matières organiques qui paralysent leur action, les ferments nitreux ne sont pas incommodés par l'humus des sols lorsque l'humidité est convenable et la température optimum.

Nous avons vu que, dans les liquides nutritifs, l'oxydation de l'azote, s'effectue en deux stades : transformation de l'azote ammoniacal en azote nitreux par les ferments nitreux, puis formation de nitrates par les ferments nitriques. Dans la nature, au contraire, les deux phénomènes paraissent se produire simultanément : les deux espèces nitrifiantes vivent en contact, de telle sorte que la phase nitreuse passe souvent inaperçue. En outre, les microbes nitrifiants, incapables d'oxyder l'azote protéique, sont aidés dans leur action par les germes qui disloquent la matière organique et en libèrent l'azote ammoniacal. Ainsi est complété le cycle de la dégradation microbienne des matières azotées, depuis la matière vivante jusqu'au stade minéral, depuis les protides complexes jusqu'aux nitrates qui, assimilés par les végétaux supérieurs, serviront à l'édification de leur propre substance et à l'entretien de leur activité.

## II. — DÉNITRIFICATION.

Par un processus inverse des précédents, d'autres microorganismes décomposent les nitrates : ce sont les germes *dénitrifiants* qui se répartissent en deux groupes, selon le terme de leur action sur les matières azotées : 1° les bactéries *dénitrifiantes vraies*, qui décomposent les nitrates et les nitrites jusqu'au terme azote ; 2° les bactéries *dénitrifiantes indirectes*, qui n'attaquent les nitrates que par l'intermédiaire des substances amidées et dont l'action s'arrête au stade nitrite.

Toutes ces bactéries pullulent dans l'air, l'eau, le sol, les débris organiques. Gayon et Dupetit (1886) en ont isolé les premières espèces : *Bacillus denitrifians* α et β, aérobies, très avides d'oxygène qu'ils empruntent aux nitrates lorsque l'aération de leurs milieux est insuffisante. Dans le bouillon nitraté, additionné d'asparagine, elles produisent NO. D'autres microorganismes comme *B. denitrifians* de Giltay et Aberson, *B. denitrifians II* de Bürri et Stüzer donnent naissance à de l'azote pur, indemne de protoxyde d'azote.

La propriété dénitrifiante, très commune chez les microbes saprophytes, ne leur est pas spéciale. De nombreux germes pathogènes comme *Staphylococcus citreus*, le bacille pyocyanique, le vibrion cholérique, la bactéridie charbonneuse, le microbe du choléra des poules décomposent également les nitrates en nitrites, ammoniaque et azote. Le *Bacterium coli* ne réduit les nitrates en nitrites que lorsque le milieu où ils se développent contient à la fois des substances aminées ou amidées et des aliments carbonés fermentescibles, dont les produits de transformation acidifient les milieux.

Pour libérer l'azote de ses combinaisons, il est nécessaire que les microbes dénitrifiants disposent d'une certaine quantité d'énergie. Celle-ci leur est fournie principalement par des composés hydrocarbonés : alcools polyatomiques (glycérine, mannite) ; sucres ; acides organiques (lactique, citrique, malique, butyrique, propionique) et leurs sels calciques ; amidon ; pentosanes ; celluloses. Les acides organiques sont utilisés directement, mais les glucides doivent être disloqués, au préalable, par les bactéries de la putréfaction. Dans les conditions naturelles, les glucides sont apportés par les fumiers. Quelques microbes dénitrifiants, comme *Thiobacillus denitrifians*, trouvent, dans les combinaisons du soufre, les calories nécessaires à la décomposition des nitrates.

Une température et une aération modérées du sol favorisent le développement et l'action des bactéries dénitrifiantes : 63,9 p. 100 des nitrates sont décomposés à 17°,5, au lieu de 10 p. 100 à 32°, et 23,3 p. 100 à 9° (Guistani). La dénitrification est particulièrement intense dans les sols très humides et en présence de fumiers frais.

Un tel processus, en libérant sous sa forme gazeuse l'azote minéral indispensable à la nutrition des végétaux supérieurs, est fort préjudiciable à l'agriculture. On le combat surtout par l'incorporation au sol de superphosphates, dont la réaction acide est nuisible aux germes dénitrifiants, et par l'addition de chaux qui jouit d'un pouvoir antiseptique assez marqué. Il convient également de ne pas associer les fumiers frais aux nitrates employés comme engrais et, surtout, de favoriser l'action antagoniste des microbes nitrifiants par l'ameublissement des terres.

## CHAPITRE X

# PUTRÉFACTION

Les diverses actions microbiennes que nous venons d'envisager ont pour résultat de restituer au sol, aux eaux et à l'atmosphère, sous forme d'aliments simples, l'oxygène, l'hydrogène, le carbone et l'azote primitivement engagés dans des combinaisons organiques complexes.

Schématiquement, les matières mortes, animales et végétales, sont formées de *glucides* (hydrates de carbone), de *lipides* (matières grasses), de *protides* (substances protéiques) et de sels minéraux en proportions variables. L'étude des diverses fermentations nous a précédemment montré les modes multiples de la dislocation des matières hydrocarbonées. Repris par des bactéries et des moisissures, les produits de ces fermentations sont finalement réduits à l'état de $CO_2$ et d'$H_2O$. Les matières grasses résistent davantage à la destruction. Elles doivent d'abord subir un dédoublement en glycérine et en acides gras ; la glycérine ainsi libérée est facilement décomposée par de nombreux microorganismes et les acides gras disparaissent sous l'action des moisissures, principalement. Quant aux substances protéiques, dont la dislocation répond plus spécialement à l'idée vulgaire de putréfaction, elles sont dégradées par de nombreux microbes aérobies et anaérobies, qui les attaquent au moyen de diastases et entrent en jeu successivement.

### I. — PUTRÉFACTION DES TISSUS ANIMAUX.

Parmi les germes putréfiants, Tissier distingue des *ferments simples* qui trouvent, surtout dans les matières protéiques, leurs aliments plastiques et leurs aliments énergétiques, et des *ferments mixtes* qui décomposent, à la fois, les protides, les glucides et les lipides.

Les *ferments simples* attaquent peu ou pas les sucres et détruisent les matières albuminoïdes en produisant de l'ammoniaque qui communique au milieu une réaction alcaline croissante (*alcalinité d'arrêt*). On les classe en trois groupes : *protéolytiques*, *peptolytiques* et *acidaminolytiques*, suivant qu'ils attaquent les matières albuminoïdes et leurs dérivés à l'état de protéines, de peptones ou d'acides aminés. Ce sont les premiers qui détruisent les plus grandes quantités d'albuminoïdes ; les uns, anaérobies : *B. putrificus*, *B. colicogenes*, *B. histolyticus* hydrolysent rapidement la molécule protéique avec dégagement gazeux, fétide, en albumoses d'abord, puis en acides aminés, sans produire d'indol ni de phénol; les autres, aérobies: *b. pyocyanique*, *B. mesentericus* décomposent lentement les protides jusqu'au stade ammoniacal avec un dégagement gazeux très faible ou nul.

Dans les *ferments simples peptolytiques*, on range des microbes anaérobies : *Diplococcus orbiculus*, *B. præcutus*, *B. ventricosus*, etc., dont les propriétés sont assez mal connues. Ils utilisent surtout les peptones et peu les sucres, en acidifiant faiblement les milieux.

Les *ferments simples pepto-aminolytiques : B. fœcalis aerogenes*, *Proteus Zenkeri* assimilent les déchets des précédents microbes et donnent naissance à une grande quantité d'ammoniaque.

Les *ferments mixtes* se divisent également en *protéolytiques*, *peptolytiques* et *peptoaminolytiques*. Ils attaquent avec une intensité particulière, les glucides qu'ils transforment en acides organiques. Sous leur action, l'acidité des milieux croît ainsi jusqu'à un maximum ou *acidité d'arrêt* qui suspend la fermentation putride.

D'après leurs caractères biologiques, Tissier distingue trois groupes de ferments mixtes protéolytiques : le groupe des *pyogènes*, celui du *B. perfringens* et celui du *Vibrion septique*. Parmi les pyogènes, on rencontre : *Streptococcus pyogenes*, *Staphylococcus pyogenes* et *Proteus vulgaris ;* les deux premiers agissent au début des putréfactions, surtout en présence de matières sucrées. Ils ne donnent pas de gaz, tandis que le *Proteus* décompose les matières albuminoïdes jusqu'au stade $NH^3$. Le groupe du *B. perfringens* comprend : *B. perfringens* et *B. bifermentans*, tous deux anaérobies stricts et ferments puissants des graisses et des sucres. Dans le troisième groupe, figurent les microbes anaérobies de la gangrène et *B. sporogenes*. Ils hydrolysent beaucoup plus activement les matières albuminoïdes que les précédents et attaquent également les sucres,

Les *ferments mixtes peptolytiques* n'agissent qu'en présence d'une forte proportion de sucre. Leur acidité d'arrêt est, en général, plus élevée. Suivant l'acide qu'ils produisent en plus ou moins grande abondance, on les classe en :

FERMENTS ACÉTIQUES (*B. bifidus, B. acidophilus, Entérocoque*, etc.) ;

FERMENTS LACTIQUES (*B. acidiparalactici*) ;

FERMENTS BUTYRIQUES (*B. saccharobutyricus, B. lactopropylbutyricus*).

Les *ferments mixtes peptoaminolytiques* assimilent à la fois les peptones et surtout les acides aminés. Ils attaquent moins les sucres que les précédents, mais produisent beaucoup de $NH^3$. Certains : *B. lactis aerogenes* et *B. aminophilus* de A. Berthelot et Bertrand donnent des phénols aux dépens de la tyrosine, d'autres comme le *B. coli*, donnent de l'indol aux dépens du tryptophane.

Voici, d'après Effront, les principaux corps qui prennent naissance au cours de la fermentation putride des matières albuminoïdes : de l'ammoniaque et des amines (éthyl, propyl et triméthylamine) ; des acides volatils normaux et leurs isomères, comprenant tous les termes de la série grasse jusqu'à l'acide caproïque (les plus fréquents sont les acides acétique et buty rique) ; des acides et oxyacides aromatiques (acides phénylpro pionique, oxyphénylacétique et oxyphénylpropionique) ; du phénol, de l'indol, du scatol, du pyrrol et ses dérivés en propor tions parfois très faibles ; des dérivés sulfurés (méthylmercap tan) ; des acides aminés divers (leucine, tyrosine, tryptophane, glycocolle quelquefois) ; enfin des ptomaïnes variées (putrescine, cadavérine, guanidine, choline, neurine, pyridine, etc.).

De même que les microbes des fermentations, les germes de la putréfaction agissent par l'intermédiaire de diastases : protéases, trypsine, érepsine, amidase pour les matières albuminoïdes et leurs dérivés ; lipases pour les graisses, enzymes diverses pour les sucres. Ils interviennent successivement dans la décomposition des tissus animaux : d'abord les ferments mixtes aérobies, qui produisent des acides aux dépens des sucres ; puis le *B. coli*, qui donne $NH^3$ et neutralise l'acidité primitive. Plus tard, les anaérobies augmentent la formation de peptones et de $NH^3$, saponifient les graisses et détruisent la glycérine. En dernier lieu, apparaissent les ferments simples protéolytiques qui accé-

lèrent la dégradation des protides, et les ferments simples peptolytiques et peptoaminolytiques qui l'achèvent (Tissier).

## II. — Putréfaction intestinale.

Stérile au moment de la naissance, le tube digestif des animaux est immédiatement envahi par les microorganismes ingérés
avec le lait. Ces germes ne tardent pas à pulluler, surtout dans le
gros intestin. Ils attaquent les produits de la digestion gastro-
intestinale et les aliments eux-mêmes.

Une fermentation bactérienne méthanique décompose la cellulose des aliments végétaux en acides acétique, propionique, butyrique, etc... $CO^2$, H, $CH^4$. Les matières amylacées sont sacchari-
fiées, les sucres dédoublés et les graisses saponifiées. Les matières
protéiques se trouvent également en partie dégradées ; leur putréfaction dans le gros intestin est moins active lorsque les fermentations acides des glucides, la fermentation lactique principalement, sont très abondantes. Cette action antiputride des ferments lactiques a été utilisée en thérapeutique par Metchnikoff.

Les produits ultimes de la putréfaction intestinale des matières
protéiques sont $NH^3$, $H^2S$, $CO^2$, H, des phénols, des acides oxy-
aromatiques, de l'indol, du scatol et un grand nombre de corps
toxiques mal connus. Les produits aromatiques auxquels Metchnikoff attribue un rôle pathogène considérable (sclérose, dégénérescence athéromateuse de l'aorte), dérivent des acides aminés :
les corps phénoliques, de la tyrosine ; les corps phényliques, de
la phénylalanine et les corps indoliques, du tryptophane. *B. perfringens* (Welch, Tissier et Martelly) est un actif producteur de
phénols ; *B. phenologenes*, isolé par A. Berthelot de l'intestin d'un
malade en fournit jusqu'à 500 et 800 milligrammes par litre dans
les milieux contenant de la tyrosine ou des polypeptides à tyrosine. *Bacterium coli*, *S. pyogenes*, *B. proteus* donnent naissance à
de l'indol. On sait que le foie transforme les phénols et l'indol en
composés sulfoconjugués atoxiques : les phénols en phényl-
sulfates, l'indol en indoxylsulfate.

Parmi les substances toxiques de la putréfaction des protides
sous l'influence des microbes intestinaux, on a identifié la
p. oxyphényléthylamine qui provient de la tyrosine (A. Gautier), la putrescine ou tétraméthylène-diamine, la cadavérine ou
pentaméthylène-diamine que fournissent respectivement l'or-
nithine, l'arginine et la lysine. Le *B. aminophilus*, qui se déve-

loppe dans l'intestin de certains sujets atteints d'entérite, donne naissance à de l'imidazoéthylamine ou histamine en décarboxylant l'histidine (A. Berthelot).

### III. — PUTRÉFACTION DES MATIÈRES VÉGÉTALES.

Les végétaux morts sont immédiatement attaqués par les microorganismes qui pullulent à leur surface, transformés peu à peu en une matière colloïdale complexe, l'*humus* et, finalement, brûlés à l'état de $CO^2$, $H^2O$ et $NH^3$.

Phase intermédiaire de la putréfaction, l'*humification* est produite par des microbes aérobies qui empruntent aux glucides l'énergie nécessaire à leur métabolisme. Sous leur action, les sels organiques sont transformés en carbonates ; ceux qui contiennent du soufre, en sulfates ; une partie des matières quaternaires azotées passe successivement à l'état d'azote amidé, puis d'azote ammoniacal repris par les germes nitrifiants ; une autre partie persiste sous la forme de composés stables. En présence de l'eau, les germes anaérobies interviennent activement dans cette décomposition.

Les pailles des litières et les déjections des herbivores domestiques constituent les fumiers employés comme engrais pour la fertilisation des sols. Ces fumiers contiennent des glucides : celluloses, sucres, amidon, gommes, des tanins, des sels et acides organiques et des matières albuminoïdes avec leurs dérivés (acide urique, acide hippurique, urée, etc.). Accumulés en tas, ils subissent des actions chimiques et microbiennes : les moisissures et bactéries aérobies agissent en surface ; les anaérobies, surtout dans la profondeur. Les sucres et les tanins hydrolysés sont brûlés en $CO^2$ et $H^2O$ ; les matières grasses oxydées par l'air sont saponifiées : la glycérine libérée est détruite, et les acides gras volatils disparaissent par oxydation microbienne ou s'échappent dans l'air. La cellulose fermente en $CH^4$, $H$, $CO^2$, $H^2O$ ; les matières albuminoïdes passent à l'état de $CO^2$, $H^2O$ et $NH^3$, sous l'influence des microbes aérobies, de $CH^4$, $H^2S$, $NH^3$ et d'acides gras quand les anaérobies interviennent ; l'urée, les acides urique et hippurique donnent des sels ammoniacaux, dont une partie est décomposée avec production de $NH^3$ gazeux, pendant que l'autre, reprise par les germes nitrifiants, est transformée en nitrites et nitrates assimilables.

## IV. — ÉPURATION BIOLOGIQUE DES EAUX D'ÉGOUT

La dislocation des matières organiques contenues dans les eaux d'égout s'effectue en plusieurs stades sous l'action des microbes aérobies et anaérobies. Ce sont surtout les anaérobies qui interviennent dans la destruction des matières ternaires : celluloses, sucres, amidon, acides organiques, en donnant naissance à H, $CO_2$ et $CH_4$. Les matières azotées quaternaires sont d'abord liquéfiées, peptonisées, puis décomposées en acides aminés (leucine, tyrosine, acide glutamique), en amides et en urée. Finalement, les ferments ammoniacaux donnent naissance à de l'ammoniaque que les germes nitrifiants oxydent en nitrites et en nitrates.

Cette épuration peut être réalisée dans un système de fosses dites *septiques* où les eaux d'égout s'accumulent pendant que les microbes s'y multiplient activement. Après un temps variable, toutes les matières organiques sont liquéfiées ou gazéifiées. On fait alors passer la masse résiduelle sur des lits aérobies où s'achève l'oxydation. Dans la pratique, la dégradation préalable des matières organiques par les anaérobies n'est pas nécessaire : les lits aérobies, ou *bassins d'oxydation*, constitués par de vastes réservoirs ouverts, garnis de coke, de scories ou de mâchefer, suffisent à l'épuration complète des eaux d'égout. On fait d'abord passer les liquides grossièrement décantés sur un premier lit aérobie, on les laisse en contact pendant deux heures, puis on les déverse sur un deuxième lit placé à un niveau inférieur. Après un nouveau séjour de deux heures, l'opération est très avancée.

Dans le premier lit, déjà plus de 50 p. 100 des matières organiques en suspension ou dissoutes sont transformées en nitrates et en $NH_3$.

On remplace avantageusement ces lits dits de *contact* par des lits dits *percolateurs* de 1ᵐ60 d'épaisseur, formés de scories, mâchefer ou briques concassées, qui multiplient les surfaces d'oxydation. La masse liquide, préalablement décantée, est distribuée sur ces lits, par intermittence, au moyen de pulvérisateurs à pression ou de siphons. Les matières organiques y sont parfaitement retenues, la nitrification se montre très intense et le liquide se charge rapidement de nitrates (Calmette). Les microbes dénitrificateurs agissent simultanément sur les nitrates formés, d'où un dégagement d'azote libre. Ainsi épurées, les eaux ne contiennent plus de composés azotés putrescibles, elles peuvent être, sans danger, rejetées dans une rivière, ou être employées pour l'agriculture, après contrôle bactériologique.

## CHAPITRE XI

# DIASTASES ET ACTIONS DIASTASIQUES

### I. — Caractères généraux des diastases.

Ce qui caractérise les *diastases, ferments solubles* ou *enzymes*, c'est la propriété qu'elles possèdent de modifier, sous un poids impossible à préciser, mais certainement très minime, des quantités considérables de matières. A l'opposé des substances chimiques, les diastases ne se détruisent pas au cours des réactions qu'elles provoquent et ne se combinent pas, tout au moins d'une manière stable, avec les substances attaquées. Toutefois, leurs effets s'affaiblissent sous l'influence des corps formés. Elles effectuent un travail positif de dislocation ou de synthèse qui s'accompagne d'un dégagement de chaleur. Si leur composition exacte est encore mal connue, leurs caractères réactionnels les rapprochent des catalyseurs inorganiques, et l'on peut dire avec J. Duclaux, que les enzymes sont des *catalyseurs naturels* élaborés par les êtres vivants.

Le rôle des diastases est multiple : tantôt elles transforment les substances non directement nutritives en éléments assimilables ; tantôt elles disloquent les composés fermentescibles, engendrant ainsi l'énergie utilisable pour d'autres réactions protoplasmiques ; tantôt, enfin, elles président aux actions synthétiques qui permettent aux cellules de construire et de renouveler leur propre matière vivante.

En pathologie, le rôle des diastases apparaît d'une grande importance. On l'apprécie facilement quand on étudie les maladies des animaux et des plantes dues à des parasites très divers. C'est par leurs enzymes que ces parasites attaquent et spolient les hôtes envahis. C'est par elles qu'ils disloquent les tissus, engendrant ainsi les « pourritures » sèches ou humides qui succèdent aux escarres sèches ou humides. C'est encore par les enzymes que l'économie prépare la résorption des exsudats et des éléments détruits et que les microbes, une fois morts, sont digérés. Par ailleurs, les modifications qualitatives et quantitatives des diastases rendent compte de nombreux troubles de la nutrition. Bref, les êtres vivants se débarrassent au moyen d'actions zymotiques de ce que Sydenham appelait, si heureusement, les « hétérogènes ».

On n'a pu, jusqu'ici, obtenir les diastases à l'état de pureté. Quels que soient les modes de leur préparation, elles renferment toujours des substances étrangères qu'on ne peut éliminer sans faire disparaître, en même temps, leurs propriétés caractéristiques. Solubles dans l'eau (la lipase des graines de ricin exceptée) et dans les solutions salines diluées, elles dialysent, en général, fort mal, ce qui permet de les ranger parmi les substances colloïdales. Elles adhèrent aux précipités (phosphate de chaux) qu'on provoque au sein du liquide qui les contient ; la poudre de charbon et le kaolin les extraient de leurs solutions.

L'instabilité des diastases, leur sensibilité aux agents physiques et chimiques résultent de leur structure complexe. Dans les cendres de la laccase, diastase oxydante extraite de l'arbre à laque, *Rhus vernicifera*, G. Bertrand a observé la présence constance de manganèse, doué, comme on le sait, de propriétés oxydantes. Cette diastase est d'autant plus active qu'elle est plus riche en manganèse, et tout se passe comme si elle représentait un sel manganeux à acide faible. D'où l'hypothèse qu'une diastase est formée de deux substances complémentaires, l'une inorganique ou *complémentaire active*, capable de produire à elle seule la réaction considérée, l'autre organique, colloïdale, altérable par la chaleur ou *complémentaire activante*, dont le rôle consiste à multiplier l'action de la première par l'effet de sa division extrême et de son immense surface. La première ou *co-ferment* peut être une substance organique comme l'*entérokinase*, qui active le trypsinogène ; ou un acide dans la *sucrase*, la *pepsine*, l'*amylase*, la *lipase ;* ou une combinaison phosphorée, dans la *zymase ;* ou enfin un métal : manganèse dans la *laccase*, calcium dans la *présure*, la *pectase* et le *suc pancréatique*, sodium (chlorure) dans les *protéases* des végétaux, etc. Cependant Willstätter et A. Pollinger ont démontré que la peroxydase végétale, purifiée par adsorption, conserve ses propriétés même lorsqu'elle est privée de la plus grande partie de la substance ferrugineuse à laquelle elle est naturellement associée. L'activité de cette diastase est donc indépendante de sa teneur en fer.

Un même microbe peut sécréter plusieurs diastases : *Sterig-matocystis nigra*, par exemple, fournit de la *sucrase*, de l'*inulase*, de la *maltase*, de la *trypsine*, de la *lipase*, une *chymosine* qui coagule la caséine et une *caséase* qui dissout le caillot. *Penicillium glaucum* produit une invertine, une maltase, une tréhalase, une inulase, une chymosine, une caséase et une lipase (Bourquelot, E. Gley). Inversement, des microbes différents élaborent des diastases identiques. C'est ainsi qu'un grand nombre de germes liquéfient la gélatine, attaquent le sérum coagulé, hydrolysent les glucides (hydrates de carbone) et les graisses, décomposent les sucres. Mais chaque diastase a son individualité propre, sa spécificité, et n'agit que sur une substance donnée en formant parfois avec elle, comme certains catalyseurs, une combinaison instable. Elle est facilement libérée de cette combinaison intermédiaire sans subir elle-même aucune altération.

Comme dans les phénomènes d'éthérification par les acides, les réactions diastasiques s'arrêtent dès qu'un certain équilibre est atteint entre les substances dédoublables et les produits formés qui s'accumulent. Souvent même, leur action est réversible. C'est ainsi que la *lipase* et les *protéases*, à la fois décomposantes et synthétisantes, jouent un rôle considérable dans l'activité biochimique du protoplasma cellulaire.

## II. — Élaboration des diastases.

Les diastases sont élaborées dans le protoplasma des cellules. Comme les pigments microbiens et les toxines, elles peuvent rester à l'intérieur du protoplasma ou diffuser dans le milieu ambiant. Leur diffusion à travers la membrane cellulaire est d'observation facile.

Si l'on veut étudier, par exemple, les enzymes de *Sterigmastocystis nigra* en pleine végétation, on emploiera le procédé suivant dû à A. Fernbach. Après avoir cultivé la moisissure sur le liquide de Raulin, prélever le mycélium, le laver à plusieurs reprises dans l'eau distillée et le laisser macérer pendant quelques heures dans l'eau à laquelle elle abandonne ses enzymes.

Par cette méthode, Fernbach a recherché parallèlement la sucrase demeurée dans le champignon et celle qu'il abandonne au liquide. Il a constaté que les cellules jeunes renferment plus de diastase que le milieu, tandis que le mycélium vieilli en contient moins. Ainsi la dégénérescence du mycélium favorise la diffusion de la diastase. Par conséquent, on doit admettre qu'au début de la croissance, l'hydrolyse du saccharose se produit surtout dans les cellules et, à la fin, en dehors d'elles. De même, d'après Malfitano, la protéase du *Sterigmatocystis* atteint son maximum au moment de la sporulation ; puis le protoplasma mycélien s'altère, se solubilise en partie et diffuse avec la diastase. Au contraire, la *Monilia candida* et diverses levures n'intervertissent le saccharose qu'au sein de leur protoplasma. On démontre la présence de la sucrase dans ces cellules en les soumettant au broyage ou à la macération.

L'élaboration zymotique est intimement liée à la composition des milieux de culture. Toutefois les diastases peuvent se former dans les solutions nutritives qui ne contiennent pas de corps sensibles à leur action. C'est ainsi qu'en présence de lactate de chaux et de sels minéraux, l'*Aspergillus glaucus* donne de l'amylase et le *Penicillium glaucum*, une sucrase. *Monilia candida* sécrète de la sucrase quelles que soient les substances nutritives dissoutes dans les milieux ensemencés. A l'abri de l'air, les anaérobies facultatifs produisent en moindre quantité certaines de leurs enzymes.

### III. — Extraction des diastases.

On extrait les diastases intracellulaires en faisant macérer les microbes dans l'eau ou la glycérine, l'éther ou le chloroforme, ou encore en les broyant avec du sable. On peut aussi les traiter par l'alcool-éther ou l'acétone après dessiccation modérée. Lorsque ces moyens sont insuffisants, on provoque l'éclatement des cellules en les comprimant en masse dans une presse puissante, comme l'a fait Buchner pour isoler la zymase de la levure.

Pour purifier les enzymes et les concentrer, on les entraîne mécaniquement de leurs solutions au moyen du phosphate de chaux, de cholestérine ou de fulmi-coton, ou en les précipitant à plusieurs reprises par de l'alcool après redissolution dans l'eau.

Selon L. Michaelis et M. Ehrenreich, Iscovesco et Willstätter, certaines enzymes possèdent des propriétés à la fois basiques, et acides, ce qui permet de les séparer par *adsorption*. A cet effet, on emploie le kaolin qui adsorbe les substances basiques et l'hydroxyde d'aluminium qui adsorbe les substances acides, ou des adsorbants organiques comme la cholestérine et la tristéarine.

On obtient alors des préparations diastasiques très concentrées et privées en grande partie des substances étrangères qui les accompagnent ordinairement : la *sucrase*, purifiée par ce procédé, est exempte de protides et de glucides, et son activité se montre 1 600 à 1 700 fois plus grande que dans la levure (Willstätter).

## IV. — Causes qui influent sur les actions diastasiques.

### A. — *Température.*

Il existe pour chaque diastase un maximum, un minimum et un optimum thermique d'action. La température optimum, en général assez basse, varie avec la nature de l'enzyme, la température qu'elle a antérieurement subie et les substances étrangères auxquelles elle est associée.

Faible ou nulle à 0 , l'intensité du phénomène diastasique augmente avec la température jusqu'à un maximum, puis décroît et, finalement, redevient nulle. Pourtant, à ce moment, la diastase n'est pas complètement détruite, comme on peut s'en assurer en la mettant en contact, à la température optimum, avec la substance transformable.

La destruction des enzymes se produit à des températures très variées, selon leur nature, leur concentration, la présence ou l'absence d'eau, d'électrolytes et de matières transformables. Le froid, même, poussé jusqu'à — 190°, est sans effet. La température mortelle peut être supérieure (amylase) ou égale (sucrase) à la température optimum d'action. Préalablement desséchées, les diastases sont infiniment moins sensibles à la chaleur qu'en solution aqueuse. La trypsine, par exemple, détruite à 70° à l'état humide, résiste jusqu'à 160° à l'état sec.

### B. — *Lumière.*

Les effets nuisibles de la lumière sur les diastases sont souvent liés aux oxydations qu'elle détermine, mais les phénomènes observés diffèrent suivant la nature et le mode d'action des rayons lumineux. La sucrase de *Sterigmatocystis nigra*, par exemple, est complètement détruite par une exposition de quelques heures aux rayons solaires dans le vide ; elle s'altère plus rapidement si on la dissout dans l'eau insolée que dans l'eau conservée à l'obscurité. Enfin, une solution de sucrase conservée dans un flacon insolé s'affaiblit plus vite que dans un flacon laissé à l'ombre.

Du point de vue de l'action de la lumière on peut classer les diastases en trois groupes (Agulhon) :

1.º Celles qui sont attaquées seulement en présence d'oxygène moléculaire par formation d'eau oxygénée. La destruction est rapide par les rayons visibles, plus lente par les rayons ultra-violets seuls : *sucrase, laccase, tyrosinase.*

2º Celles qui sont détruites dans le vide par toutes les radiations : *émulsine, catalase.*

3º La *présure*, qui est insensible aux rayons visibles du spectre, mais est attaquée par les rayons ultra-violets en présence ou en l'absence d'oxygène.

C. — Agents chimiques.

Quelques-uns accélèrent les actions diastasiques, d'autres les ralentissent, d'autres encore les suppriment totalement. Tantôt les enzymes manifestent leurs propriétés en milieu acide (sucrase, pepsine), tantôt en milieu alcalin (trypsine), mais il existe pour toutes un degré optimum de réaction qui correspond à une certaine concentration en ions H.

Le rôle des sels, nous l'avons déjà vu à propos de la composition des diastases, est très important. Vis-à-vis de chaque action zymotique, on trouve des sels inorganiques ou organiques favorisants, comme les sels de chaux pour la présure et la pectase, les sels de manganèse pour la laccase ; ou empêchants, comme le citrate de soude pour les diastases coagulantes. Mais un même corps peut se comporter d'une façon diamétralement opposée en présence de diastases différentes: par exemple les sels de chaux, qui favorisent l'action de la présure et entravent celle de l'amylase. Rappelons enfin que les actions diastasiques engendrent des substances inhibantes dont l'influence se manifeste plus ou moins suivant les cas.

En solution concentrée, les acides et les alcalis détruisent les enzymes ; les acides et les sels minéraux sont plus efficaces que les acides et les sels organiques.

### D. — *Antiseptiques.*

Il n'y a aucun rapport entre les propriétés antiseptiques d'un composé à l'égard des cellules zymogènes et son pouvoir anti-diastasique. Le thymol, le chloroforme, l'essence de moutarde, l'acide phénique, l'acide salicylique, qui détruisent les germes, n'ont aucun effet sur les diastases.

### V. — Caractères des principales diastases.

Selon leur mode d'action sur les matières organiques, on répartit les diastases en quatre groupes.

#### A. — Diastases hydrolysantes.

#### I. — *Des sucres et de leurs dérivés.*

| | Diastases. | Corps transformés. |
|---|---|---|
| | Sucrase............... | Saccharose, raffinose, gentianose. |
| 1° Sucres. | Maltase ............... | Maltose, mélézitose et α glucosides. |
| | Mélibiase ............ | Mélibiose. |
| | Tréhalase ............ | Tréhalose. |
| | Lactase ............ | Lactose. |
| | Cellase ............ | Cellose (Cellobiose). |
| | Raffinase ............ | Raffinose. |
| 2° Polyoses. | Amylase ............ | Amidon. |
| | Dextrinase ......... | Dextrine. |
| | Inulase ............ | Inuline. |
| | Cellulase, Cytase..... | Cellulose, hémicellulose. |
| 3° Glucosides. | Émulsine............ | Lactose et β glucosides (amydaline, salicine). |
| | Myrosine ........... | Glucosides sulfurés. |
| | Tannase ............ | Tanin. |

#### II. — *Des matières azotées.*

| | Diastases. | Corps transformés. |
|---|---|---|
| 1° Protéines et protéides complexes. | Pepsine, trypsine, caséase, protéases diverses ........... | Albumines, globulines, gélatine, caséine, fibrine, etc. |
| 2° Produits de dédoublement. | Uréase ............ | Urée. |
| | Erepsine............ | Albumoses et peptones. |
| | Ferment uricolytique. | Acide urique. |

### III. — *Des matières grasses.*

| | | |
|---|---|---|
| 1º GRAISSES. | Lipases .............. | Triglycérides. |
| 2º MONOÉTHERS. | Monobutyrase ...... | Acétates, butyrates d'éthyle, de butyle, d'amyle et monobutyrine. |

### B. — DIASTASES COAGULANTES.

| | | |
|---|---|---|
| 1º SUBSTANCES PROTÉIQUES. | Présure............. | Caséinogène. |
| | Fibrine-ferment ..... | Fibrinogène. |
| 2º MATIÈRES PECTIQUES. | Pectase............. | Pectine. |

### C. — DIASTASES OXYDANTES.

### I. — *Fixent l'oxygène de l'air (oxydases)*

| | | |
|---|---|---|
| 1º DIPHÉNOLS. | Laccase ............. | Phénols donnant une quinone (hydroquinone, pyrogallol). |
| 2º MONOPHÉNOLS. | Tyrosinase ......... | Corps ayant un OH phénolique (tyrosine). |

### II. — *Peroxydiastases.*

Fixent l'O de l'eau oxygénée et agissent sur les mêmes corps, di
et monophénols, que la laccase.

### D. — DIASTASES DÉCOMPOSANTES.

| | |
|---|---|
| Zymase......... | Sucres fermentescibles produisant de l'alcool. |
| Carboxylase ..... | Acide pyruvique produisant de l'aldéhyde ordinaire et $CO^2$. |
| Catalase ........ | $H^2O^2$ avec mise en liberté d'oxygène. |

**A. —** *Diastases hydrolysantes des sucres et de leurs dérivés.*

1º *Sucrase ou invertine.* — Elle dédouble le saccharose en une
molécule de glucose et une molécule de lévulose. Très diffusible, elle est produite par diverses moisissures dont *Sterigmatocystis nigra*, *Amylomyces Rouxii ;* par diverses levures du type
*S. Cerevisiæ* et *S. ellipsoïdeus ;* des bactéries, *b. de Kiel*, *B. megatherium*, *Proteus vulgaris*, *B. fluorescens liquefaciens*, etc. Déjà
activé à 0°, son optimum thermique est de 52°,5 ; elle est
détruite à 55-75° à l'état humide, à 160° à l'état sec. Le pouvoir hydrolysant de la sucrase ne se manifeste qu'en milieu

acide ; il augmente quand elle provient de levures cultivées en eau de levure (Euler).

2° *Maltase*. — Peu diffusible, existe dans toutes les levures de brasserie, de vin et plusieurs moisissures, sauf dans quelques levures apiculées et dans le *Saccharomyces Marxianus*. Décompose le maltose et les α glucosides en deux molécules de glucose. Son optimum thermique est de 40°. Elle agit en milieu neutre ou très légèrement acide. Tout excès d'alcalinité ou d'acidité lui est également défavorable. Son action est réversible dans certaines conditions (Croft Hill.)

3° *Mélibiase*. — Décompose le mélibiose provenant du raffinose préalablement hydrolysé par la *raffinase*. Elle est produite par les levures basses de brasserie, certaines levures de vin et de boulangerie. Température optimum 45°.

4° *Tréhalase*. — Produite par plusieurs moisissures. Hydrolyse le tréhalose en glucose.

5° *Lactase*. — Transforme le sucre de lait ou lactose en *d*-glucose et galactose. Existe dans *Oïdium lactis, Amylomyces Rouxii, Penicillium glaucum* et les levures dites *levures du lactose*. Son action, le plus souvent intracellulaire, est réversible. Température optimum 39°.

6° *Amylase et dextrinase*. — L'amylase est élaborée par de nombreux microbes. Elle transforme l'amidon en dextrine après que l'amidon a été solubilisé par une diastase liquéfiante. La *dextrinase* convertit la dextrine en maltose. L'amidon des industries de fermentation, composé de 90 à 92 p. 100 d'amylose et de 8 à 10 p. 100 d'amylopectine (Maquenne et Roux), doit subir, pour être totalement hydrolysé, l'action de l'*amylase*, d'une *amylopectinase* et de la *dextrinase*. Les levures d'Extrême-Orient poussent la transformation de l'amidon jusqu'au terme alcool.

Amylase et dextrinase agissent en milieu légèrement acide ($P_H$ = 4,4 à 4,6), aussi sont-elles très sensibles aux alcalis. Le chlorure de calcium et le sublimé les paralysent. Le phosphate d'ammoniaque, le chlorure de potassium, l'acétate d'alumine et l'asparagine favorisent leurs effets.

7° *Inulase*. — Découverte par Green en 1888. Existe dans les moisissures (*Penicillium* et *Sterigmatocystis nigra*). Hydrolyse l'inuline.

8° *Cellulase*. — Les parois cellulaires des végétaux sont attaquées par cette diastase que secrètent des bactéries et des moisissures, ferments hydrolysants de la cellulose. Température optimum 35 à 50°. Température mortelle 70°. La *gélase* solubilise la gélose.

9ᵇ *Emulsine*. — Cette diastase, qui hydrolyse les β glucosides en donnant naissance à de l'aldéhyde benzoïque et à de l'acide cyanhydrique, se trouve dans un grand nombre de moisissures : *A. glaucus, orizæ, fumigatus, niger,* etc... Elle attaque également le lactose. Température mortelle, 70' à l'état humide, 100° à l'état sec. Température optimum, 40 à 45°. Elle agit en milieu neutre, même en présence de l'alcool qui la précipite. Les acides minéraux lui sont nuisibles. D'après Fischer, G. Bertrand et Compton, elle serait constituée par deux diastases, l'*amygdalinase*, qui sépare le disaccharide du nitrile de l'acide phénylglycolique, et l'*amygdalase* qui dédouble le biose ainsi formé.

10° *Myrosine*. — Dédouble le myronate de potassium. Elle est contenue dans les téguments de *Lunaria biennis*, alors que le myronate de potassium se trouve dans les cotylédons (Guignard).

11° *Tannase*. —Un mycoderme, *M. tani,* en secrète une quantité suffisante pour décomposer 30 p. 100 de tanin. Le tanin des jus tannants donne naissance à de l'acide gallique sous l'action de la tannase (Fernbach) de diverses moisissures dont les plus communes sont *Sterigmatocystis nigra* et *P. glaucum*. Pour éviter la dégradation jusqu'à l'état de $CO_2$ et $H_2O$ des substances attaquées, il est nécessaire d'immerger constamment le feutrage mycélien au fur et à mesure de sa formation.

### B. — *Diastases hydrolysantes des protides.*

Certaines, comme l'*endotryptase* de la levure, agissent en milieu acide ; d'autres, comme la *trypsine*, agissent en milieu alcalin ; d'autres, enfin, en milieu neutre, comme la *caséase*.

*Pepsine, trypsine, caséase, fibrinase, gélatinase, protéases diverses.* — Liquéfient, puis dédoublent les protides et donnent naissance à des peptones solubles formées de polypeptides en proportions variées. Ces peptones jouent un grand rôle dans la nutrition des microbes et constituent leur principale source d'azote. La *trypsine* et l'*érepsine* les attaquent et les transforment en polypeptides puis en acides aminés. Nombre de moisissures, levures et bactéries (*B. anthracis, B. prodigiosus, B. fluorescens, B. mégatherium, B. pyocyaneus,* vibrion cholérique) produisent des protéases diverses : *exoenzymés* traversant la paroi cellulaire et *endoenzymes* agissant uniquement dans le corps de la cellule. Une diastase microbienne très commune, la *gélatinase, glutinase* ou *gélatase* liquéfie et dégrade plus ou moins profondément la gélatine. La température optimum de ces protéases varie de 30 à 40°. En milieu humide, elles sont généralement détruites à 70° ; desséchées, certaines résistent jusqu'à 120°. L'intensité de leur action protéolytique dépend de la réaction et de la composition des milieux et de l'âge de la culture.

### C. — *Diastases hydrolysantes des lipides.*

1° *Lipase.* — Dédouble les matières grasses en glycérine et acides gras. Elle est sécrétée par des champignons : *Aspergillus glaucus, fumigatus*, des levures et des bactéries : *B. fluorescens, B. pyocyaneus, B. prodigiosus*, etc. Température optimum 45°. Température mortelle 60° en milieu aqueux.

La réaction se produit en milieu acide ; elle est favorisée par les sels alcalins neutres (chlorures, sulfatés), le sulfate de manganèse. Elle est retardée par les sels de Ba, Sr, Ca, l'asparagine, la leucine (Tanaka). Les bases alcalines l'empêchent. Son action est réversible.

2° *Monobutyrase.* — Hydrolyse uniquement les monoéthers.

### D. — *Diastases coagulantes.*

*Présure, Chymosine* ou *Lab.* — Coagule le lait. Très répandue chez les animaux (caillette des jeunes mammifères) et chez les végétaux (fleurs d'artichaut, feuilles de figuier, ivraie, etc.). Elle est également produite par de nombreux microbes, des moisissures : *Aspergillus, Penicillium*, des levures et des bactéries, *B. mesentericus vulgatus, B. fluorescens liquefaciens, B. indicus, B. prodigiosus, Proteus vulgaris*. Il ne faut pas confondre la coagulation diastasique que provoquent ces microbes avec la précipitation de la caséine qui résulte de la fermentation acide du lactose sous l'influence, par exemple, du *B. coli.*

L'optimum thermique de la présure est de 36°. Elle est détruite en milieu aqueux vers 56° ; à l'état sec, celle de la levure résiste pendant une heure à 110°. Son action, retardée par les alcalis, est favorisée par l'acidité du lait due à la fermentation lactique. Elle consiste dans la précipitation des micelles colloïdales de la caséine. Mais une partie de celle-ci, dissoute à l'état de phosphocaséinate de chaux, reste dans le sérum avec les albumines. Le temps de la coagulation dépend d'un grand nombre de facteurs : quantité de la présure, nature et quantité du lait, traitements qu'il a subis antérieurement. Les laits chauffés, puis refroidis, se coagulent plus lentement que les laits frais, par suite de la précipitation des sels de chaux, adjuvants de la réaction.

### E. — *Diastases oxydantes ou oxydases.*

Découvertes par G. Bertrand, elles provoquent des oxydations énergiques en fixant l'oxygène sur divers composés phénoliques. Nous avons vu que ce savant les considère comme formées par un anion organique et un cation manganeux.

1° *Laccase.* — Extraite de l'arbre à laque *Rhus vernicifera*, elle existe également chez certaines bactéries, des levures et des moisissures (*Aspergillus*). Sa température optimum est de 20°, mais elle résiste à 100° ; les acides la paralysent. Elle agit en fixant l'oxygène de l'air aussi bien sur le laccol de l'arbre à laque que sur les phénols susceptibles de donner une quinone: hydroquinone, pyrogallol.

2° *Tyrosinase.* — Oxyde la tyrosine qui vire au rouge brun, puis au noir, pour former les *mélanines*. On la trouve dans un grand nombre de champignons : russules, lactaires, bolets ; de bactéries : *B. pyocyaneus* et *B. fluorescens liquefaciens* et dans certains insectes (Gessard).

3° *Peroxydases.* — Décomposent l'eau oxygénée et fixent l'oxygène sur divers phénols : $H_2O_2 + O = H_2O + O_2$.

### F. — *Diastases décomposantes.*

1° *Catalase.* — Décompose directement l'eau oxygénée : $H_2O_2 = H_2O + O$.

2° *Zymase* ou *alcoolase.* — Dédouble les hexoses en alcool et acide carbonique dans la fermentation alcoolique. Sa découverte est due à Buchner qui l'obtint en soumettant à des pressions considérables la levure préalablement broyée. Il est plus facile de la préparer en faisant macérer avec deux ou trois parties d'eau à 25-30°, de la levure de bière de fermentation basse, desséchée (Lebedeff).

Le suc de levure est un mélange complexe de matières albuminoïdes, de diastases, dont un ferment trypsique qui l'autodigère (endotryptase), et de sels. Au contact d'une solution sucrée, il produit presque instantanément une véritable fermentation alcoolique avec formation d'alcool et $CO_2$, d'un peu de glycérine et d'acide lactique. La *zymase* qu'il contient ne dialyse pas. Celle-ci s'altère rapidement et perd son activité à 40°. En milieu liquide elle est détruite à 55°. Beaucoup de substances gênent son action ; d'autres la favorisent. La présence de phosphates dans le milieu est indispensable à la décomposition du sucre. Cette décomposition est accompagnée de la formation d'un hexosephosphate qui, libéré par une diastase, l'*hexosephosphatase*, interviendrait indéfiniment dans la réaction. L'addition de suc de levure bouilli à la zymase augmente considérablement les quantités d'alcool et de $CO_2$ qu'elle produit. D'autre part, quand on filtre du suc de levure sur bougie Chamberland enduite de gélatine, le filtrat obtenu et le résidu sont inactifs séparément ; réunis, ils provoquent la fermentation comme le suc total. Le résidu non dialysable, ou *zymase proprement dite*, est coagulable par la chaleur ; le filtrat, ou *coenzyme*, contient le coferment dialysable, thermostabile, hydrolysable] par la lipase des graines du ricin (Harden et Young).

Comme nous l'avons indiqué à propos de la fermentation alcoolique, le dédoublement du sucre en alcool par la zymase s'effectue par stades successifs, avec formation de corps intermédiaires dont on commence à connaître exactement la nature. Parmi ces corps intermédiaires, l'acide pyruvique et l'aldéhyde acétique jouent un rôle prépondérant. La levure renferme, en effet, une diastase spéciale la *carboxylase* qui décompose très facilement l'acide pyruvique et le transforme en aldéhyde acétique et $CO_2$, suivant la formule :

$$CH_3\text{-}CO\ COOH = CO_2 + CH_2\text{-}CHO$$

Finalement, l'aldéhyde acétique est transformée en alcool éthylique par hydrogénation.

$$CH_3\text{-}CHO + H_2 = CH_3\text{-}CH_2OH$$

La carboxylase n'est détruite qu'à 70°. Son pouvoir ferment croît, comme celui de la zymase, jusqu'à 60°, mais elle est beaucoup plus résistante au vieillissement et à l'action des antiseptiques. Elle est activée par les phosphates et divers acides.

Dans! e complexe d'enzymes contenus dans la levure, il existe encore une diastase synthétisante, la *carboligase*, découverte par Neuberg. Cette diastase est capable de souder entre elles des chaînes carbonées. Ainsi, dans la fermentation du sucre ou de l'acide pyruvique par la levure, en présence d'aldéhyde benzoïque, la carboligase produit un corps cétonique en $C^9$ constitué par la soudure de l'aldéhyde benzoïque ajoutée et de l'aldéhyde acétique qui a pris naissance au cours de la fermentation comme corps intermédiaire.

# CHAPITRE XII

# ECHANGES NUTRITIFS, MODIFICATIONS DES MILIEUX

## I. — Assimilation.

### A. — *Assimilation de l'azote organique.*

Du point de vue chimique, on distingue deux phases dans le métabolisme microbien, une phase *anabolique* et une phase *catabolique*. L'anabolisme est l'ensemble des processus synthétiques qui aboutissent à l'édification de substances complexes caractérisées par un potentiel énergétique élevé ; le *catabolisme* correspond aux processus inverses, analytiques et destructeurs qui libèrent des molécules simplifiées, en même temps qu'une quantité considérable d'énergie. Les végétaux supérieurs dits *autotrophes* assimilent directement l'acide carbonique, l'eau et les nitrates, et les synthétisent sous la forme de molécules organiques, donc de matière vivante, grâce à l'énergie lumineuse solaire captée et utilisée par le chlorophylle de leurs feuilles. Au contraire, les champignons et les bactéries *hétérotrophes*, dépourvus de pigment chlorophyllien, empruntent généralement l'azote, le carbone, l'oxygène et l'hydrogène à des molécules complexes, amides, acides aminés, peptides, protéines, glucides, les désintègrent d'abord au moyen de leurs diastases, puis construisent leur propre substance en regroupant par synthèse les molécules simplifiées.

Le *Sterigmatocystis nigra*, les levures et de nombreuses bactéries, qui se développent sur des milieux contenant des acides aminés ou des peptides comme unique source d'azote, édifient aux dépens de ces substances leurs propres matières protéiques dont la composition reste constante, quelle que soit la nature de l'aliment aminé (Abderhalden et Rona). On peut admettre, avec P. Thomas, que «chez les végétaux hétérotrophes, l'assimilation de l'azote, que celui-ci soit donné sous forme minérale (sels ammoniacaux, nitrates) ou organiques (protéiques, peptides, acides aminés, amides, amines, noyaux divers), revient toujours, en définitive, à une formation de $NH^3$ qui se fixe ensuite sur le sucre ou un de ses produits de transformation ». Nous verrons, par la suite, qu'un certain nombre de germes fixent directement l'azote atmosphérique.

Le métabolisme intime des corps azotés diffère pour chaque espèce microbienne. C'est ainsi que *Alternaria tenuis*, *Mucor racemosus*, *Aspergillus glaucus*, *B. pyocyaneus* préfèrent les nitrates aux sels ammoniacaux et que *B. coli*, *B. subtilis* assimilent les nitrates en présence de glucose et ne peuvent utiliser les sels ammoniacaux qu'en présence de glycérine (A. Fischer).

D'une manière générale, la transformation des acides aminés s'effectue au cours d'une série de réactions, dont les principales, d'après Kendall, sont les suivantes :

1º Désamination réductrice des acides aminés en acides gras ayant le même nombre d'atomes de carbone :

$$R\,CH^2\,CHNH^2\,COOH + H^2 = R\,CH^2CH^2\,COOH + NH^3$$

2º Désamination hydrolytique des acides aminés en oxyacides ayant le même nombre d'atomes de carbone (formation d'acide lactique à partir de l'alanine, par exemple) :

$$R\,CH^2\,CHNH^2\,COOH + H^2O = R\,CH^2\,CHOH\,COOH + NH^2$$

3º Désamination et formation simultanée d'un acide α acétonique (transformation pyruvique) :

$$R\,CH^2\,CHNH^2\,COOH + O = R\,CH^2CO\,COOH + NH^3$$

4º Décomposition carboxylique de l'acide aminé en amine, ayant un atome de carbone en moins :

$$R\,CH^2\,CHNH^2\,COOH \rightarrow R\,CH^2\,CH^2\,NH^2 + CO^2$$

5º Décomposition carboxylique de l'acide gras :

$$R\,CH^2\,CH^2\,COOH \rightarrow R\,CH^2\,CH^3 + CO^2$$

6º Décomposition carboxylique avec formation d'acide gras ayant un atome de carbone en moins :

$$R\,CH^2\,CH^2\,COOH + 3\,O = R\,CH^2\,COOH + CO^2 + H^2O$$

De même, la levure attaque les acides aminés avec formation de $NH^3$ dans les réactions intermédiaires (Neubauer et Fromherz) :

1° Formation d'un acide cétonique par perte de $NH^3$ ;

2ᵒ Décarboxylation et formation d'aldéhyde pyruvique ;

3° Transformation de cet aldéhyde pyruvique en alcool par fixation d'hydrogène. L'ammoniaque libérée au deuxième stade se combine avec des substances ternaires dérivées des sucres, sous l'influence des enzymes. Les composés azotés sont ensuite synthétisés en polypeptides, en peptones et, finalement, en matières protéiques.

Il résulte des expériences de P. Thomas que la levure assimile également l'azote de l'urée. Cette assimilation est précédée de la décomposition de l'urée en $NH^3$, car la marche des fermentations d'une même levure, dans un milieu donné, est constante, que l'azote soit fourni à l'état d'urée ou de sels ammoniacaux.

Notons encore que le bacille tuberculeux, cultivé sur des milieux synthétiques ne contenant comme source d'azote que de l'asparagine ou du succinate d'ammoniaque, réalise la synthèse du tryptophane (Wollman).


B. — Assimilation de l'azote atmosphérique.


Beaucoup de terrains, comme les prairies des montagnes et les forêts, qui ne reçoivent qu'une fumure négligeable, continuent cependant à se couvrir d'une luxuriante végétation herbacée. Tout se passe comme s'ils ne perdaient pas d'azote. Plusieurs espèces végétales, les légumineuses en particulier, fixent même une quantité d'azote supérieure à l'azote minéral du sol où elles se développent, de telle sorte que, loin d'épuiser la terre, elles contribuent, au contraire, à l'enrichir.

1° *Bactéries des nodosités.* — Depuis longtemps on avait observé sur les racines des légumineuses, de petits tubercules que Malpighi considérait comme des productions pathologiques (galles) ; et déjà Ville avait émis l'idée que les pois assimilent l'azote atmosphérique. Berthelot, le premier, a montré que les microbes jouent un rôle capital dans l'enrichissement du sol ; mais ce furent Hellriegel et Wilfarth qui établirent une relation fondamentale entre la fixation de l'azote et la présence de bactéries dans les nodosités radicales des légumineuses. Nous ne pouvons rapporter ici les belles expériences des savants allemands et nous nous bornerons à exposer les points suivants qui les résument. Dans les sols stérilisés et protégés contre les germes de l'air, il n'y a jamais production de tubercules sur les racines des pois, et ces plantes y dépérissent rapidement. Si l'on arrose les sols stérilisés avec de la délayure de terre fraîche, provenant d'un champ ensemencé de légumineuses, les nodosités apparaissent et le développement des pois se poursuit normalement. L'ébullition de la délayure de terre lui fait perdre cette propriété.

L'isolement et la culture des microbes radicicoles (*B. radicicola*) ont été réalisés par Prazmowski et Beijerinck. Bréal parvint à les inoculer à des racines de légumineuses indemnes, en les piquant avec une aiguille trempée dans une nodosité fraîche. On les cultive *in vitro* en ensemençant le contenu d'une nodosité dans une infusion de feuilles de légumineuses additionnée de 7 à 8 p. 100 de gélatine, de 0,25 p. 100 d'asparagine et de 5 p. 100 de saccharose. La température optimum varie entre 10 et 38° suivant les types.

Ce sont des microorganismes aérobies, mobiles et ciliés. Très sensibles à l'action de la chaleur qui les tue vers 40° dans les nodosités, ils résistent, au contraire, jusqu'à 70°-75° dans les milieux artificiels. Leur polymorphisme est très marqué ; dans les vieilles cultures ils se transforment en *bactéroïdes* souvent ramifiés en Y ou T, de grandes dimensions. Quand ils pénètrent dans les poils radicaux des légumineuses, ils se propagent jusqu'aux cellules corticales ; ils se multiplient dans une sorte de tissu formé par la segmentation des cellules des poils et s'entourent d'une masse glaireuse que la sève résorbe peu à peu. A mesure que les nodosités se développent, elles s'enrichissent en matières azotées assimilables par la plante, pendant que les bâtonnets se transforment en *bactéroïdes* polymorphes.

Toutes les bactéries des nodosités n'ont pas le même pouvoir infectant. Leur aptitude plus ou moins grande à se multiplier dans les racines des légumineuses rappelle ainsi en tous points la *virulence* des germes pathogènes. Certaines ne peuvent se fixer dans les poils radiculaires faute de diastases capables de provoquer la formation, aux dépens de la membrane du poil, de la matière glaireuse dont elles s'entourent ; d'autres sont résorbées peu après leur pénétration et ne réussissent qu'à créer des tubercules avortés ; d'autres, enfin, produisent des nodosités plus ou moins volumineuses et une grande quantité de matière glaireuse.

A partir du moment où les bactéries s'implantent dans les racines où s'édifie une véritable lésion nodulaire, des échanges actifs et réciproques s'établissent entre la plante et ses commensaux. Ceux-ci utilisent les glucides du végétal et les transforment en aliments azotés, en les combinant avec l'azote qu'ils fixent. Mais ces produits synthétiques du métabolisme microbien ne sont absorbés et utilisés par les légumineuses que s'ils sont finalement désassimilés sous une forme spéciale. Seules sont aptes à cette ultime transformation profitable à la plante, les bactéries qui affectent le type ramifié de bactéroïde normal, riche en amidon et en azote.

2° *Microbes du sol fixateurs d'azote.* — Outre ces bactéries des nodosités, les sols renferment d'autres microorganismes fixateurs de l'azote atmosphérique qui agissent soit directement, soit en symbiose avec des algues.

Les fixateurs directs comprennent des microbes anaérobies et des microbes aérobies. Parmi les premiers, les plus importants sont les *Clostridium* de 1 μ. 5 à 2 μ. de long, sporulés et encapsulés, voisins des ferments butyriques : *C. Pasteurianum* (Winogradsky). *C. americanum*, *C. giganteum* et de nombreuses espèces d'*Amylobacter*. Les fixateurs directs aérobies appartiennent au genre *Azotobacter*. Ils dominent dans les sols riches en carbonate de chaux où ils pénètrent jusqu'à une profondeur de 0$^m$,50 à 0$^m$,60. On les répartit en quatre groupes :

*A. chroococcum :* faiblement mobile, produit un pigment allant du brun au noir.

*A. Beijerinckii :* faiblement mobile, produit un pigment jaune.

*A. agile :* très mobile, fluorescent.

*A. vitreum :* immobile, sphérique.

Les microbes des trois premières espèces sont très polymorphes : sphériques, cocco-bacillaires, bâtonnets fins et trapus. Certains sont sporulés.

Des champignons comme *Penicillium glaucum*, *Sterigmatocystis nigra*, *Mucor stolonifer*, *Monilia candida*, *Oïdium lactis* et des *Saccharomyces* assimilent également, mais en assez faible quantité, l'azote atmosphérique.

Enfin, un troisième groupe de microbes fixateurs d'azote est constitué par des germes qui vivent au contact des algues : *Chorella*, *Stichococcus*, *Cystococcus* et des *Nostocs*. Celles-ci fournissent aux bactéries, sous la forme de glucides qu'elles laissent diffuser, le carbone qu'elles utilisent pour leurs synthèses protoplasmiques ; les bactéries apportent aux algues de l'azote assimilable.

3° *Culture et développement des microbes fixateurs d'azote.* — Dans les milieux artificiels, le développement des bactéries des nodosités exige la présence de glucides, d'oxygène et d'un peu d'azote combiné pour amorcer la nutrition. Au sein des végétaux, ces bactéries trouvent les matières hydrocarbonées nécessaires ; dans la sève ou dans le sol, l'oxygène ; dans le parenchyme radical, l'azote combiné. Si, comme l'a fait Mazé, on ensemence les microbes des nodosités sur de la gélose au bouillon de haricots ne contenant pas moins de 2 p. 100 de saccharose et $0^{gr},0005$ d'azote par litre et si, maintenant la température à 20-25°, on fait passer un courant d'air sur ces cultures. on observera à la fois la disparition d'une certaine quantité d'azote combiné et la formation d'un dépôt glaireux exubérant, semblable à celui des nodosités. Cette matière glaireuse renferme l'azote fixé, combiné avec les produits de transformation du saccharose. Dans les meilleures expériences, les bactéries des nodosités fixent 1 gramme d'azote libre pour 100 grammes de saccharose consommé.

Les *Clostridium* se développent bien dans le vide, sur pomme de terre et sur carotte. Ils attaquent les sucres, la glycérine, la mannite et trouvent, dans la destruction de ces substances, l'énergie nécessaire à leurs réactions synthétiques.

De même les *Azotobacter* aérobies ne peuvent fixer l'azote en l'absence de glucides dans leurs milieux de culture. Ils attaquent aussi la cellulose ; l'humus du sol et les humates favorisent leur développement, grâce aux composés ferriques qu'ils contiennent. Les sels de calcium, le phosphore, le soufre et surtout l'oxygène leur sont nécessaires. L'arsenic stimule leur action.

L'assimilation de l'azote par ces germes débute vers 15° et atteint son maximum entre 18° et 30° suivant les espèces. Les composés azotés solubles, que laissent diffuser dans le sol les *Clostridium* et les *Azotobacter*, deviennent directement assimilables par les végétaux supérieurs après qu'ils ont été décomposés par les ferments ammoniacaux et oxydés par les ferments nitrificateurs.

La découverte de la fixation bactérienne de l'azote et la possibilité de cultiver les microbes spécifiques devaient conduire à des applications pratiques. Nobbe et Hiltner tentèrent d'abord de fertiliser les sols au moyen de cultures artificielles de microbes radicicoles désignées sous le nom de *nitragine*. Les résultats furent très médiocres, ce qui ne saurait surprendre, étant donné la complexité du problème : influence des sols, de leur composition, de leur structure, de leurs réactions, influence des espèces végétales ensemencées, etc... Aussi les auteurs allemands s'efforcèrent-ils de perfectionner leur méthode en renforçant l'activité végétative *in vivo* du microbe, sa virulence, si l'on veut, en les entretenant sur des substrats mieux appropriés et en effectuant un grand nombre de passages par inoculation à des légumineuses de même espèce. Ils assurent y avoir réussi. 82 p. 100 des essais de Hiltner auraient été favorables, surtout pour la culture des lupins qui produiraient une récolte six fois supérieure en présence de nitragine. La tourbe stérilisée, ensemencée avec les fixateurs de l'azote, jouit également de hautes propriétés fertilisantes (Chittenden). Elle contiendrait, d'après Bottomley, des *auximones* de synthèse élaborées par les microbes, très efficaces à la fois pour la nutrition des végétaux et la multiplication des bactéries nitrifiantes, mais dépourvues d'action activante sur les germes dénitrifiants.

C. — *Assimilation du soufre.*

Les matières albuminoïdes en voie de putréfaction, les eaux stagnantes, les boues riches en débris organiques dégagent, en abondance, de l'hydrogène sulfuré. Cette production d'$H^2S$ résulte à la fois de processus chimiques et de processus biologiques : action des sulfates sur le méthane, par exemple, et dislocation des matières albuminoïdes par les microbes de la putréfaction. L'$H^2S$ apparaît encore sous l'action de diastases, par un phénomène de réduction des combinaisons oxygénées, lié à la présence d'hydrogène naissant. Selon de Rey Pailhade, le *philothion*, diastase élaborée par la levure alcoolique cultivée dans un milieu renfermant du soufre, jouirait de cette propriété.

De même que les ferments nitreux et nitriques transforment l'azote ammoniacal en nitrites et en nitrates, diverses bactéries réduisent $H^2S$, fixent le soufre dans leur protoplasma et, finalement, oxydent ce corps à l'état de sulfates. Ces bactéries végètent abondamment dans les eaux sulfureuses où elles constituent des amas désignés sous le nom de *sulfuraires, glairine, barégine*. Elles appartiennent principalement à deux genres de bactéries filamenteuses : *Beggiatoa* et *Thiothrix* essentiellement aérobies. Mais certains cocci, des vibrions et des bacilles présentent la même propriété de réduire $H^2S$ et d'accumuler sous la forme de grains réfringents le soufre libéré. Lors de disette d'$H_2S$, le soufre est oxydé, puis transformé en acide sulfurique et en sulfates par combinaison avec le carbonate de chaux. Pendant la phase d'oxydation, les bactéries se nourrissent aux dépens de leurs réserves (Jacobsen).

Les bactéries sulfureuses puisent l'azote et le carbone nécessaires à leur développement dans les sels ammoniacaux et les carbonates alcalins. $CO_2$ libre ne paraît pas assimilable. Les nitrates sont réduits à l'état d'azote libre, mais les nitrites ne peuvent les remplacer. Les combinaisons sulfurées : $H_2S$ et hyposulfite de soude, offertes comme source d'énergie pour l'assimilation de $CO_2$ des carbonates, sont graduellement oxydées jusqu'à l'état de sulfates avec formation de corps intermédiaires instables (Leisk).

*Beggiatoa alba*, une des principales espèces, forme des flocons blancs dans les eaux sulfureuses ou stagnantes. Elle offre l'aspect de filaments longs de 3 à 6 μ., larges de 3 μ, segmentés, dont chaque article est mobile. Des grains de soufre très réfringents sont observés en grand nombre, surtout dans les articles terminaux. *Beggiatoa mutabilis* atteint jusqu'à 30 μ de long.

Les *Thiothrix* sont immobiles, fixés à une de leurs extrémités aux parois du vase qui les contient et formés d'articles d'autant plus longs qu'ils sont plus proches de l'extrémité libre du filament.

Les *Thiophysa* contiennent, dans leur protoplasme, des grains de soufre et, dans une vacuole centrale, de petits corpuscules (*oxalites*) constitués par de l'acide oxalique. En présence d'une grande quantité d'oxygène, les grains de soufre disparaissent et les oxalites persistent. En présence d'$H_2S$ et d'une petite quantité d'oxygène, les grains de soufre s'accumulent seuls (Nadson).

Quèlques espèces de sulfuraires sont pigmentées : *Beggiatoa rosèa persicina* sécrète une matière colorante, une *bactériopurpurine* dont la teinte varie du rose au violet et au brun, suivant l'âge de la culture. *Monas Okenii* s'étend en taches rouges sur les objets immergés.

### D. — *Assimilation du fer.*

On trouve souvent dans les eaux des marécages et les eaux ferrugineuses, des masses glaireuses, parfois colorées en jaune, riches en sels de fer, qui sont constituées par des filaments bacté-

riens entourés d'une gaine. Ce sont des *ferrobactéries*. Ces singuliers microbes ne se multiplient que dans les liquides additionnés
de carbonate de fer qu'ils oxydent à l'état de protoxyde, puis de
peroxyde, en utilisant la chaleur développée au cours de ces
transformations (Winogradsky). Le fer peut être remplacé par
le manganèse (Molish et Adler) qui semble même plus favorable
à la croissance des ferrobactéries.

Celles-ci sont facilement cultivables, même en l'absence de
matières organiques, surtout quand on ajoute un peu d'acétate
de soude au milieu. Elles appartiennent à un grand nombre
d'espèces : *Crenothrix Kuhniana* constitué par des articles inclus
dans une membrane gélifiée, chargée d'oxyde de fer, *Cladothrix
dichotoma* ramifié, *Leptothrix ochracea* filamenteux, cylindrique,
*Spirillum ferrugineum* contourné en hélice. Un actinomycès
*A. odorifer* jouit également de la propriété d'oxyder les sels de
fer ; il se multiplie dans le sol et produit l'odeur spéciale que dégage la terre labourée.

Les oxydes de fer formés par tous ces germes peuvent être
ensuite réduits au cours de fermentations anaérobies, comme
la fermentation cellulosique, et transformés en carbonates par
$CO^2$ de l'air. Mais une certaine proportion de ces oxydes, en
se combinant aux phosphates et aux silicates du sol, devient
directement utilisable par les végétaux supérieurs.


## II. — Désassimilation.


La désintégration de la matière organique par les microbes
s'effectue suivant des modes très complexes, souvent peu connus.
Elle aboutit à la formation de substances multiples, associées aux
reliquats des actions zymotiques, aux toxines, aux déchets de
l'autolyse protoplasmique dont la séparation, par l'analyse chimique, présente les plus grandes difficultés.

Comme nous l'avons vu à propos de la putréfaction, diverses
bactéries de l'intestin produisent de l'indol aux dépens du
tryptophane de la molécule protéique. *B. proteus* dégrade le
tryptophane, tantôt jusqu'à l'indol, tantôt seulement jusqu'à
l'acide indolacétique (Herter, A. Berthelot, Vallé, Miranda).

La tyrosine dégradée après une série de réactions analogues
donne naissance à des corps phénoliques. Comme l'indol, ces
corps sont inassimilables par les bactéries ; on les retrouve
intacts dans les milieux de cultures.

Indol et corps phénoliques ne sont élaborés par les bactéries aux dépens du tryptophane et de la tyrosine qu'en l'absence de glucides assimilables.

### III. — Modifications des milieux.

#### A. — *Changements de consistance.*

Sous l'action de certains microbes, les milieux protéiques solides : gélatine, sérum coagulé, caséine coagulée subissent une hydrolyse, véritable digestion, qui aboutit à la formation d'albumoses, de peptones et de produits solubles plus simples encore : polypeptides et acides aminés assimilables directement. Le milieu se ramollit et se creuse d'une dépression qui, peu à peu, s'agrandit et s'étend parfois à toute la masse. Cette action liquéfiante des microbes est due aux enzymes digestives qu'ils élaborent.

Un grand nombre de bactéries sécrètent une *gélatinase*, exoenzyme diffusible. Toutefois l'élaboration de cette diastase est subordonnée à la composition du milieu de culture. Le *B. proteus* et le vibrion cholérique, par exemple, qui hydrolysent la gélatine solidifiée, cessent de produire la gélatinase en présence de glucides assimilables. Cette action inhibitrice des glucides s'exerce bien sur la fonction zymogène et non sur la diastase elle-même, car l'addition de sucre aux filtrats de culture ne diminue pas leur pouvoir hydrolysant.

#### B. — *Changements de réaction.*

Rappelons tout d'abord les deux exemples classiques : le bacille lactique acidifie fortement le lait primitivement alcalin ; le *Micrococcus ureæ* alcalinise l'urine acide.

Tous les microbes susceptibles de déterminer les fermentations lactique, butyrique, acétique, etc., acidifient les milieux lorsque ceux-ci contiennent des sucres ou des alcools. Parmi les saccharides, aucun n'est attaqué par un plus grand nombre de microorganismes que le glucose avec production d'acides variés.

Les viandes employées pour la préparation des milieux nutritifs renferment généralement des sucres fermentescibles. Aussi les cultures en bouillon dit *simple* sont-elles, en réalité, des cultures en bouillon sucré. Lorsqu'on veut éliminer ces sucres de la

viande, pour la préparation de la toxine diphtérique, par exemple,
il convient de les faire consommer, au préalable, par la levure de
bière (Martin), le *B. coli* (Smith), ou plus simplement, par une
légère putréfaction (Spronk).

La production d'alcali, dont le terme le plus simple est l'ammoniaque, résulte de la décomposition des matières azotées par
l'intermédiaire d'une oxydation initiale. Elle atteint son maximum chez les aérobies, surtout chez ceux qui se développent
en voile à la surface des liquides (*B. subtilis*, *Tyrothrix tenuis*).
Comme ces microbes jouissent également de propriétés fermen-
tatives à l'égard des sucres, il s'ensuit que, selon le germe ensemencé, la composition du milieu, l'âge et les conditions de la culture, la réaction observée peut varier de l'acidité la plus franche
à une forte alcalinité.

Lorsqu'on cultive le vibrion cholérique sous une certaine
épaisseur dans le petit lait additionné de tournesol bleu, on
constate la formation de trois couches différemment teintées
(Dionys Hellin). A la partie supérieure, coloration bleu foncé
(oxydation intense et désamination des matières protéiques) ;
au-dessous, teinte rouge vif (fermentation du lactose, acidité
non neutralisée) ; profondément, décoloration (réduction liée
à la vie anaérobie).

Semons, comme l'indique Beyerinck, le *B. prodigiosus* à la
surface d'une gélose sucrée, dans l'épaisseur de laquelle on a incor-
poré de la craie finement pulvérisée. Le microbe émet bientôt des
vapeurs ammoniacales, et la couche bactérienne se montre
fortement alcaline. Cependant, autour de chaque colonie, on voit
apparaître un halo transparent indiquant la décomposition du
$CO_3Ca$ par un acide qui résulte de la fermentation du sucre.

. Quelques microorganismes, bactéries et levures, présentent cette
propriété curieuse d'acidifier les milieux de culture trop alcalins
et de les alcaliniser lorsqu'ils sont trop acides (Fernbach). Les
quantités d'acides qu'ils produisent se trouvent ainsi déterminées
par la réaction initiale, par le $P_H$ des milieux ensemencés. Ce phénomène est particulièrement net chez le bacille diphtérique qui
provoque une réaction différente pendant les premiers jours de
la culture, selon que le $P_H$ initial est supérieur ou inférieur à 7,2 :
acidification des milieux trop alcalins, alcalinisation des milieux
trop acides, comme si le bacille « corrigeait la réaction du milieu »
(G. Abt et Loiseau).

## IV. — Phénomènes d'oxydation et de réduction.

Les microbes aérobies sont susceptibles d'oxyder non seulement les substances organiques azotées et ternaires, mais encore les composés minéraux. Nous en connaissons déjà plusieurs exemples avec les bactéries nitrifiantes, les sulfo et les ferrobactéries. C'est également par un phénomène d'oxydation que des microorganismes comme *B. manganicus*, des moisissures appartenant aux genres *Botrytis*, *Trichocladium*, dont la gélose peut être l'unique aliment carboné, attaquent le carbonate et le lactate de manganèse (Beyerinck). Dans les milieux alcalins, *B. fluorescens*, *Azotobacter*, *B. coli* transforment les sels manganiques en hydroxyde de manganèse. Sous leur action, les sels organiques de manganèse passent à l'état de carbonates, les sulfures à l'état de sulfates et l'azote nitreux à l'état d'azote nitrique assimilable sous la forme de nitrate de manganèse (Sohngen). On est fondé à croire que cette fixation d'oxygène libre sur un substratum minéral ou organique plus ou moins complexe est liée à la présence d'*oxydases* élaborées par les microbes.

Les anaérobies constituent de puissants réducteurs et, par cela même, de puissants oxydants indirects. Ils peuvent, eux aussi, attaquer les corps inorganiques. La dénitrification, la décomposition des sulfates sous l'influence de divers microbes, en particulier de *Spirillum desulfuricans* de Beyerinck, le démontrent suffisamment. Mais les aérobies ne sont pas incapables de provoquer des phénomènes réducteurs identiques. Ainsi le *Penicillium brevicaule*, étudié par Abba et Bujwid, décompose l'acide arsénieux et dégage de l'hydrogène arsenié reconnaissable à son odeur alliacée. L'activité de la moisissure est telle que son emploi peut rendre des services dans certains cas où les méthodes chimiques d'analyse se révèlent insuffisantes.

Comme il ressort surtout des recherches de Gosio, les phénomènes de réduction sont dus tantôt à la production d'hydrogène naissant, notamment lors d'anaérobiose, tantôt à l'action d'une diastase, le *philothion* de la levure, par exemple, qui transforme le soufre et certains de ses composés en $H_2S$ (de Rey Pailhade).

## V. — Échanges gazeux.

Chez les microbes, respiration et nutrition se confondent. Nous avons vu que les aérobies absorbent l'oxygène gazeux ou dissous et éliminent $CO_2$. Cet échange est d'autant plus énergique que les conditions du développement sont plus favorables. Pour les organismes à évolution rapide, on peut distinguer trois phases : pendant la croissance, la quantité d'oxygène fixée dépasse la quantité de $CO_2$ dégagé ; pendant la période stationnaire, l'équilibre se rétablit ; enfin lors du déclin, il se rompt en faveur de $CO_2$.

Les anaérobies n'assimilent que l'oxygène combiné.

# CHAPITRE XIII

## PRODUCTION DE CHALEUR, DE LUMIÈRE ET DE MATIÈRES COLORANTES

### I. — Production de chaleur.

Chez les levures, que nous prenons comme exemple, les actes
vitaux simples, même lorsqu'ils s'accomplissent en présence de
gaz inertes, s'accompagnent d'un dégagement de chaleur. Ils
en produisent davantage quand les cellules sont en contact avec
une atmosphère oxygénée et, plus encore, lorsque, privées d'air,
elles font fermenter les matières sucrées. D'après des expériences,
déjà anciennes, d'Eriksson :

la levure, dans un courant d'H élève la température de  $0^o 9$
    —       à l'air libre      —        —      $1^o 2$
    —       pendant la fermentation      —      $3^o 9$

Ces chiffres n'ont évidemment rien d'absolu, mais ils mettent
clairement en évidence le bilan exothermique des réactions intracellulaires.

Diverses fermentations s'accompagnent d'un dégagement de
chaleur si considérable (échauffement des fumiers), qu'elles
peuvent provoquer des combustions en apparence spontanées
(inflammation des balles de coton, etc...).

### II. — Production de lumière ou photogenèse.

Les eaux, les eaux marines surtout, les poissons morts, la
viande, le bois, émettent parfois de la lumière et luisent dans
l'obscurité. Cette phosphorescence est due, dans de nombreux
cas, à la présence de microorganismes, ainsi que Pflüger l'a démontré le premier.

En 1878, Cohn, confirmant une hypothèse d'Heller énoncée

en 1843, isola du saumon cuit, le *Micrococcus phosphoreus*. Dunbar et Kutscher ont fait connaître ensuite les vibrions phosphorescents de l'Elbe, et d'autres auteurs ont rencontré des bactéries photogènes sur divers poissons morts, des animaux marins, dans l'eau de mer, dans les muscles de petits crustacés marins vivants, les talitres (Giard) et même sur des articulés terrestres : des géophiles (Macé) et les courtilières (Ludwig).

Quelques espèces de champignons, dont *Agaricus melleus* et *Armillara mellea*, communiquent au bois mort la phosphorescence qu'on observe fréquemment ; et de nombreuses infusoires, comme les Noctiluques, qui provoquent le phénomène de la mer phosphorescente, jouissent d'une luminosité propre, indépendante de toute infection bactérienne.

La plupart des *bactéries photogènes* appartiennent au type bacille ; des microcoques et des formes vibrioniennes (*Photobacter splendidum*) ont été également signalés. Ce sont, en général, des microbes courts, aérobies, asporogènes et mobiles, grâce à la présence d'un cil vibratil. Ils peuvent très bien végéter sans émettre de lumière, car la fonction photogène est soumise à des conditions spéciales qui ne se confondent pas avec les conditions générales de la vie cellulaire.

La phosphorescence affecte une intensité variable. Souvent, la lumière émise est faible et se présente comme une lueur indécise à la surface des milieux. Parfois, au contraire, sa puissance est telle qu'elle éclaire à la façon d'une veilleuse, permettant la lecture à courte distance et même la photographie (lumière froide de R. Dubois). Elle revêt des teintes diverses : bleuâtre, jaunâtre, verdâtre, ou parfaitement blanche quand elle contient toutes les radiations du spectre. Lorsqu'elles sont abondantes, les bactéries luminescentes peuvent déterminer un tropisme net sur les plantes en germination ; mais leur action sur la fonction chlorophyllienne n'est pas encore définitivement prouvée.

Cultivées à la surface des viandes, les photobactéries émettent une lueur verdâtre qui s'étend rapidement et persiste jusqu'au moment où les tissus sont envahis par les agents de la putréfaction. Dans les milieux de culture, cette phosphorescence croît pendant quelques jours, puis s'atténue et persiste un temps plus ou moins long, jusqu'à une année.

A. — *Conditions qui influent sur la luminescence.*

Ce sont surtout la température, la composition du milieu nutritif, l'aération.

L'optimum thermique n'a rien de constant. Il oscille entre 0 et 10°, 10 et 15°, 15 et 20°, 20 et 25°, 25 et 30° suivant les espèces. D'une façon générale, il est en rapport avec les conditions naturelles du développement des bactéries. Cet optimum est donc plus élevé chez les espèces tropicales que chez les espèces provenant des régions froides. La plupart de ces germes supportent bien les basses températures : sur la viande de veau, ils émettent encore leurs radiations à 14° (Ludwig). Mac Fadyen a même réussi à les conserver vivants et lumineux après une exposition dans l'air liquide prolongée pendant six mois à — 190° ou dans l'hydrogène liquide pendant dix heures à — 252°. Les bactéries de Fischer cessent de luire au-dessous de 25°, mais des microbes de la viande restent lumineux jusqu'à 30°.

Aucune relation n'existe entre l'optimum thermique de phosphorescence et la végétabilité des bactéries luminescentes. Cependant toutes les influences qui diminuent la vitalité de ces microbes altèrent en même temps leur fonction photogène. L'optimum thermique de *Photobacter splendidum* des eaux de la mer et du sable des plages est de 24° pour la luminosité, et 30° pour la multiplication (Beyerinck). Cultivés en série à une température assez élevée, les microbes photogènes continuent de se multiplier, mais perdent peu à peu leurs propriétés caractéristiques.

On obtient facilement la culture de ces germes sur les milieux artificiels ; toutefois l'émission de lumière ne se produit qu'en présence de certains corps. La gélatine au bouillon de poisson, additionnée de 10 p. 100 de sel marin, convient parfaitement. Beyerinck ajoute de la glycérine, de la peptone et de l'asparagine dans les proportions suivantes :

| | |
|---|---:|
| Bouillon de poisson de mer | 1 000 |
| Gélatine | 80 |
| Asparagine | 5 |
| Peptone | 5 |
| Glycérine | 10 |

Selon la composition des milieux, la lumière émise varie de teinte.

Il n'existe pas de bactéries lumineuses dans l'eau douce et il semble que le sel marin soit nécessaire à leur développement. Les alcalis et surtout les acides éteignent la phosphorescence à des taux assez faibles. Les alcools la suspendent, mais ne la suppriment pas (E. N. Harvey), de même que le chloroforme lorsque le contact n'excède pas trente minutes (R. Dubois). L'éther, la benzine, le xylol, l'oxygène sous pression, l'acide carbonique, le sublimé, sont nocifs ; la saponine, bien que souvent cytolytique, se montre sans action.

L'oxygène est indispensable à la photogenèse ; seules luisent les parties des cultures exposées à l'air. Cependant, si le milieu est liquide, une vive agitation peut le rendre momentanément phosphorescent dans toute sa masse. Aucune radiation n'est émise dans le vide. Le sel marin active nettement la luminescence ; l'ion Cl de NaCl peut être remplacé par d'autres anions, mais l'ion Na ne peut être remplacé que par l'ion Mg (Gerresten). La peptone sert de source d'azote et de carbone : c'est le seul aliment azoté essentiel à la phosphorescence. Une réaction alcaline ou au moins neutre est nécessaire à la culture. Dès que l'acidité apparaît, par suite de l'attaque des sucres, la luminosité décroît sans que la vitalité du microbe soit altérée.

En transplantant en série les colonies les plus lumineuses, on obtient, par cette sorte de sélection, des races chez lesquelles la phosphorescence atteint son maximum.

### B. — *Causes de la luminescence.*

La luminescence paraît limitée au protoplasma du microbe ; elle ne se manifeste jamais dans les cultures filtrées ; sa production exige même l'intégrité des cellules bactériennes. Broyées dans l'air liquide, celles-ci perdent, en effet, leurs propriétés caractéristiques (Mac Fadyen). Cependant, chez les Insectes, la substance phosphorescente a pu être isolée après destruction des organes lumineux ; elle serait de nature colloïdale, formée de granulations de volume variable, assez fines parfois pour traverser les filtres de porcelaine. R. Dubois suppose que la production de lumière résulte de la rencontre, en présence de $H_2O$ et d'oxygène, de deux substances : la *luciférine* et la *luciférase*. Celle-ci serait une diastase, l'autre un corps fermentescible produit par l'action d'une substance destructible par la chaleur, la *coluciférase*, sur une substance résistante à cet agent, la *préluciférine*.

Coluciférase    + préluciférine = luciférine
Luciférase      + luciférine    = oxyluciférine
Oxyluciférine + oxygène         = lumière

La taurine, la peptone de Byla, l'esculine et l'ovolécithine peuvent jouer le rôle de préluciférine.

Comme R. Dubois, N. Harvey appelle *luciférine* la substance luminescente oxydable et *luciférase* le ferment excitateur. Cette luciférine est liée aux protéines ; elle en diffère pourtant par sa solubilité dans l'alcool, les éthers, l'acide acétique glacial et sa résistance à la digestion trypsique. La luciférase serait une oxydase ; elle déterminerait la luminescence en agissant spécifiquement sur la luciférine ; les oxydases ou peroxydases ordinaires ne peuvent la remplacer dans la photogenèse.

## III. — PRODUCTION DE MATIÈRES COLORANTES OU CHROMOGENÈSE.

### A. — *Caractères généraux des microbes chromogènes et des pigments.*

Un grand nombre de microbes produisent des pigments de teintes variées, les uns solubles et diffusant dans les milieux de culture, pendant la vie ou après la mort et l'autolyse des germes ; les autres, insolubles et restant adhérents aux cellules comme les *endotoxines* et les *endoenzymes*. Ces pigments réagissent en présence de la lumière et des gaz de l'air ; mais ils ne doivent pas être confondus avec la chlorophylle et la bactériopurpurine qui jouissent de propriétés physiologiques particulières et jouent le rôle que l'on sait dans l'assimilation de $CO_2$ atmosphérique. Cependant, on a décrit un certain nombre de bactéries, *B. viride, B. virens, B. chlorinum* (Engelmann), dont le pigment, comme celui des Algues cyanophycées, se rapproche de la chlorophylle.

La chromogenèse est une propriété contingente des microbes, susceptible de s'accroître, de diminuer et de disparaître selon les conditions de la culture. Elle représente un des aspects de l'activité protoplasmique et du métabolisme, mais son mécanisme intime reste mal connu.

Certaines levures sont chromogènes : levures noires, brunes, roses. Il en est de même des *Oospora ;* l'agent du pied de Madura sécrète un pigment rouge à reflets métalliques ; deux espèces d'*Aspergillus* produisent également une matière colorante rouge (Sartory et Barner) ; enfin divers *Streptothrix* (*S. violacea, carnea, aurantiaca*) tirent leur nom de la teinte de leurs colonies.

Les bactéries chromogènes sont très répandues dans le milieu extérieur. Il en est de parasites, tels les staphylocoques et les bacilles pyocyaniques ; mais le plus grand nombre appartient aux espèces saprophytes. Les pigments qu'elles élaborent présentent des teintes très diverses :

Jaune citron : *Sarcina lutea, Micrococcus luteus, M. cereus flavus, St. citreus.*

Jaune d'or : *B. luteus, Staph. aureus.*

Rouge vif : Bactéries pourprées.

Rose : *B. prodigiosus.*

Violacé : *Beggiatoa rosea persicina.*

Cinabre : *M. cinnabareus.*

Bleu clair : *B. syncyaneus* du lait bleu.

Bleu verdâtre : *B. pyocyaneus* du pus bleu.

Brune : *B. bruneus, B. mesentericus niger.*

Verte : B. de la diarrhée verte des nourrissons, *B. chlororaphis.*

*B. fluorescens liquefaciens* et *B. fluorescens putridus* produisent une fluorescence verte.

Une même bactérie peut sécréter des pigments différents. Souvent cette différence résulte des conditions de la culture, de la concentration de la couleur, de la composition et de la réaction du milieu (le bacille polychrome de Macé, par exemple, donne, selon les circonstances, du vert, du jaune, du bleu, du rouge ou du violet), mais elle peut également tenir à la coexistence d'autres pigments dans la cellule (b. pyocyanique).

On connaît mal encore la nature chimique de ces substances pigmentaires. Les unes sont solubles dans l'eau. D'autres, insolubles dans ce liquide, se dissolvent dans les alcools éthylique et méthylique, l'acétone, l'éther, le chloroforme, la benzine, le sulfure de carbone ; c'est-à-dire dans les solvants des matières grasses. Elles ont été rapprochées, pour cette raison, des *lipochromes*. Ces lipochromes microbiens sont saponifiables à chaud par la lessive de soude ; ils sont rouges : *liporhodines;* ou jaunes : *lipoxanthine.* En présence de $SO^4H^2$ et de $NO^3H$, ils prennent une teinte verte ou bleu sombre (réaction de la lipocyanine). Au spectroscope ils offrent deux bandes d'absorption, l'une vers F, l'autre entre F et G. La *chlororaphine* et la *pyocyanine*, qui sont cristallisables, se rapprochent, au contraire, par leur constitution, des alcaloïdes.

Avec Sullivan, dont la classification est uniquement basée sur les caractères de coloration des pigments, nous distinguerons trois groupes de ces substances :

1° *Pigments bleus* ou *bleu verdâtre*, produits par le bacille pyocyanique et des germes analogues ;

2° *Pigments rouges* et *violets ;*

3° *Pigments jaunes* et *oranges ;*

4° *Pigments de couleurs variées*, comme ceux du *B. roseus*, *M. mycoïdes roseus* et le pigment noir du *b. cyaneo-fluorescens ;*

5° *Pigments fluorescents* des bactéries fluorescentes.


1° *Pigments bleus.* — La variété la plus intéressante est la pyocyanine sécrétée par *B. pyocyaneus*, improprement appelé bacille du pus bleu parce que, en se développant dans les plaies, il communique au linge des blessés, mais non au pus, une teinte bleue ou bleu verdâtre. En 1860, Fordos montra que cette teinte est due à une matière parfaitement définie, la *pyocyanine*, qu'il obtint à l'état cristallisé et dont il fit connaître les réactions.

La pyocyanine, de formule $C^{14}H^{14}N^2O$, se dissout non seulement dans l'eau, mais dans le chloroforme. Les acides la transforment en un composé rose, soluble dans l'eau et insoluble dans le chloroforme. On utilise cette propriété quand on veut extraire le pigment des cultures qui contiennent, en outre, un pigment vert fluorescent. On traite d'abord le bouillon de culture renfermant les bacilles pyocyaniques par le chloroforme qui dissout le colorant bleu ; l'autre pigment reste en solution. On décante le bouillon et, pour séparer les matières grasses que le chloroforme a pu entraîner, on l'additionne d'un peu d'eau acidulée par $SO^4H^2$ ou HCl, et on agite. La pyocyanine transformée en sulfate ou chlorhydrate rose passe dans l'eau. On décante cette eau et on l'alcalinise pour régénérer le pigment bleu qu'on redissout dans le chloroforme. En recommençant à plusieurs reprises ces opérations, on obtient finalement une solution chloroformique de pyocyanine pure qu'on laisse cristalliser par évaporation.

En solution alcaline ou en cristaux, la pyocyanine s'oxyde, jaunit et se transforme en *pyoxanthose* (Fordos). Les réducteurs la décolorent. D'après Ledderhose, elle serait sécrétée sous la forme d'une leucobase, puis transformée en pigment par oxydation. Mais cette hypothèse ne paraît pas justifiée (Aubel).

Le pigment bleu sécrété par *B. Le Monnieri*, étudié par Ph. Lasseur et P. Vernier, est un véritable colorant. En effet, il bleuit la soie immergée dans sa culture en milieu liquide. Cette teinte persiste après lavage de la soie à l'eau ; elle vire au violet dans une solution ammoniacale ; elle verdit et disparaît peu à peu dans un acide fort. La matière colorante de *B. Le Monnieri* imprègne le corps bactérien et les cristaux minéraux et organiques ; elle existe en outre sous la forme de grains traversant les filtres de papier, mais non les bougies F et L. Légèrement soluble dans l'eau à l'état naissant, puisqu'elle teinte la soie, elle devient ensuite complètement insoluble dans ce liquide et les solvants neutres. Elle se dissout dans les acides lactique et acétique qui se colorent en bleu, puis en vert, par oxydation ; la solution acétique traitée par NH$^3$ ou KOH donne un précipité violet-bleu. La pyridine est un excellent solvant. Lasseur et Vernier estiment que le pigment de *B. Le Monnieri* a pour origine, comme tous les pigments bactériens, une substance mère produite par la cellule.

2° *Pigments rouges et violets.* — Les premiers sont élaborés par *B. prodigiosus*, *B. rosaceus métalloïdes*, *B. ruber balticus*. Les pigments violets de *B. violaceus* et *B. janthinus* n'apparaissent que lorsque les milieux contiennent du sulfate de magnésie et un phosphate, en particulier le phosphate de potasse. La matière colorante rouge de la variété érythrogène du bacille pyocyanique est insoluble dans l'éther, l'alcool amylique, l'acétone, le xylol, légèrement soluble dans l'alcool éthylique et, davantage, dans l'alcool méthylique.

*B. prodigiosus* sécrète un pigment rouge, soluble dans l'alcool et le chloroforme. On sait que ce microbe, très répandu, se manifeste de temps en temps par l'apparition de « maculatures sanglantes » sur diverses substances alimentaires, les hosties particulièrement. Sette, en 1819, puis Ehrenberg, en 1848, ont reconnu la nature de ces taches dans lesquelles on voyait un phénomène surnaturel de mauvais augure. Dans les cultures, le pigment, d'abord d'un rouge éclatant, devient de plus en plus foncé et se recouvre d'une pellicule à reflets fuchsinoïdes. Pour l'extraire, on dessèche la couche développée sur milieu solide, on épuise par l'alcool acidifié et on précipite par l'eau. Le dépôt de matière colorante ainsi obtenu ne contient ni soufre, ni phosphore, ni azote. Il est soluble dans l'éther, le xylol, la térébenthine, l'huile d'olive, le sulfure de carbone, etc... Il se comporte comme une leucobase, jaunit par les alcalis, vire au rouge-violet sous l'action des acides, et se décolore par les réducteurs. Il teint la laine et la soie ; la couleur pâle qu'il leur communique résiste à la lessive, mais s'efface à la lumière. Au spectroscope, la solution présente deux bandes caractéristiques, une forte dans le vert, une moins intense dans le bleu.

Un certain nombre de bactéries, décrites ou non comme *B. prodigiosus*, n'en sont que de simples variétés : b. de Kiel, *B. ruber*, *B. indicus*, etc. Cependant, on note parfois quelques différences dans les caractères de solubilité de leur pigment. Celui du bacille de Kiel, par exemple, est légèrement soluble dans l'eau, plus soluble dans les alcools éthylique et méthylique, insoluble dans l'alcool amylique, dans l'essence de térébenthine, la chloroforme et le sulfure de carbone ; l'éther le décolore, mais l'acide chlorhydrique le fait reparaître.

3º *Pigments jaunes et oranges.* — La pyoxanthose (Fordos) du bacille pyocyanique est un produit d'oxydation de la pyocyanine. De même, le pigment jaune feuille-morte, qui apparaît dans les cultures de ce microbe, résulte de l'oxydation du pigment fluorescent. *B. chlororaphis* sécrète une matière colorante, la *xanthoraphine*, susceptible de verdir et de se précipiter sous la forme de cristaux verts de *chlororaphine* lorsqu'elle se trouve en quantité suffisante dans les liquides nutritifs. La xanthoraphine est une substance jaune, très soluble dans les acides, soluble dans l'eau, l'alcool amylique et le chloroforme, peu soluble dans l'acétone, insoluble dans l'alcool éthylique. Sa solution aqueuse réduite par le zinc et l'acide chlorhydrique présente une teinte verte, tandis que sa réduction en milieu alcalin par le zinc, le fer et le sulfate d'ammoniaque, permet d'obtenir des cristaux verts de chlororaphine. La chlororaphine cristallisée fond à 225º. Elle est insoluble dans l'eau, le sulfure de carbone, le chloroforme, les carbures d'hydrogène et les alcalis, faiblement soluble dans les alcools méthylique et éthylique, très soluble dans l'acétone, le phénol et les acides. Par oxydation, elle donne de l'*oxychlororaphine* de couleur jaune, cristallisant facilement, soluble dans l'alcool, l'éther, le chloroforme et les acides minéraux concentrés et précipitant de ses solutions en présence de tous les réactifs des alcaloïdes. Sa composition répond à la formule brute $C^{14}H^{10}N^3O$ (Lasseur).

4º *Pigments de couleurs variées.* — Ceux de *M. roseus* et de *M. mycoïdes .roseus* ne se forment qu'en présence d'acide lactique. Ils sont insolubles dans l'eau, l'alcool, le chloroforme et l'éther. Le pigment noir observé dans les cultures de bacille pyocyanique contenant de la tyrosine est dû à l'action d'une diastase, la *tyrosinase*, sur cette substance. Les cultures de *Sporotrichum* sur carotte, pomme de terre, gélose peptonée, glycosée ou maltosée à 3 p. 100 prennent également une teinte brune ou noire après une ou deux semaines ; elles restent blanches si elles sont insuffisamment oxygénées. La matière colorante est insoluble dans l'eau, les acides, les alcalis et les solvants des matières grasses ; elle paraît se former uniquement dans les spores et à la surface du milieu (D. J. Davis).

5° *Pigments fluorescents*. — Quand on examine une solution d'éosine à la lumière, on observe un dichroïsme très marqué. Exposée dans une chambre noire, à l'action d'un rayon lumineux, cette solution émet une lueur qui diffuse autour d'elle et disparaît en même temps que la cause excitatrice. C'est cette extinction rapide qui distingue la fluorescence de la phosphorescence durable produite par certains microorganismes, bien que ces deux modes d'émission lumineuse aient la même origine physique et un déterminisme commun.

*B. fluorescens liquefaciens*, *B. fluorescens putridus*, *B. pyocyaneus*, *B. chlororaphis* et de nombreux autres germes émettent, dans leurs milieux de culture, une fluorescence due à des matières colorantes dissoutes. Le pigment fluorescent du bacille pyocyanique est soluble dans l'eau et dans le chloroforme ; les acides le font disparaître, les alcalis le régénèrent et l'avivent ; par oxydation il se transforme en un pigment feuille-morte. La fluorescence de *B. chlororaphis* s'observe dans les milieux synthétiques dépourvus de fer, mais elle s'évanouit pour faire place à une coloration jaune brun, puis brune, quand on ajoute une quantité suffisante de ce métal. Lorsqu'on précipite à l'aide de l'ammoniaque ou du sulfhydrate d'ammoniaque le fer de ces liquides brunis, la fluorescence se manifeste de nouveau, comme si sa disparition résultait de la combinaison du fer et du chromogène qui le produit. D'après Lasseur, les propriétés fluorescigènes du *B. chlororaphis* dépendent non de la présence de tel ou tel minéral, mais de la nature des aliments azotés et carbonés et de la proportion relative de ces aliments et des corps minéraux contenus dans les milieux.

B. — *Conditions qui influent sur la chromogenèse.*

Les pigments bactériens sont vraisemblablement élaborés au sein des cellules à l'état de leuco-dérivés. Leur production est liée à une série de facteurs que nous allons passer en revue : température, lumière, pression, réaction et composition des milieux, aération, passages par l'organisme animal.

1° *Température.* — L'optimum thermique varie selon les espèces ; le plus souvent, il correspond à 20-25°. *B. prodigiosus* et les types voisins croissent abondamment à 37-40°, mais sans donner de pigment ; *Erythrobacillus pyosepticus* présente seulement une faible teinte rose. Le pigment du bacille rouge de Thévenin se développe surtout à 38°, mais il apparaît également à 12°. A 42° la teinte est rose pâle (Fortineau). Transplanté dans des milieux à la température optimum, le microbe sécrète immédiatement la matière colorante caractéristique. Cependant, par cultures successives de ces divers germes à 37°, on obtient des races définitivement incolores (Schottélius).

Le chauffage répété à 50° pendant cinq minutes fait également perdre aux microbes leurs propriétés chromogènes ; mais celles-ci réapparaissent, après un temps plus ou moins long, dans des conditions favorables.

En cultivant le *B. prodigiosus* à des températures croissantes, Dieudonné est parvenu à lui faire produire son pigment vers 37° exclusivement. Il en serait de même pour *B. fluorescens putridus*, dont la température optimum de développement et de sécrétion pigmentaire est de 22°. A 35°, la culture est pauvre et incolore ; après dix-huit passages à 35°, on obtient des colonies vigoureuses, pigmentées (Dieudonné). Si l'on reporte alors les bacilles à 22°, ils poussent médiocrement et leurs colonies restent blanches.

On ne connaît pas exactement le mécanisme de cette variation qui résulte peut-être d'un accroissement de l'activité diastasique des bactéries et de la modification corrélative de leur métabolisme.

D'autres bactéries comme *B. pyocyaneus*, *B. indicus*, *B. mesentericus niger* produisent leur pigment à la température de l'étuve : 37°.

2° *Lumière.* — La plupart des microbes qui nous occupent sont indifférents à un éclairage modéré. *B. prodigiosus* et *B. violaceus* présentent les mêmes propriétés chromogènes au grand jour et à l'obscurité. Cependant *M. ochroleucus* ne donnerait de pigment qu'à la lumière (Prove), et l'insolation transforme le bacille de Kiel en un organisme incolore (Laurent). Une longue exposition à la lumière diffuse décolore les cultures d'*Erythrobacillus pyosepticus*; la lumière solaire totale ou les seuls rayons rouges provoquent le même effet en soixante-dix heures seulement. Un éclairage diffus ne modifie pas l'élaboration de la chlororaphine (Lasseur).

3° *Pression*. — On fait perdre toute propriété chromogène au bacille pyocyanique, en soumettant ses cultures pendant quatre heures à l'acide carbonique, sous la pression de 50 atmosphères (d'Arsonval et Charrin).

4° *Réaction des milieux*. — D'une manière générale, l'alcalinité entrave la chromogenèse, tandis que la neutralité ou une légère acidité des milieux se montrent souvent favorables. Par cultures successives dans les liquides nutritifs très alcalins, surtout à 37°, le *B. prodigiosus* peut même devenir incolore. Au contraire, le bacille pyocyanique et les bacilles fluorescents exigent une réaction basique.

L'alcalinité et l'acidité des milieux paraissent modifier la chromogenèse par simple action chimique sur le pigment. La matière colorante du bacille du lait bleu, par exemple, grise en bouillon neutre, vire au bleu ciel dans les milieux acides et au rouge dans les milieux alcalins. Un grand nombre d'autres bactéries changent également de teinte avec le temps, par suite des variations réactionnelles qu'elles communiquent à leurs milieux de culture. Mais il n'est pas impossible que l'acidité agisse sur la cellule même et entrave directement l'élaboration pigmentaire. C'est ainsi que certains microbes chromogènes, cultivés dans des liquides contenant 1 p. 100 de dextrine, ne forment pas ou très peu de matière colorante et que celle-ci n'apparaît pas davantage quand on neutralise la culture.

5° *Composition des milieux*. — Habituellement, les milieux trop riches ne conviennent guère, et les milieux amylacés constituent le terrain d'élection. Aussi, bien des microorganismes pigmentés, comme le *B. janthinus* isolé des eaux, présentent des colonies incolores sur gélatine et teintées sur pomme de terre. Mais ces observations portant sur des milieux très complexes sont empiriques et d'un intérêt restreint. On ne peut en effet étudier les variations de la chromogenèse en fonction des substances nutritives offertes aux microbes qu'en employant des milieux synthétiques où se trouvent dissous des corps chimiquement définis, en quantités déterminées : acides aminés, amides, hydrates de carbone, acides, bases et sels organiques ou inorganiques.

Gessard a utilisé dans ses recherches sur la pyocyanogénèse un milieu renfermant du succinate d'ammoniaque, du sulfate de magnésie et du phosphate d'ammoniaque. En 1906, Sullivan et, plus récemment, Aubel et Liot ont précisé les relations qui existent entre la composition des liquides nutritifs et la chromogénèse du bacille pyocyanique.

Cultivé en présence de formiates ammoniacaux, le bacille pyocyanique ne forme pas sa matière colorante caractéristique ; avec le sulfate et le chlorhydrate d'ammoniaque, la chromogenèse est inconstante ; avec le nitrate d'ammoniaque la teinte verte fluorescente apparaît. L'alanine, la tyrosine et l'acide glutamique favorisent l'élaboration des pigments, de même que l'acide aspartique gauche et l'asparagine, mais non l'acide aspartique inactif et le glycocolle. Les acides et les alcalis ne suppriment la fonction chromogène du microbe qu'aux doses nuisibles pour la culture ; le glucose l'entrave ; le saccharose, la mannite à 15 p. 100 l'empêchent totalement, bien que ces substances ne produisent pas d'acide (Aubel). D'après Liot, la présence d'un sel organique ammoniacal est nécessaire à la végétation du microbe et indispensable à l'élaboration du pigment. Les sels ammoniacaux des acides gras saturés monobasiques, principalement les acétate, propionate, butyrate, valérianates et caproates sont favorables ; les formiates sont défavorables ainsi que les sels ammoniacaux d'acides gras non saturés monobasiques, sauf les sorbates et les sels d'acides aromatiques monobasiques.

Parmi les substances organiques azotées, les amines à l'état de chlorhydrate, les amides, seules ou en présence de glucides, ne conviennent pas à la production de la pyocyanine. Si l'urée fait exception à cette règle, cela tient à ce qu'elle est transformée en carbonate d'ammoniaque et se combine aux acides organiques provenant de la décomposition des sucres. Les acides aminés sont moins efficaces que les sels ammoniacaux ; la tyrosine est sans effet ; le glycocolle inactif seul, devient actif au contact des glucides. Comme pour l'urée, l'ammoniaque dégagée au cours de la désamination de ces corps se combine avec les acides organiques qui résultent de la dislocation des alcools polyatomiques ou des sucres ajoutés au milieu. Les sels ammonia-

caux seuls, les glucides (monoses, polyoses) et les alcools polyatomiques ne peuvent servir à la nutrition du bacille pyocyanique et à la chromogenèse. Mais le microbe se développe et élabore la pyocyanine en présence de glycérine, mannite, glucose
ou lévulose dans les milieux qui renferment, en même temps, du
carbonate ou de l'azotate d'ammoniaque.

L'uranium colloïdal, à dose infime, active la culture du bacille
pyocyanique et la formation de la pyocyanine, mais ce métal ne
peut faire apparaître la matière colorante chez les races dépourvues de fonction chromogène (Agulhon et Robert).

En cultivant divers microbes dans le milieu synthétique suivant :

| | |
|---|---|
| Asparagine | 0$^{gr}$,90 |
| Succinate d'ammonium | 0$^{gr}$,10 |
| Glycérine | 2 grammes. |
| Glucose | 1 gramme. |
| Phosphate dipotassique | 0$^{gr}$,25 |
| Sulfate de magnésium | 0$^{gr}$,50 |
| Chlorure de calcium | 0$^{gr}$,04 |
| Sulfate ferreux | 0$^{gr}$,01 |
| Eau | 100 cent. cubes |

Lasseur et Thiry ont observé des variations qualitatives et
quantitatives très étendues de la sécrétion pigmentaire et même
la formation de matières colorantes par des bactéries naturellement achromogènes. Lorsqu'on supprime le sulfate ferreux dans
le liquide nutritif, on obtient des cultures incolores ; la teinte
caractéristique reparaît instantanément quand on restitue le
sel de fer. Les propriétés chromogènes des microbes considérés
dépendent donc étroitement de la présence du sel de fer, en
particulier de sa base, car le sulfate de fer peut être remplacé
par un sel organique ou inorganique du même métal, mais non
par les sels de manganèse, nickel, cobalt, zinc et chrome. Il
semble que la matière colorante ainsi produite résulte de la
combinaison du sel de fer avec une substance primitivement
incolore élaborée par les bactéries.

6° *Aération.* — La chromogenèse bactérienne est nulle à l'abri
de l'air, sauf pour quelques espèces comme *Spirillum rubrum,
S. nigrum* et *Diplococcus pyogenes*, de teinte orangée. La pyocyanine bleue, la chlororaphine verte, les matières colorantes
sécrétées par les bacilles violets et certains bacilles rouges
s'oxydent très facilement. C'est probablement en raison de cette

oxydabilité intense que les pigments de *Sp. rubrum* n'apparaissent que dans le vide ou dans les gaz inertes. Les cultures de *B. chlororaphis* effectuées en présence de 35 p. 100 d'oxygène sont d'une couleur jaune plus ou moins foncé ; les cristaux verts de chlororaphine se constituent rapidement quand l'atmosphère contient de 35 à 65 p. 100 d'oxygène. Au-dessus de 65 p. 100, leur précipitation est retardée ; à 85 p. 100, leur formation est ralentie (Lasseur).

7° *Antiseptiques*. — Ils peuvent engendrer des races achromogènes (*B. prodigiosus*). En ajoutant aux cultures de bacille pyocyanique des quantités croissantes de sublimé corrosif, on diminue de plus en plus et on finit par supprimer la sécrétion de la pyocyanine (Charrin et Roger). L'acide benzoïque à 4 p. 100, l'anhydride sulfureux à 6 p. 100, l'acide salicylique à 2 p. 100 exaltent la fonction chromogène d'*Erythrobacillus pyosepticus* ; l'acide picrique à 1 p. 100 et le permanganate de potasse, au contraire, l'entravent.

8° *Age des cultures*. — Les vieilles cultures se décolorent ou changent de teinte pour les raisons que nous avons déjà indiquées ; elles peuvent aussi abandonner moins facilement leurs pigments ou les concentrer à leur surface (*B. prodigiosus*).

### C. — *Production naturelle et expérimentale de races variées de bactéries chromogènes.*

Les microbes qui ne sécrètent qu'une seule couleur se transforment parfois, à la longue, en races incolores. Ce phénomène est fréquemment observé chez le *B. prodigiosus* et le *B. violaceus* ; il se manifeste moins souvent chez les fluorescents et devient presque une exception chez les bactéries à lipochromes. Il convient d'ailleurs de distinguer les variations de l'espèce des variations individuelles. Celles-ci sont banales et se traduisent pour le *B. prodigiosus*, par exemple, par l'apparition de colonies blanches au milieu de colonies pigmentées. Toutefois ces variations spontanées semblent plus apparentes que réelles, car elles peuvent résulter, ainsi que le fait justement remarquer Ph. Lasseur, du mélange de plusieurs races dans la colonie repiquée sur les milieux solides pour l'isolement.

Expérimentalement, avons-nous dit, on obtient des variétés incolores d'un germe chromogène quelconque en faisant varier la température de culture, la réaction et la composition du milieu, etc. Inversement, des bactéries naturellement achromogènes comme *B. subtilis*, *B. mesentericus*, *B. megatherium* produisent, dans un liquide spécial, un voile coloré en rose ou rouge et teintent le milieu en rose, rouge ou violet-rouge (Lasseur et Thiry).

Les bactéries qui élaborent plusieurs pigments se prêtent particulièrement bien à l'étude de ces variations, comme le montrent les belles recherches de Gessard sur le bacille cyanogène et le bacille pyocyanique.

1° *Races du bacille cyanogène.* — Ce bacille, décrit par Ehrenberg, donne un pigment gris dans le lait, un pigment gris et un pigment fluorescent dans le bouillon et uniquement le pigment fluorescent dans l'albumine d'œuf. Par cultures successives en milieu albumineux, on crée une variété qui, reportée dans le bouillon, n'y sécrète que le pigment gris. En chauffant la race normale, on obtient dans le bouillon un type exclusivement fluorescigène. Enfin, en chauffant ce type fluorescigène, on aboutit à une variété incolore. Reportées sur un milieu glucosé additionné de lactate d'ammoniaque, toutes ces variétés recouvrent leurs propriétés originelles.

2° *Races du bacille pyocyanique.* — L'espèce pyocyanique est caractérisée par la production de pyocyanine, mais elle englobe différentes variétés stables qui diffèrent par la nature de leurs pigments secondaires. A ce point de vue, Gessard distingue :

La variété Pe, *pyocyanogène normale*, qui sécrète de la pyocyanine et un pigment jaune-rouge, avec prédominance de la pyocyanine.

La variété E, *érythogène*, qui produit les mêmes pigments avec prédominance du jaune-rouge.

La variété M, *mélanogène*, qui produit du pigment noir et de la pyocyanine.

3° *Bacillus Le Monnieri* (Lasseur). — Sur la gélatine à 15 p. 100, glucosée à 1 p. 100, *B. Le Monnieri* forme de petites colonies arrondies, bleues au centre, jaunes ou verdâtres à la périphérie. Après quatre passages à la température du laboratoire sur gélatine à 15 p. 100, glucosée à 1 p. 100, on observe deux sortes de colonies, les unes vertes, les plus nombreuses ; les autres bleues, plus petites. A 20°, la culture est plus rapide. Après trois jours, les colonies développées sont bleu-clair ou jaune-verdâtre. Les jours suivants, le nombre des colonies bleues augmente par transformation des colonies verdâtres ; en même temps la protéolyse s'accroît autour des colonies bleues.

# CHAPITRE XIV

# LOCOMOTION ET MANIFESTATIONS SENSITIVES

## I. — Motilité.

Toute particule solide, en suspension dans l'eau ou dans un liquide peu visqueux, présente des mouvements trémulatoires, rapides ou lents, plus ou moins étendus, dont la forme et l'amplitude dépendent du diamètre et de la composition des granulations, de la température et de la composition chimique du milieu ambiant. Cette agitation des particules est liée aux mouvements moléculaires ; elle constitue le *mouvement brownien*. Toutes les bactéries vivantes ou mortes, examinées dans un liquide aqueux, manifestent cette mobilité passive ; mais seules les espèces ciliées sont capables de se déplacer activement.

Qu'on examine au microscope, entre lame et lamelle, une macération quelconque abandonnée à l'air et l'on constatera combien sont variables les mouvements des germes qui la peuplent. Certains traversent rapidement le champ microscopique, d'autres sont animés de lentes oscillations ; il en est qui vont et viennent, s'arrêtent et repartent ; quelques-uns manifestent une sorte de trépidation incessante ou tournent sur eux-mêmes; les spirilles se meuvent en hélice, etc...

Un examen systématique des grandes espèces microbiennes permet d'analyser leurs mouvements, surtout lorsqu'ils ne sont pas trop rapides. On peut en distinguer deux formes principales : *progression* et *mobilité sur place*. L'étude des gros spirilles montre que la progression est due à une rotation autour de l'axe longitudinal. Cette rotation se mesure en prenant comme points de repère des granulations protoplasmiques ou des corpuscules qui adhèrent mécaniquement à la surface des microbes. Produit par l'agitation des cils polaires, le mouvement se propage de l'extrémité des flagelles vers leur base et, de là, gagne le corps même de la bactérie. Il est hélicoïdal et non ondulatoire (Migula).

La mobilité *in situ* se constate principalement chez les bacilles garnis de cils sur toute leur étendue ; mais comme ces organismes sont peu volumineux, il est difficile de préciser le phénomène. Migula a vu tourner sur eux-mêmes des paquets de *Sarcina mobilis*.

Bien que dépourvues de flagelles, les *Beggiatoa* sont cependant susceptibles de se déplacer, comme les Oscillaires, en glissant à la surface des liquides ou des corpuscules solides.

La vitesse de progression des bactéries est extrêmement variable selon les espèces et, pour une même espèce, selon les conditions de l'observation. Quelques expérimentateurs, comme Fried, sont parvenus à la mesurer avec une certaine exactitude : $0^{mm},03$ par seconde pour le vibrion cholérique, $0^{mm},018$ pour le bacille typhique, $0^{mm},01$ pour le *B. subtilis*, $0^{mm},0073$ pour le *B. megatherium* et $0^{mm},001$ pour le bacille tétanique.

### A. — *Circonstances qui influencent la motilité.*

Comme toutes les fonctions microbiennes, la motilité est influencée par les conditions ambiantes :

L'oxygène, indispensable aux mouvements des aérobies stricts, arrête net ceux des anaérobies vrais.

D'une manière générale, dans un milieu propice, la motilité augmente avec la température jusqu'à la température optimum. Aux températures extrêmes, les cellules s'immobilisent.

D'après Engelmann, le *Bacterium photometricum*, variété de *Chromatium*, ne se meut qu'à la lumière. Mais cette opinion est contestée par Winogradsky.

Lorsqu'on transporte les germes dans des solutions salines concentrées, leurs mouvements cessent ; ils reparaissent quand on dilue la solution. Si la concentration primitive n'est pas trop élevée, les microbes s'adaptent au milieu et recouvrent leur motilité. Les sels dissous agissent sur les mouvements microbiens, non seulement par leurs effets osmotiques, mais encore par leurs ions positifs et négatifs, car les diverses solutions isotoniques ne se comportent pas identiquement (Wladimiroff).

Les antiseptiques abolissent la motilité à des doses variables, de même que les agglutinines des sérums que nous étudierons plus tard.

### B. — *Perte de la motilité.*

Au cours de leur évolution normale, les microbes perdent plus ou moins rapidement la faculté de se mouvoir. Le *B. subtilis* s'immobilise avant de sporuler ; par contre, le *Bacterium Chauvæi* conserve des mouvements après la formation de la spore. Les exemples abondent dans l'un et l'autre sens.

Parfois une espèce cesse spontanément de former des cils. Tels certains vibrions cholériques et le *B. coli* dont on rencontre fréquemment des types mobiles et des types immobiles étroitement associés, à la surface de l'intestin notamment. Le changement de milieu peut jouer un rôle important dans l'abolition de la motilité. Löffler cite, à ce propos, un microorganisme isolé de l'infusion de chou-rave, qui ne possède de flagelles que sur les milieux au chou-rave et les perd sur les milieux ordinaires. La culture à haute température n'atteint que transitoirement les propriétés motrices des microbes. D'après Ferrier, le *B. coli* et le *B. subtilis* ne produisent pas de cils à 46°, mais, reportés vers 35°, ils en forment de nouveau. Il est nécessaire de combiner la chaleur et les antiseptiques pour provoquer la perte de toute mobilité. Vollinger, cultivant le *B. coli* à 45° dans le bouillon phéniqué, a obtenu, en effet, après plusieurs passages, des races définitivement immobiles.

Les alcools propylique et isopropylique, à la concentration de 2 à 3 p. 100, inhibent les mouvements ciliaires des Paramécies, sans altérer leurs autres manifestations vitales (C. E. Bills).

### II. — TROPISMES.

Errera définit les *tropismes* les « diverses facultés du protoplasma vivant de ressentir les asymétries dans la distribution des agents extérieurs et d'y répondre par des courbures d'une direction déterminée ». Pour J. Lœb, les tropismes sont des mouvements dirigés par les forces ou stimulants du milieu extérieur : radiations lumineuses (*héliotropisme*), chaleur (*thermotropisme*), électricité (*électrotropisme*), pesanteur (*géotropisme*), contact (*thigmotropisme*). Par suite d'une irritabilité égale des parties symétriques de leur corps, les animaux s'orientent d'une manière déterminée par rapport aux lignes de force issues d'une même origine, jusqu'à ce que les points symétriques de leur surface (symétrie morphologique et symétrie chimique) soient atteints sous un angle égal. Lorsque des forces égales agissent sur des points symétriques de la surface, les mouvements provoqués restent symétriques par rapport à l'axe, et l'animal se déplace suivant une direction parallèle aux lignes de force du stimulant. Lorsque, au contraire, les stimulants agissent inégalement sur des points symétriques, les organismes effectuent un mouvement de rotation jusqu'à ce que l'équilibre soit rétabli.

Les réactions motrices des êtres unicellulaires aux divers stimulants varient non seulement avec les circonstances extérieures, mais encore avec les nombreux changements chimiques qui se produisent dans leur protoplasme. Ainsi des Copépodes (infusoires) qui s'éloignent le jour (héliotropisme négatif) des surfaces éclairées, s'en rapprochent la nuit (héliotropisme positif) ; les Paramécies renversent leurs mouvements quand la réaction de leur milieu et de leur protoplasme est modifiée.

Parmi les substances qui dirigent les mouvements cellulaires, certaines attirent les microbes, d'autres les repoussent (*chiomiotaxie* de Pfeiffer). Le phénomène se constate aisément en mettant une goutte de culture en relation avec l'orifice d'un tube capillaire fermé à l'extrémité opposée et contenant la substance dont on veut étudier l'action. Tantôt les organismes s'accumulent autour de l'orifice (chimiotaxie positive), tantôt ils s'en écartent et l'ouverture se trouve entourée d'un halo clair où manquent les bactéries (chimiotaxie négative).

Ce serait juger le phénomène d'un point de vue anthropocentrique que de chercher un rapport entre les qualités utiles ou nocives d'une substance et son influence chimiotactique. D'une façon générale, les sels de potassium, la peptone, l'asparagine, etc., exercent une action positive ; l'alcool, les acides et les alcalis insuffisamment dilués, les solutions trop concentrées de divers corps, exercent une action négative. Les aérobies se dirigent vers la source d'oxygène, les anaérobies la fuient. Donc, quand on observe les aérobies en goutte pendante, c'est à la périphérie qu'on les voit se rassembler et présenter leurs mouvements les plus vifs. Lorsque dans une infusion, des microbes avides d'oxygène coexistent avec des algues vertes, on constate que les premiers s'accumulent autour des secondes.

Engelmann a montré que le *Chromatium* étudié par lui se dirige incontestablement vers la lumière. Si l'on diminue brusquement l'éclairage, les microbes renversent aussitôt leurs mouvements. Si l'on projette un spectre sous le microscope, ils s'accumulent en files correspondant aux bandes d'absorption de la bactériopurpurine.

*B. Zopfi*, ensemencé en strie à la surface d'un tube de gélatine inclinée, donne une culture dont le curieux aspect rappelle une plume d'oiseau à barbures parallèles, toujours dirigées vers le haut lorsque le tube est maintenu droit. Quand le tube est maintenu horizontalement, les arborisations s'enchevêtrent. Dans les cultures âgées, en tubes de gélatine renversés, une seconde culture, dont les filaments sont dirigés en sens inverse de la première, se développe. Cette disposition, qu'on observe uniquement sur la gélatine, est en rapport avec le degré d'étirement ou de tassement de cette substance dans les vases de culture. Elle paraît liée à son état d'élasticité (Sergent).

# CHAPITRE XV

# ÉVOLUTION. DÉVELOPPEMENT
# SPOROGENÈSE

## I. — ÉVOLUTION ET DÉVELOPPEMENT.

### *A. — Champignons.*

Comme nous le savons déjà, les circonstances extérieures et
la composition du milieu ambiant exercent une influence capitale sur la forme générale et les modes de reproduction des Champignons. Immergés, les *Mucor* se multiplient par bourgeonnement
à la façon des levures ; en surface, au contraire, ils ont l'aspect
filamenteux et produisent des spores externes. Celles-ci, à la
température convenable, ne naissent donc qu'au contact de
l'oxygène.

### B. — *Protozoaires.*

Rappelons la complexité du développement des Sporozoaires
et des Flagellés et l'impossibilité, pour certaines espèces, d'accomplir toute leur évolution chez l'hôte qu'elles infectent : les spores
des coccidies du lapin doivent mûrir dans le milieu extérieur ;
les hématozoaires du paludisme humain se transmettent aux
anophèles ; les piroplasmes, aux ixodes ; les trypanosomes aux
insectes piqueurs et, réciproquement, des invertébrés aux vertébrés.

### C. — *Bactéries.*

1° *Evolution des individus.* — Les bactéries végètent plus ou
moins rapidement selon l'espèce. Tandis que le microbe du choléra
des poules, par exemple, se développe en quelques heures, les

bacilles tuberculeux croissent lentement et leurs colonies ne deviennent visibles, sur la gélose ou la pomme de terre glycérinées, qu'après plusieurs jours ou plusieurs semaines. D'une manière générale, il y a parallélisme entre l'intensité de la multiplication d'un germe et celle de ses autres fonctions. Mais cette règle n'offre rien d'absolu, et nombre d'organismes croissent d'autant plus vite que leurs propriétés zymotiques, chromogènes ou photogènes, entre autres, sont moins accusées. Les conditions externes et internes, qui président à la division des germes, peuvent donc différer de celles qui régissent la nutrition, le métabolisme et l'activité générale des cellules.

Quelque favorables que soient les conditions de la culture, les bactéries ensemencées ne se divisent pas immédiatement. Il existe une sorte de « temps perdu », une *phase latente* dont la durée (trente minutes à trois heures) varie avec la nature du milieu, l'espèce microbienne, l'abondance et l'âge de la semence (Müller, Hehewerth, Gottschlich et Weigang, G. Smith). Les germes qui ont souffert des influences extérieures défavorables, notamment ceux des poussières, ne se multiplient, au début, que très lentement. Pour obtenir une division rapide, il faut repiquer des cultures très jeunes (deux à trois heures) ; celles de six heures donnent déjà un retard marqué (Miquel).

Après cette période, les microbes commencent à se multiplier suivant une progression géométrique. C'est la période de *multiplication logarithmique*. On admet que la division des microbes à évolution rapide se produit en vingt à quarante minutes. Ensuite, elle se ralentit. D'après Müller, le bacille typhique se divise en trente minutes vers la huitième heure, et en soixante-dix minutes vers la vingt-quatrième. Il va sans dire que toute circonstance nuisible, autre que l'accumulation des produits d'élimination à la surface ou dans la profondeur des milieux de culture, ralentit la multiplication. Vient ensuite la période *stationnaire* pendant laquelle nombre de cellules meurent, puis une période de *décroissance progressive*, plus ou moins longue, dont le terme est la stérilisation totale de la culture.

Les bactéries qui poussent vite meurent aussi dans un temps très court. A 37º, les cultures de vibrions cholériques, sur gélose, demeurent longtemps repiquables avec succès. Pourtant, à partir de la douzième à la vingtième heure, le nombre des microbes diminue sans interruption. Le troisième jour, il ne reste que 7 p. 100 de germes vivants ; le quatrième jour, 0,8 p. 100 (Gottschlich et

Weigang). Les colonies développées en douze à vingt heures à 37°, conservées ensuite à la glacière, ou à la température ordinaire, résistent davantage.

Il arrive souvent que des milieux ayant servi à la culture d'un microbe, puis filtrés, deviennent impropres à une seconde culture du même microbe ou de germes différents. Pasteur, le premier, a signalé ce phénomène à propos du cocco-bacille du choléra des poules. Des constatations analogues furent ensuite faites par Sirotinin, sur des milieux gélatinisés épuisés, par une première culture, puis chauffés jusqu'à stérilisation ; par Chantemesse et Widal, sur des milieux gélosés dont la première culture était grattée et éliminée par lavage ; par Manteufel sur des centrifugats de cultures, Freudenreich, Garre sur des cultures filtrées, et Berdnikow sur des dialysats. Les milieux ainsi rendus impropres à tout développement ultérieur sont dits *vaccinés*.

Pasteur attribua cette modification des milieux à l'épuisement des matières nutritives indispensables à la végétation microbienne. En réalité, si important qu'il apparaisse, cet épuisement n'est jamais total, et il semble bien que la vaccination des liquides de culture soit plutôt due à la présence de substances exerçant une action inhibitrice sur le développement des germes réensemencés. Désignés sous le nom d'*autotoxines* (Conradi), *kolysines* (Regard), *antivirus* (Besredka), ces corps n'ont pu encore être exactement déterminés par l'analyse chimique. Cependant des substances empêchantes, dont l'activité paraît liée à la présence d'amines, ont été isolées par Fernbach des levures de boulangerie. Mais Legroux et Mesnard, rejetant l'hypothèse de l'élaboration de substances inhibantes, attribuent à la disparition progressive des hormones de croissance contenues dans les milieux préparés avec des tissus animaux ou végétaux, leur inaptitude au développement microbien.

2° *Evolution des colonies.* — Lorsque, sur un milieu solide, on ensemence un seul germe aérobie, celui-ci, supposé vigoureux, donne naissance à une masse visible, à une *colonie*, qui s'étend et s'épaissit jusqu'à une certaine limite, variable avec l'espèce et les conditions ambiantes. Les germes se disposent régulièrement ou irrégulièrement en masses organisées, complexes, plissées ou creusées de cavités, dont la structure a été étudiée par Legroux et Magrou. Après avoir atteint son développement maximum, a colonie s'immobilise. Elle conserve cependant sa vitalité pendant un temps plus ou moins long, puis elle devient stérile par suite de la mort successive de tous les individus qui la composent. Telle est, schématiquement, l'histoire d'une colonie compacte.

Dans les liquides nutritifs, les cultures bactériennes présentent une évolution générale identique. Les germes ensemencés y forment : tantôt une colonie compacte disposée en *voile* plus ou moins épais à la surface du milieu (*B. subtilis*, bacille tuberculeux); tantôt des masses floconneuses ou granuleuses ; tantôt, au contraire, ils restent dispersés ou groupés en amas très fins, qui troublent uniformément le bouillon et finissent par se déposer au fond des tubes, pendant que le liquide surnageant s'éclaircit.

Si l'on sème un grand nombre de bactéries sur un milieu solide, l'abondance de la culture ultérieure sera proportionnelle à la quantité de germes introduits et à l'intensité de croissance de l'espèce. Quand cette dernière est faible, les colonies demeurent toujours isolées et distinctes, quel que soit le nombre des microbes ensemencés. Dans le cas contraire, la confluence s'opère rapidement et la totalité du milieu se trouve bientôt recouverte par la couche bactérienne.

Le développement est plus rapide dans les milieux liquides largement ensemencés qu'après l'introduction d'un petit nombre de germes, mais la récolte finale n'est pas forcément supérieure. De ce point de vue quantitatif, les cultures liquides diffèrent donc complètement des cultures solides. Cela tient à ce que l'arrêt du développement microbien ne résulte pas uniquement de l'épuisement des matières nutritives du milieu, mais encore, et surtout, de l'accumulation progressive de substances nuisibles (produits de désassimilation ou de fermentation), qui agissent directement sur la vitalité des germes ou indirectement en modifiant la réaction du substratum. Or, la diffusion de ces substances est bien plus lente dans l'épaisseur des milieux solides que dans les liquides. Il s'ensuit que les colonies développées sur les solides arrivent beaucoup plus tardivement que les autres au terme de leur vie active.

La forme des colonies est extrêmement variable. Elle dépend de l'espèce microbienne et des conditions extérieures, mécaniques, physiques et chimiques. Celle des colonies, qui se développent dans l'épaisseur des milieux solides, serait déterminée surtout, d'après Orsos, par l'état de cohésion et la résistance élastique du substratum. Au début, sous l'effet de la pression du milieu, les colonies sont sphériques, puis quand elles atteignent

leur condensation maximum, elles s'étendent dans deux directions ; d'où fissuration de la masse. En dernier lieu, elles bour-
geonnent ou rayonnent dans tous les points de moindre résistance. Celles qui croissent lentement restent définitivement
sphériques.

Nous ne pouvons décrire ici les multiples caractères des cultures liquides et solides. Disons seulement que, dans les liquides,
les cultures se montrent plus ou moins abondantes, plus ou moins
riches. La solution nutritive peut se troubler ou rester claire ; le
*trouble* peut coexister ou non avec un *dépôt* ou un *voile*, signe
d'aérobiose, ou une *collerette* adhérente aux parois du tube.
Inversement, voile ou dépôt se produisent souvent d'emblée,
et s'accroissent sans altération de la transparence du milieu.
Les microbes peuvent encore se rassembler en *flocons* (streptocoques, bactéridie charbonneuse), ou en *grains* (bacille de Preisz-
Nocard) qui, peu à peu, se déposent. Parfois ils forment de très
fins amas qui, par agitation de la culture, donnent naissance à
des *ondes soyeuses*.

Sur les solides, les cultures présentent des aspects bien plus
caractéristiques. La consistance, l'étendue, l'épaisseur, la confi-
guration de la surface, la forme des contours, la couleur des
colonies, etc., constituent autant d'indices d'identification des
espèces. Lorsqu'on a affaire à des milieux susceptibles d'être
digérés par les diastases protéolytiques microbiennes, la *liquéfaction* plus ou moins intense et rapide s'ajoute aux autres don-
nées diagnostiques.

Pour les milieux liquides, de précieux renseignements sont four-
nis par les *changements de teinte* en présence d'indicateurs colorés, la formation de mousse, le dégagement de bulles gazeuses
aux dépens des substances fermentescibles, la coagulation du
lait, etc...

La vitalité des colonies varie selon les espèces et, pour une
même espèce, selon les circonstances de la culture. Les organismes
sporulés peuvent survivre pendant des années, dix-sept à vingt
ans (Duclaux). Quelques microbes sans spores se conservent
pendant dix à quatorze ans, mais c'est là une exception.


## II. — SPOROGENÈSE ET GERMINATION DES SPORES.

On a beaucoup discuté sur les causes de la sporogenèse, cependant toutes les conditions externes et internes qui la déterminent

ne sont pas encore exactement connues. Pour quelques auteurs, la sporulation se produirait lorsque les substances cyanophiles (colorables en bleu par le Giemsa) et les substances chromatiques (colorables en rouge par le Giemsa) des cellules végétatives atteignent le maximum de leur différenciation. Elle représenterait donc le terme d'un processus régulateur qui aboutit au mélange intime des deux constituants cellulaires, formés l'un du cytoplasme et d'une partie de la substance nucléaire à laquelle on attribue des fonctions trophiques, l'autre, par la substance chromatique qui préside aux fonctions locomotrices et reproductrices.

## A. — *Champignons.*

En présence de zinc et en l'absence de fer, *Sterigmatocystis nigra* ne sporule pas. Lorsque ces deux éléments se trouvent en quantités convenables dans le milieu, ou lorsque le fer seul est présent, le mycélium végète normalement et la sporulation se produit dès le deuxième jour. En leur absence, le mycélium est plus grêle, mais il sporule également le deuxième jour. Aucun de ces métaux n'est donc absolument indispensable à la sporulation ; toutefois celle-ci est empêchée par le zinc quand le fer fait défaut dans les liquides nutritifs (Javillier et Sauton).

Hansen suppose que la sporulation des levures est due à l'accumulation, dans les milieux, de produits toxiques qui arrêtent le bourgeonnement, Klebs l'attribue à une insuffisance d'aliments. D'après Saïto, pour qu'une levure sporule en milieu pauvre, il est nécessaire qu'elle ait été cultivée, au préalable, en présence de certaines substances, de nature variable suivant les espèces : dextrose, lévulose, galactose, etc. Ces substances stimuleraient la fonction sporogène, mais la formation des asques serait la conséquence d'une suppression partielle d'aliments. Les sels de sodium, potassium, manganèse ou calcium, à une concentration déterminée, sont indispensables à la sporogenèse ; les sels ammoniacaux l'entravent ; les acides ou les alcalis en excès la retardent ou l'empêchent.

Pour obtenir des ascospores, on expose des cellules jeunes et vigoureuses au large contact de l'air sur des corps poreux, modérément humides, peu ou pas nutritifs : pomme de terre, carotte, blocs de plâtre, porcelaine dégourdie, papier filtre, etc. La température la plus favorable oscille entre 15 et 25° ; les levures sauvages sporulent plus vite que les races sélectionnées. En cultivant systématiquement le *Saccharomyces Pastorianus* dans du moût bien aéré, au voisinage de la température maximum à laquelle il sporule, on parvient à le rendre asporogène.

Les spores des champignons germent lorsqu'on les transplante dans un milieu humide. D'ordinaire l'eau suffit, et le premier développement s'accomplit à l'aide des seules réserves de la cellule ; mais parfois il faut ajouter au liquide des éléments appropriés (*Mucor mucedo*). Une température déterminée est nécessaire. Pour le *Penicillium glaucum*, le maximum thermique est de 43º ; le minimum, de 0º,5 ; l'optimum, de 22º. L'oxygène est indispensable.

Il est évident que plus les spores sont vieilles et plus elles ont été exposées antérieurement à des conditions défavorables, plus leur développement exigera de temps.

Des conditions générales identiques président à la germination des ascospores des levures. Les formes végétatives globuleuses qui en proviennent se multiplient ensuite par bourgeonnement, dont la durée est en moyenne de quarante minutes (Pasteur). Division transversale, observée chez les Schizosaccharomyces, et gemmation sont rarement concomitantes.

### B. — *Bactéries.*

On dit communément que les milieux pauvres favorisent la sporulation des bactéries et que les milieux riches la gênent. Il n'en est rien. Si les spores naissent plus vite dans le premier cas, elles sont beaucoup moins abondantes que dans le second (Schreiber). Il ne faut pas oublier, en effet, qu'un nombre toujours important de filaments demeurent stériles et que ce nombre augmente lorsque les conditions sont nuisibles au développement des germes.

Certaines substances activent la sporulation, d'autres l'entravent. C'est ainsi que *B. aerogenes capsulatus* produit des spores en abondance dans les milieux de culture contenant de 1 p. 100 d'arabinose, raffinose, inuline, mannite, dulcite, isodulcite ou amygdaline. Au contraire, la saccharose, le maltose et le lactose sont défavorables, par suite de l'acidité qu'ils développent en fermentant. L'alcalinité des milieux comprise entre $\dfrac{N}{200}$ et

$\dfrac{N}{50}$ est nécessaire à la sporulation de *B. aerogenes capsulatus ;*
le chlorure de sodium est indifférent (Fitz-Gerald). Les bactéries anaérobies, qui attaquent fortement les sucres, ne sporulent généralement que dans les milieux ne renfermant pas de glucides utilisables. Dans le même sens, mais sans préciser la nature des substances actives, Migula avait montré que divers organismes n'engendrent des formes de résistance que dans des milieux spéciaux : le bacille du lait bleu et plusieurs bacilles fluorescents sporuleraient seulement sur les mucilages de guimauve et de coing ; quelques autres microbes sur l'un de ces mucilages exclusivement.

Pour les microbes aérobies, l'oxygène est indispensable à la formation des spores. La bactéridie charbonneuse réensemencée systématiquement à l'abri de l'air ne produit que des formes filamenteuses (Pasteur).

Enfin les spores n'apparaissent qu'entre des limites précises de température. Tandis que la bactéridie charbonneuse croît de 12 à 45°, elle ne sporule que de 14 à 42°. L'optimum se trouve autour de 40° (Schreiber).

Quelques spores germent dans l'eau distillée, mais la plupart exigent un milieu et une température convenables. Il est à noter que les milieux défavorables à la germination des spores permettent parfois cependant le développement des formes mycéliennes correspondantes. Quant à la température et à la réaction des milieux, les chiffres suivants démontrent clairement leur influence. Les spores charbonneuses germent en six jours à 12°, en vingt-quatre heures à 20°, en douze heures à 30°, en dix heures à 34°, en huit heures à 40°, en quinze heures à 45°. Les spores de *B. subtilis* ne germent pas à 5°. Leur germination se produit entre 25 et 37°, mais seulem.nt lorsque la réaction du milieu est comprise entre $P_H 5$ et $P_H 10$. Pour $P_H 7$ à 8, la germination est rapide ; à la concentration $P_H 10$, elle est faible et les bacilles développés redonnent immédiatement des spores (Itano et Neil).


### III. — ASPOROGÉNIE.

Pasteur a obtenu des séries de générations de bactéridies asporogènes par cultures précoces, répétées, ou en l'absence d'oxygène. Chamberland et Roux ont réussi à faire perdre définitivement à ce même microbe, la propriété de former des spores. En cultivant la bactéridie charbonneuse dans des bouillons additionnés de 1 p. 2 000 de bichromate de potasse, ces savants ont constaté qu'après huit jours les cultures-filles étaient asporulées et qu'elles se reproduisaient uniquement sous la forme mycélienne lorsqu'on les reportait dans les milieux normaux. Les résultats sont identiques lorsqu'on emploie le bouillon phéniqué à 6 ou 10 p. 1 000, ou la gélatine acide (Roux, Behring), ou les ensemencements successifs à 42° (Phisalix), ou enfin en combinant ces divers moyens. Dans les organismes vivants, la bactéridie charbonneuse ne sporule jamais.

Dans les vieilles cultures en gélatine (Lehman), sur la pomme de terre glycérinée (Abt), la bactéridie devient parfois spontanément asporogène. Il n'est pas impossible que cette transformation se produise dans la nature et que certains bacilles pseudo-charbonneux avirulents et asporogènes ne soient que des bactéridies dégradées.

CHAPITRE XVI

# MODIFICATIONS MORPHOLOGIQUES
# DES MICROBES

Un grand nombre d'espèces microbiennes présentent, même
dans les milieux et dans les conditions les plus favorables à leur
développement, une variété d'aspect telle, qu'on pourrait croire
à des cultures impures. Ce polymorphisme spontané, déjà très
marqué chez les champignons, l'est davantage chez les bactéries. Il s'accroît encore lorsqu'on fait varier les facteurs suivants :

1° *Température*. — Plus on se rapproche des températures
limites de végétabilité, plus les caractères extérieurs des microbes se modifient. Vers 37°, le *B. aceti* se dispose en chaînettes
de bacilles courts, presque cocciformes, étranglés en leur
milieu. Quand on élève la température de culture, les éléments
s'étirent peu à peu et se transforment en filaments dont la
longueur est parfois si grande, qu'ils se contournent comme des
brins de fouet. Quand, au contraire, on abaisse la température,
les articles se gonflent, acquièrent un volume considérable et
deviennent monstrueux : ils ressemblent à des citrons, à des
outres, à des massues (*formes d'involution*). Reportées à 37°,
les cellules filamenteuses ou renflées engendrent des bactéries
parfaitement normales (Hansen). Les levures cultivées à
basse température revêtent une forme oblongue ou cylindrique
et restent ordinairement groupées ; cultivées à une température
élevée, elles sont arrondies. de faible diamètre et se détachent
plus facilement les unes des autres (Zikes).

2° *Lumière*. — Une lumière électrique intense favorise l'allongement des conidiophores de l'*Aspergillus clavatus*.

3° *Radium*. — L'émanation de radium stimule la reproduction
des levures et leur activité diastasique. En même temps, elle
provoque l'allongement, l'hypertrophie et la vacuolisation des

cellulés (Nadson). Sous l'action d'une charge de 6 millièmes de radium, la fermentation est suspendue, les levures augmentent de volume mais restent aptes à se multiplier ultérieurement (Katzareff et Chodat).

4° *Consistance et composition des milieux.* — Filamenteuses et disposées en longues chaînettes au sein des liquides, les bactéridies charbonneuses restent courtes et dispersées sur les milieux solides. Le contraire s'observe souvent chez d'autres espèces, le microbe du choléra des poules et le bacille de Preisz-Nocard notamment.

5° *Acidité et alcalinité des milieux.* — Lorsque la croissance des bactéries est entravée par un excès d'acidité ou d'alcalinité, leur diamètre transversal ou longitudinal s'exagère habituellement. Dans les milieux alcalins, le bacille pyocyanique et le *B. prodigiosus* se présentent sous l'aspect de bactéries quasi arrondies. Quand on les ensemence dans du bouillon additionné de 0,5 p. 1 000 d'acide tartrique, ils prennent la forme de bacilles allongés et même de spirilles ; puis, le bouillon redevenant alcalin, grâce aux échanges nutritifs et aux actions diastasiques, les types courts réapparaissent. On peut empêcher ces variations du *Bacillus prodigiosus* en maintenant l'acidité des milieux par des réensemencements quotidiens ou en les additionnant d'acide lactique (Beyerinck).

6° *Vieillissement.* — C'est une source de modifications involutives importantes. Un vibrion cholérique isolé à Angers par Metchnikoff est normalement court et gros ; il s'amincit et s'allonge à mesure que les cultures vieillissent. Après un mois et demi il reste définitivement effilé.

7° *Substances chimiques.* — Cultivé dans des liquides additionnés d'antiseptique, le bacille pyocyanique et le *B. prodigiosus* deviennent renflés, filamenteux, spirillaires.

Ces variations morphologiques des microbes sont également favorisées par les matières colorantes ajoutées aux milieux liquides. En présence de vert malachite, par exemple, ou de vert brillant en quantités insuffisantes pour entraver la croissance des bactéries, on observe l'apparition de filaments très allongés et, parfois, la sécrétion de matières mucilagineuses ; les caractères culturaux sont également changés : le *B. coli* forme un dépôt épais et visqueux et *B. lactis aerogenes*, une mince pellicule. Dans les mêmes conditions, les microbes fluorescents se modifient et se distinguent par l'aspect des colonies (opaques, translucides, transparentes, visqueuses, granuleuses), l'absence ou la présence de pigments, l'action liquéfiante sur la gélatine, l'alcalinisation plus ou moins prononcée du milieu ; les bactéries encapsulées fournissent deux variétés caractérisées par la présence ou l'absence d'une gangue muqueuse (Eisenberg).

Le vibrion cholérique se développe dans les milieux qui contiennent jusqu'à 5 p. 100 de sel marin ; la consistance du voile atteint son maximum pour une concentration de 3 p. 100. Cependant, la dégénérescence des germes se produit rapidement au contact du sel : des formes coccoïdes apparaissent le quatrième jour et, du sixième au huitième jour, les vibrions sont immobilisés. Fait curieux, cette sursalure des milieux augmente la résistance des vibrions à la chaleur (Beauverie). Elle accroît également la longueur des bactéries marines du genre *Bacillus* et, dans certains cas, les transforme en spirilles (Coupin).

Dans les milieux privés de soufre, le mycélium de *Sterigmatocystis nigra* offre une consistance muqueuse, et les hyphes auxquelles il donne naissance s'écartent les unes des autres ; en l'absence de potassium, le mycélium prend un aspect compact ; il contient des formes géantes et demeure indéfiniment stérile (Molliard).

8° *Passage par l'organisme animal.* — Les *Sporotrichum* et les cryptocoques de la lymphangite épizootique du cheval, filamenteux dans les milieux de culture, présentent, dans les tissus où ils se développent, une forme globuleuse, arrondie ou ovoïde. Les *Leishmania*, arrondies ou ovalaires et dépourvues de flagelle dans les cellules et les tissus, sont allongées et flagellées dans les milieux de culture.

Le vibrion cholérique de Courbevoie se raccourcit considérablement après passage par le péritoine du cobaye, mais la race ainsi créée n'est pas stable (Metchnikoff).

*Formes massuées.* — Diverses espèces bactériennes subissent parfois au sein des tissus une modification singulière, qui consiste dans l'apparition de *formes géantes*, renflées à une extrémité, effilées vers l'autre, offrant l'aspect de *massues*.

Dans la botryomycose expérimentale, provoquée par le staphylocoque doré, les massues, selon Magrou, sont observées à la périphérie des grains sphériques ou mûriformes situés au centre des nodules inflammatoires. Elles sont disposées radiairement autour du noyau central constitué par des cocci typiques, et leur partie effilée est dirigée vers le centre du grain. Ces massues botryococciques sont acido-résistantes, mais, à l'inverse du coccus originel, elles ne se colorent pas par la méthode de Gram ; leur structure stratifiée est caractérisée par une série de couches concentriques, superposées et emboîtées les unes dans les autres.

On trouve des formations analogues dans l'actinomycose, chez des microorganismes filamenteux appartenant aux genres *Nocardia* et *Cohnistreptothrix*, dans l'actinobacillose (Lignières et Spitz) et dans la tuberculose. *Nocardia* et *Cohnistreptothrix* se développent dans l'organisme de leurs hôtes en pelotons serrés de filaments ramifiés. A la périphérie du peloton, les extrémités libres du mycélium se dégagent et se disposent en courts bâtonnets radiés, bientôt renflés en massues grêles. Ces massues, encore peu différenciées du filament mycélien originel, se colorent comme lui par la méthode de Gram. Ultérieurement, leur paroi s'épaissit, elles s'imprègnent de sels minéraux et deviennent acido-résistantes. Au centre, le filament primitif persiste.

Cet épaississement de la membrane ou de la couche cellulaire périphérique se produit également *in vivo* chez le pneumocoque et, dans l'organisme de la gerbille, chez le bacille tuberculeux (Metchnikoff). Mais ces microbes restent isolés dans les lésions et ne se groupent pas, comme les germes de l'actinomycose et de la botryomycose, en grains de forme et de structure bien définies. Enfin, l'influence de l'hôte sur la morphologie des parasites qu'il héberge se traduit, chez les bactéries des Légumineuses, par l'apparition des *formes bactéroïdes* que nous avons signalées.

De véritables *formes actinophytes* massuées du bacille de Koch ont été rencontrées dans les lésions caverneuses pulmonaires (Coppen-Jones, Jensen) de la tuberculose expérimentale du lapin (Babes et Levaditi et de nombreux auteurs). Elles s'ébauchent même parfois dans les vieilles cultures de bacilles aviaires (Metchnikoff), alors qu'on ne les observe jamais dans les milieux artificiels chez les *Nocardia* et *Cohnistreptothrix*. Signalons pour finir que des formes bactéroïdes des bactéries des Légumineuses ont été obtenues sur la gélatine additionnée de 0,1 à 0,4 p. 100 de caféine (Zipfel) ou de guanidine, pyridine et chinoline (Barthel).

# CHAPITRE XVII

# ALTÉRATIONS ET MORT DES MICROBES

Selon leur intensité et la durée de leur action, les diverses causes nuisibles à la vitalité des microbes produisent des troubles momentanés ou définitifs, partiels ou généraux. Tantôt il s'agit d'une simple gêne apportée à leur croissance ou à leurs diverses manifestations vitales ; tantôt, au contraire, l'atteinte est plus grave et une ou plusieurs fonctions disparaissent soit transitoirement, soit définitivement. Ailleurs, les effets sont plus sévères encore : le développement se trouve suspendu, mais il peut reprendre lorsque les conditions redeviennent favorables. Enfin la mort marque le terme de l'effet nocif.

Laissant de côté les deux premiers stades de ces altérations cellulaires, qui ont été exposés dans les chapitres précédents, nous nous bornerons à l'étude des modifications et de leurs causes, qui aboutissent à la mort réelle ou apparente des microorganismes.



## A. — *Plasmolyse.*

Lorsqu'on plonge des microbes dans une solution saline hypertonique, ils se plasmolysent, se déshydratent, et leur contenu, en se contractant, abandonne peu à peu la paroi limitante. Si la quantité de sel n'est pas trop considérable, un nouvel équilibre osmotique s'établit entre le protoplasma microbien et le milieu ambiant, et la cellule, dite adaptée à ces conditions nouvelles d'existence, reprend peu à peu son aspect primitif. Mais si la proportion du corps dissous est trop considérable, l'organisme gravement troublé meurt plus ou moins rapidement. Le plus souvent, il faut un temps très long et une hypertonie très prononcée pour amener des troubles irrémédiables.

Les cils et flagelles se montrent peu sensibles aux variations de la pression osmotique, les spores, absolument réfractaires, car ces formations, pauvres en eau, sont à peu près imperméables, grâce à l'épaisse paroi qui les entoure.

Des troubles osmotiques inverses se traduisent par l'irruption de l'eau au sein du protoplasma. Théoriquement, les microbes plongés dans une solution hypotonique ou dans l'eau distillée devraient absorber une quantité de liquide telle, que la rupture de leur paroi ne saurait tarder à se produire. En fait, d'autres conditions interviennent fréquemment, qui modifient l'aspect du phénomène.

## B. — *Dessiccation.*

Son mode d'action se rapproche évidemment de celui qui vient d'être étudié. Les microorganismes à l'état végétatif contiennent 75 à 80 p. 100 d'eau. Selon leur espèce et les milieux où ils se sont développés, ils se trouvent diversement atteints par la dessiccation. A ce point de vue, Germano distingue trois catégories de bactéries : *espèces très fragiles*, vibrion cholérique, bacille de la peste, bacille typhique ; *espèces moyennement fragiles*, strepto-coques, pneumocoques, bacilles diphtériques; *espèces peu fragiles*, staphylocoques, bacilles tuberculeux. D'après cet auteur, les germes résistent d'autant mieux que la dessiccation a été moins complète. Le vide sec produit donc l'effet maximum.

Les cultures desséchées sur des étoffes périssent plus lentement que les cultures desséchées sur des lames de verre. De même, les milieux albumineux, tissus ou humeurs, protègent les microbes contre les effets de la dessiccation. Ainsi la bactéridie charbon-neuse asporogène survit quarante-cinq à soixante jours dans le sang desséché et huit à vingt et un jours seulement au sein des cultures évaporées dans les mêmes conditions (Momont). En réalité, le problème est beaucoup plus complexe, car la bactéri-die ne résiste dans le sang que si elle s'y est préalablement développée. On peut, en effet, additionner de 50 p. 100 de sérum une culture de bactéridies en milieu liquide, sans renforcer leur résistance à la dessiccation. C'est que la constitution des mi-crobes, celle de la bactéridie charbonneuse en particulier, est considérablement modifiée, comme nous le savons, par les milieux nutritifs et les circonstances de la culture.

Desséchées, les spores ont une vie fort longue. Miguel les a trouvées capables de germer après seize ou dix-sept ans dans des poussières ou des particules de terre conservées à l'abri de l'air et de la lumière.

## C. — *Agitation.*

Une légère agitation des milieux favorise la croissance des microbes, soit en assurant un contact plus intime de l'air pour les aérobies, soit en dispersant les produits de désintégration concentrés autour d'eux. Au contraire, une agitation rapide et prolongée ralentit la multiplication des bactéries au sein des liquides nutritifs ; des chocs violents finissent même par les tuer (Meltzer).

## D. — *Pression.*

D'une façon générale, les microorganismes s'accommodent assez bien des fortes pressions ; il existe toutefois des différences marquées selon les espèces. L'oxygène à 8 atmosphères stérilise le sang charbonneux (P. Bert). Par contre, les spores charbonneuses demeurent vivantes après vingt et un jours dans l'oxygène à 10 ou 12 atmosphères.

Des pressions de 2 à 3 000 atmosphères, prolongées pendant quatre heures, ne tuent pas les bactéries, mais elles affectent leur vitalité, diminuent leur virulence, leurs propriétés chromogènes et leur aptitude à se multiplier. Lorsque les microbes sont exposés dans un liquide à la pression croissante d'un gaz faiblement bactéricide, comme $CO_2$, ils périssent peu à peu, par suite de l'augmentation des propriétés antiseptiques du gaz à mesure qu'il se concentre en se dissolvant.

## E. — *Température.*

1º *Chaleur sèche.* — La chaleur sèche tue les bactéries filamenteuses aux environs de 80º. Mais, comme la dessiccation, la chaleur agit différemment sur les cultures et les humeurs infectées. Tandis que les cultures charbonneuses asporogènes, par exemple, périssent en une demi-heure ou une heure à 75º, le sang charbonneux sec supporte 92º pendant une heure et demie (Momont). Les spores ne sont atteintes qu'à haute température : trois heures à 140º, une demi-heure à 180º et jusqu'à 200º pour certaines d'entre elles (Cambier). On peut dire que dans une atmosphère sèche, surchauffée, la spore survit jusqu'au moment où la matière organique se décompose. Elle meurt carbonisée.

2° *Chaleur humide.* — La chaleur humide détruit les bactéries filamenteuses à 55-58° en moyenne. On doit prolonger plus ou moins son action selon la quantité de germes, la nature du milieu qui les contient et l'âge de la culture. Une culture de *B. coli*, âgée de trois à six heures, par exemple, est stérilisée en cinq minutes par le chauffage à 55°, alors qu'une culture de neuf heures résiste.

Comme les formes végétatives correspondantes, les formes de résistance sont moins sensibles à l'action de la chaleur sèche qu'à celle de la chaleur humide. Les spores charbonneuses supportent 95° pendant dix minutes ; mais elles sont tuées après cinq à dix minutes d'ébullition. La vapeur d'eau détruit la majorité des spores en cinq heures à 100°, en une heure à 105°, en une demi-heure à 107°, en un quart d'heure à 110° (Miquel et Lattraye). Cependant celles du bacille de la pomme de terre résistent à 120° pendant dix minutes et à 112° durant vingt minutes.

La chaleur humide paraît agir en coagulant le protoplasme des microbes ; cette altération est plus lente chez les formes de résistance que chez les germes filamenteux. En maintenant les spores dans une atmosphère chaude, saturée de vapeurs aqueuses, on favorise la pénétration de quantités d'eau croissantes au sein du protoplasma dont la coagulabilité augmente parallèlement.

Le chauffage en milieu acide suffit pour empêcher le développement des germes sporulés à une température inférieure à la température mortelle (Pasteur). La présence de substances colloïdales diminue les effets du chauffage sur les spores (Duclaux).

3° *Basses températures.* — Elles ont, en général, peu d'effets sur les microbes et conviennent même à leur conservation. Divers germes supportent sans dommage un froid de 87° prolongé pendant une heure. Les spores du *B. subtilis* et de la bactéridie charbonneuse restent intactes après cent huit heures à — 70° ou vingt heures à — 130° (Pictet et Young). Mais des alternatives de gel et de dégel sont beaucoup plus préjudiciables aux bactéries. La cristallisation répétée de l'eau, qui imbibe le protoplasme, provoque alors un véritable broyage mécanique du contenu cellulaire et la vie s'arrête définitivement.

Cette action des basses températures sur les microbes varie avec la nature des milieux. C'est ainsi que les bactéries en suspen-

-sion dans des solutions colloïdales, comme l'ovalbumine, résistent mieux aux froids intenses, et même aux gels et aux dégels alternés, que dans l'eau. Une fois congelées, elles ne sont plus influencées par un abaissement ultérieur de la température, quelque considérable qu'il soit. Le bacille typhique et le *B. coli* ainsi traités survivent pendant plusieurs heures dans l'air liquide à — 176° et même dans l'hydrogène liquide à — 252°.

F. — Lumière.

La lumière diffuse agit peu sur les microorganismes. Aussi examinerons-nous surtout les effets de l'insolation qui sont proportionnels à l'intensité des rayons chimiques.

Quand on étudie l'influence de la lumière sur la vitalité des microbes, il faut tenir compte des modifications chimiques qu'elle apporte aux milieux. Celles-ci se traduisent ordinairement par la production de composés antiseptiques (ozone, $H^2O^2$, $CH^2O$) et par une acidification plus ou moins marquée. Le bouillon insolé pendant trois ou quatre heures s'oppose à la germination des spores charbonneuses, mais non à la multiplication des bactéridies mycéliennes (ensemencement de sang infecté).

Les cultures sont, comme toujours, plus sensibles que les humeurs. D'autre part, l'insolation à l'air agit plus énegiquement que l'insolation dans le vide. Exposées au soleil après dessiccation, les cultures charbonneuses périssent en cinq heures ou cinq heures et demie à l'air et en six heures et demie dans le vide. Le sang charbonneux sec résiste huit heures à l'action combinée de l'air et de la lumière; le sang charbonneux humide, plus longtemps encore (Momont). Les spores charbonneuses sèches résistent cent heures au soleil et à l'air ; les spores émulsionnées dans l'eau, quarante-quatre heures à l'air et cent dix dans le vide.

Parmi les rayons du spectre, les rayons rouges et infra-rouges, leur action calorifique mise à part, ont peu d'effet sur les microbes. Au contraire, les rayons bleus et ultra-violets, de courte longueur d'onde, sont nettement germicides, soit directement, soit indirectement, en provoquant la formation de substances antiseptiques, d'eau oxygénée surtout, dans les milieux aqueux. Cette action antiseptique des rayons ultra-violets a été appliquée à la stérilisation des eaux (Courmont). La lumière bleue retarde le bourgeonnement des levures et les rayons ultra-violets l'arrêtent avant de tuer la cellule. Les rayons infra-rouges sont sans action ; les rayons rouges accélèrent la germination (Buchter). Exposées aux rayons ultra-violets, les bactéries lumineuses cessent de se multiplier, mais conservent leurs propriétés photogènes (Gerresten). Les spores du *B. subtilis, B. mesentericus, B. megatherium* seraient détruites aussi rapidement que les formes végétatives par ces mêmes rayons, mais les spores charbonneuses résisteraient plus longtemps que les bactéridies mycéliennes (Lagerberg).

### G. — *Électricité.*

Il est difficile de séparer les effets directs des courants électriques sur les microbes, des effets indirects qu'ils provoquent en modifiant la composition chimique des milieux ambiants. C'est ainsi, d'après Zeit, qu'un courant continu de 100 milliampères, traversant une culture en bouillon, tue à 37° les bactéries peu résistantes ; au pôle positif la réaction devient acide par formation d'acide hypochloreux aux dépens du chlore du milieu et de l'oxygène ; au pôle négatif, où apparaît la soude, elle devient alcaline. Un courant de 100 milliampères agissant pendant deux heures tue les bactéridies mycéliennes, ainsi que les spores charbonneuses et celles du *B. subtilis ;* ces dernières, cependant, résistent au pôle négatif.

### H. — *Rayons X.*

Même lorsque leur action est prolongée pendant quarante-huit heures, les rayons de Röntgen ne tuent pas les bactéries non résistantes, exposées à 20 centimètres de la source rayonnante.

### I. — *Radium.*

Les effets du radium sur les levures et les moisissures se manifestent après une période latente. Leur intensité dépend de la durée de l'irradiation et des propriétés individuelles des cellules irradiées. Les cellules s'hypertrophient, se déforment ; leur membrane s'épaissit, puis se résorbe et disparaît ; le cytoplasme se vacuolise, devient plus fluide ou se charge de granulations. La mort survient après une exposition prolongée. Au point de vue du métabolisme, cette action du radium se traduit, en particulier pour *S. cerevisiæ* et une *Nadsonia*, par la perte de la gycogenèse. Au contraire, *Cryptococcus glutinis* qui, normalement, ne fabrique pas de glycogène, forme non seulement cette substance quand il est irradié, mais encore un glucide colorable en bleu ou en violet par l'iode. L'irradiation détermine aussi une hyperproduction des corpuscules métachromatiques et une accumulation de globules graisseux (Nadson). En général, les bactéries sont peu influencées.

### J. — *Aération.*

Elle entrave le développement des anaérobies et devient nuisible aux aérobies eux-mêmes, soit lentement, à la température ordinaire, soit rapidement quand on fait usage de la chaleur. En présence d'oxygène, le sang charbonneux n'est pas altéré avant cinquante jours à 33° ; il l'est en soixante-six heures à 70°. A l'abri de l'air, il conserve ses propriétés soixante jours à 33° ; et cent soixante-cinq heures à 70° (Momont).

### K. — *Antiseptiques.*

Les antiseptiques agissent en détruisant complètement les microbes, ou en modifiant leur contenu protoplasmique par coagulation, par solubilisation (l'action de la bile et des sels biliaires sur les pneumocoques est caractéristique de ce dernier mode), ou par oxydation ; ou enfin en ralentissant et en paralysant les diastases cellulaires. Leurs effets dépendent d'un grand nombre de facteurs : nature, concentration, solubilité de l'antiseptique dans les couches externes de la cellule, dans les lipoïdes, par exemple, pour le bacille tuberculeux, dissociation électrolytique (ionisation). Ils varient encore avec la nature du solvant et la manière dont il agit sur la tension superficielle, avec la présence de certains corps favorisants ou empêchants, la température du milieu, l'âge et la richesse en microorganismes de la culture ou du produit pathologique, l'espèce microbienne, l'état de dessiccation et de résistance des germes.

1° *Nature de l'antiseptique, concentration, temps d'action.* — Les antiseptiques gazeux détruisent plus ou moins rapidement les formes mycéliennes : certains font même périr les spores. Ce sont le chlore, le brome, l'iode, les vapeurs d'acide chlohydrique, le formol, les chlorures de benzoyle et de benzyle, l'acide osmique (Miquel).

Concentré à 10 p. 100 dans une atmosphère sèche, $SO^2$ fait périr les microbes pyogènes, mais non les espèces sporulées. En solution à 1 p. 2 000, il tue rapidement les bactéries pyogènes. le bacille typhique, le vibrion cholérique.

L'iode en solution alcoolique jouit de propriétés microbicides très intenses, mais son action est contrariée par la présence de matières albuminoïdes, surtout de peptones, avec lesquelles il contracte des combinaisons peu antiseptiques. En solution aqueuse iodurée, l'iode tue la bactéridie charbonneuse à 1 p. 100, le bacille diphtérique à 1 p. 1 350, le bacille typhique à 1 p. 600, le vibrion cholérique à 1 p. 360 en cinq à trente minutes, à la température du laboratoire ; le bacille tuberculeux à 1 p. 500 en moins de vingt-quatre heures.

L'eau oxygénée et l'ozone détruisent en quelques minutes les bactéries peu résistantes : bacille typhique, vibrion cholérique, staphylocoque, pneumocoque.

Les chlorures décolorants et les hypochlorites agissent par le chlore qu'ils dégagent.

Le sublimé représente un des meilleurs antiseptiques. Un millionième empêche le développement de la bactéridie charbonneuse (Behring). Il détruit les spores charbonneuses en douze minutes à la dose de 1,69 p. 100 ; le staphylocoque en trois minutes à 0,42 p. 100 ; le vibrion cholérique en une heure à 1 p. 60 000 ; le bacille tuberculeux en cinq minutes à 1 p. 1 000 (Yersin). On emploie généralement la solution à 1 p. 1 000, qui suffit à tuer la plupart des germes. Cependant les microbes contenus dans des liquides organiques résistent par suite de l'action coagulante qu'exerce le sublimé sur les matières albuminoïdes. Le biiodure et l'oxycyanure de mercure sont également très efficaces.

Les sels d'or se montrent généralement moins actifs que les sels d'argent : le nitrate d'argent tue rapidement le bacille diphtérique à 1 p. 2 500 ; le bacille typhique, le bacille morveux, le vibrion cholérique à 1 p. 4 000. On n'a pas oublié l'influence spéciale des sels d'argent sur l'*Aspergillus niger*.

Les sels de cuivre n'agissent sur les spores qu'à doses massives ; le sulfate à 5 p. 100 tue en une ou deux heures le bacille typhique, le vibrion cholérique, les streptocoques et les staphylocoques pyogènes. Les sels de fer (sulfate) et de zinc (chlorure) sont encore moins efficaces. A la dose de 3,95 p. 100, le permanganate de potasse détruit les spores charbonneuses en quarante minutes et en quatre jours à celle de 1,98 p. 100 ; le bacille de la morve en quelques minutes à 5 p. 100. Mais le bacille tuberculeux résiste.

Les acides minéraux et les alcalis jouissent de propriétés antiseptiques très marquées. En solution suffisamment concentrée, à 6,3 p. 100, par exemple, pour l'acide azotique, les acides forts tuent facilement les spores charbonneuses ; l'acide borique a peu d'action. On fait périr les spores charbonneuses avec KOH à 5,6 p. 100, NaOH à 4 p. 100, LiOH à 2,4 p. 100. La chaux se montre très inférieure.

Parmi les corps de la série organique, les acides n'ont guère d'influence sur les microbes, au moins à dose peu élevée. Ils constituent même parfois d'excellents aliments pour les moisissures.

En solution à 35 p. 100, le formol détruit les spores charbonneuses en soixante minutes et les spores de *B. subtilis* en quatre à six heures, à 40 p. 100. A 1 p. 1 000, il s'oppose à la germination de la bactéridie charbonneuse, du bacille diphtérique, du bacille pyocyanique, du *B. coli*, du bacille typhique et du staphylocoque doré ; la solution à 2 p. 1 000 tue le bacille typhique, le staphylocoque doré et le bacille pyocyanique en quinze à vingt minutes ; la solution à 5 p. 100 détruit le bacille tuberculeux en moins d'une heure. A l'état gazeux, au titre de 1 p. 100, il fait périr la plupart des microbes de l'air en quelques minutes. Son pouvoir augmente en présence de vapeur d'eau. Cependant, d'une manière générale, les moisissures résistent beaucoup plus que les bactéries. Non seulement l'aldéhyde formique agit sur ces dernières, mais encore sur leurs toxines : en solution à 1 ou 3 p. 1 000, elle inactive complètement les toxines tétanique et diphtérique (Leuwenstein, Ramon), tout en conservant leurs propriétés antigènes.

Les alcools n'exercent qu'une faible action antiseptique surtout sur les microbes développés dans des liquides albumineux coagulables. De même l'éther qui, pourtant, tue aisément certaines espèces peu résistantes, comme les streptocoques pyogènes et le vibrion cholérique. Les alcools stérilisent les cultures microbiennes liquides, à doses décroissantes, à mesure qu'ils s'élèvent dans leur série (Miquel).

10,5 p. 100 pour l'alcool méthylique.
9,5　　—　　　　—　　　éthylique
6　　—　　　　—　　　propylique
3,5　　—　　　　—　　　butylique
1,5　　—　　　　—　　　amylique.

Comme le chloroforme, les alcools et l'éther n'ont aucun effet sur les spores charbonneuses.

Les huiles essentielles, les crésols (crésyl, créoline), le lysol, la créosote et le thymol sont très actifs. A la dose de 1 p. 330, l'acide phénique arrête toute germination ; à 2,5 p. 100, il détruit la bactéridie mycélienne ; au titre de 1 p. 100, il ne tue pas les spores charbonneuses, mais à 5 p. 100, à la température de 36° 5, il suspend leur vitalité (Nocht).

La valeur antiseptique du phénol est modifiée par l'introduction de certains groupements chimiques dans sa molécule : elle est accrue par les groupes méthyl ou nitro, diminuée par un hydroxyle.

Presque toutes les couleurs d'aniline, à l'exception des couleurs acides, sont bactéricides *in vitro*. Le violet de gentiane est très actif sur les microbes qui prennent le Gram, mais faiblement actif sur ceux qui ne le prennent pas. Pour tuer le *B. coli* (Gram-négatif), il faut employer une solution à 1 p. 500 et prolonger le contact pendant trente minutes. Le violet de gentiane aniliné, tel qu'on l'utilise pour les colorations microbiennes, se comporte comme un antiseptique énergique : en une minute, il tue aussi bien les microbes Gram-positifs que les microbes Gram-négatifs (Jansen). Même à la concentration de 1 p. 200 dans l'eau, le bleu de méthylène a peu d'effet sur les bactéries.

2° *Véhicules, corps favorisants et empêchants*. — L'eau est presque toujours le meilleur véhicule des antiseptiques.

Krönig et Paul, les premiers, ont montré l'importance des phénomènes de dissociation dans les propriétés antiseptiques des électrolytes. On sait que les acides, les bases et les sels s'ionisent beaucoup mieux dans l'eau que dans tout autre liquide et c'est, comme nous l'avons vu, dans ce liquide qu'ils manifestent le plus énergiquement leur action germicide. Les solutions aqueuses d'acide formique, par exemple, ont une action désinfectante approximativement proportionnelle à leur concentration en ions H, comme si ces ions étaient les seuls agents antiseptiques. L'addition de formiate à l'acide formique, c'est-à-dire d'un sel de même anion, abaisse son pouvoir désinfectant en diminuant le nombre de molécules dissociées et, par suite, le nombre d'ions H. Pourtant les solutions d'acide formique additionnées de formiate, à un taux tel que la dissociation de l'acide ne soit pas modifiée, ont une valeur antiseptique plus élevée que les solutions d'acide seul, de même concentration en ions H. Pour d'autres acides on a également constaté que le pouvoir antiseptique n'est pas toujours proportionnel à leur degré de dissociation électrolytique.

Certaines substances augmentent ou diminuent l'activité des antiseptiques en modifiant leur solubilité. C'est ainsi que le sel marin accroît l'action bactéricide du phénol en favorisant sa solubilité dans les protéines ; l'alcool a des effets contraires (Cooper). Pour Christiansen, les propriétés bactéricides des alcools sont fonction de leur tension superficielle. Cependant, lorsqu'on associe à divers antiseptiques, des substances qui abaissent la tension superficielle, comme la saponine, les résultats diffèrent totalement de ceux qu'on obtient avec les alcools. Il semble que ces derniers, lorsqu'ils contiennent en dissolution des antiseptiques, interviennent d'abord directement en modifiant la perméabilité de la membrane des bactéries ; la tension superficielle agit ensuite, car c'est d'elle que dépendent les proportions de désinfectant adsorbé par les microbes (T. Hansen).

3° *Température ambiante*. — La chaleur multiplie l'effet des désinfectants : l'acide phénique, inoffensif pour les spores charbonneuses à la température ordinaire, les détruit vers 37° en trois heures à 5 p. 100, en quatre heures à 4 p. 100, en vingt-quatre heures à 3 p. 100 (Nocht) ; l'aldéhyde formique fait périr les spores du *B. subtilis* en quarante-quatre heures à 15°, au titre de 40 p. 100 ; en dix-huit heures à 35° et en deux heures à 52° au titre de 2 p. 100 (Pottevin).

4° *Nature des germes*. — *Milieu*. — Les diverses bactéries mycéliennes et les formes végétatives des champignons résistent inégalement aux antiseptiques ; de même les spores. Par exemple, le sublimé, qui stérilise les cultures du microbe du choléra des poules à 1 p. 25 000, n'attaque celles du pneumobacille qu'à 1 p. 15 000. En solution à 15 p. 100, l'aldéhyde formique tue en une heure et demie les spores de la bactéridie et en quarante-quatre heures seulement celles du *B. subtilis*. Le tableau suivant indique comment se comportent quelques antiseptiques courants à l'égard du bacille tuberculeux.

| | | | | |
|---|---|---|---|---|
| L'eau phénolée | à | 5 p. 100 | tue le b. tub. en | 5 minutes. |
| L'aldéhyde formique | à | 1 p. 100 | — | 1 heure. |
| L'aldéhyde formique | à | 1 p. 10 000 | — | 24 heures. |
| L'alcool éthylique | à | 25 p. 100 | — | 1 heure. |
| Le bichlorure de mercure | à | 1 p. 100 000 | — | 24 heures. |
| Le bichlorure de mercure | à | 1 p. 1 000 | — | 1 heure. |
| Le chlorure d'or | à | 1 p. 20 000 | — | 24 heures. |
| Le nitrate d'argent | à | 1 p. 5 000 | — | 24 heures. |

Le nombre de germes contenus dans un volume donné de la solution désinfectante joue aussi un rôle très important. Que l'antiseptique soit adsorbé par les cellules, ou qu'il se dissolve dans leur contenu, chaque microorganisme, en effet, fixe une petite quantité de substance active de la solution qui s'appauvrit proportionnellement.

Quant au milieu, son influence est encore plus marquée. En voici une preuve frappante, empruntée à Behring : le sublimé détruit la bactéridie charbonneuse à 1 p. 500 000 dans l'eau, à 1 p. 40 000 dans le bouillon et à 1 p. 2 000 ou à 1 p. 1 200 dans le sérum.

Ce même sel perd la totalité ou une partie de ses propriétés antiseptiques au contact de $H_2S$ et du sulfhydrate d'ammoniaque (transformation en sulfure) ; des alcalis (transformation en hydrate); des albuminoïdes (production d'albuminate de mercure et aussi, d'après Behring, réduction de $HgCl_2$) ; enfin de divers composés, tels ceux que contient, par exemple, le bouillon. Pour obvier à ces inconvénients, on a coutume d'additionner le sublimé d'acide chlorhydrique, ou d'un mélange de $NaCl$ et d'$AzH_4Cl$.

Tous les sels métalliques et les métalloïdes sont, comme le sublimé, modifiés par les substances organiques ou inorganiques des milieux. Nous avons vu que l'iode contracte avec les peptones des combinaisons dépourvues de propriétés antiseptiques ; le nitrate d'argent est précipité à l'état de chlorure d'argent inactif par $NaCl$, et réduit par la matière organique, etc...

5° *Accoutumance aux antiseptiques.* — Les levures s'accoutument au formol, d'après Effront, grâce à l'élaboration d'une diastase oxydante qui transforme l'aldéhyde formique en acide formique ; elles s'accoutument également à l'arsenic qu'elles neutralisent peu à peu.

Après avoir séjourné quatre à cinq jours dans l'alcool éthylique à 1 p. 100, les infusoires deviennent capables de se dévelop-

per dans une solution du même alcool à 2 p. 100 et de résister à
la dilution mortelle qui est de 4 p. 100. Fait intéressant, en
même temps qu'elles s'accoutument à l'alcool éthylique, les
infusoires perdent leur résistance à l'égard d'autres agents chimiques : alcool méthylique, glycérine, acides, alcalis (Daniel).

On peut habituer la bactéridie charbonneuse à des doses plusieurs fois mortelles d'acide borique, et faire supporter au pneumobacille jusqu'à 1 p. 2 000 de sublimé (Kossiakoff). Il suffit,
pour cela, d'ensemencer ces bactéries dans des liquides nutritifs
de plus en plus riches en antiseptique. De même, les vibrions
cholériques acquièrent la propriété de résister aux matières colorantes. Cette accoutumance s'établit d'abord rapidement, puis
plus lentement, à mesure qu'on augmente la concentration du
colorant.


## L. — *Changement de milieu.*

Toutes les fois qu'on réensemence une culture dans un milieu
différent, nombre de germes succombent presque aussitôt. Ceux
qui résistent ne tardent pas à se multiplier et leur développement
est de plus en plus rapide et abondant, à mesure qu'augmente le
nombre de passages ininterrompus dans le milieu nouveau. Pour
obtenir cette sorte d'accoutumance des microbes, il est parfois
nécessaire de les réensemencer successivement dans des mélanges
contenant une proportion de plus en plus grande du milieu nouveau et une proportion de plus en plus faible du milieu initial.
Prenons un bacille typhique, par exemple, cultivé depuis longtemps en bouillon, et transplantons-le dans l'humeur aqueuse :
la majorité, sinon la totalité des bactéries périra rapidement.
Par cultures successives dans les mélanges bouillon-humeur
aqueuse, nous habituerons les bacilles d'Eberth à végéter dans
l'humeur aqueuse. Inversement, le bouillon deviendra bactéricide pour les germes typhiques ainsi adaptés. De même les
bacilles d'Eberth transplantés directement des liquides organiques
ou de la rate d'individus atteints de fièvre typhoïde se développent beaucoup mieux dans l'humeur aqueuse que les bacilles
entretenus en bouillon (Haffkine).

Souvent, à mesure qu'ils s'accoutument à un nouveau milieu
organique, les microbes subissent des variations morphologiques
et physiologiques très importantes. Un exemple nous en est
fourni par le bacille tuberculeux. Transplanté en série sur pomme

de terre cuite dans la bile de bœuf, ce germe fournit des cultures de plus en plus grasses et abondantes à chaque passage. En même temps il perd progressivement ses propriétés pathogènes; après soixante passages sur la pomme de terre biliée, il cesse de produire des tubercules chez les animaux les plus sensibles; à dose suffisante, il les vaccine même contre une épreuve ultérieure au moyen de bacilles très virulents (Calmette et Guérin).

M. — *Actions réciproques des germes associés.*

Le développement des microbes *in vivo* peut être influencé par les cellules des plantes et des animaux qu'ils parasitent et, *in vitro*, par des microbes appartenant à des espèces différentes, introduits avec eux dans les milieux de culture. Le premier cas, qui se complique parfois d'associations microbiennes, sera étudié ultérieurement. Nous envisagerons ici le second dans ses traits généraux.

Un germe A est susceptible de se comporter de trois façons différentes vis-à-vis d'un germe B ensemencé simultanément dans le même milieu. Suivant l'espèce et les conditions ambiantes, il se montrera indifférent, favorable ou défavorable. L'*indifférence*, à vrai dire, n'est qu'apparente ; il y a seulement partage égal des matériaux nutritifs et développement parallèle, non entravé par les produits élaborés ou éliminés. L'*action favorisante* se manifeste nettement dans maintes circonstances. Ensemençons des plaques de gélatine acide avec le vibrion cholérique, aucune végétation n'apparaît. Cultivons alors à la surface de ce milieu, certains microbes grands producteurs d'ammoniaque : *Torula, Sarcines, B. coli.* Bientôt, autour des colonies formées par ces germes, naîtront, comme des satellites, de petits îlots vibrionniens (Metchnikoff). D'après Grassberger, le staphylocoque doré favorise pareillement la croissance du bacille de Pfeiffer. Les bactéries anaérobies se développent bien dans des bouillons déjà recouverts d'un voile de *B. subtilis* ou d'*Amylomyces Rouxii.* Associé à *Clostridium Pasteurianum* dans un même liquide, *Azotobacter chroococcum* absorbe l'oxygène et favorise ainsi la culture de ce germe.

Les myxobactéries sont remarquables par les formes très différenciées qu'elles présentent dans certaines conditions. *Chondromyces crocatus* n'atteint son développement complet que lorsqu'il est associé à une bactérie voisine de *Micrococcus luteus ;*

ses formes de fructification varient selon les conditions de la symbiose et l'espèce bactérienne associée (Pinoy).

Rien n'est plus commun que le rôle *empêchant* manifesté par les bactéries. Le bacille pyocyanique (Kitasato), un bacille et un coccus décrits par Metchnikoff entravent la végétation du vibrion cholérique. Le bacille du pus bleu se comporte de même vis-à-vis de la bactéridie charbonneuse qui ne sporule pas en sa présence. et disparaît au bout de deux mois (Fortineau). Non seulement ce microbe agit en culture mixte, mais encore il empêche à distance la germination des spores charbonneuses, par les produits volatils qu'il élabore (Blagovetschensky).

L'influence du microbe A sur le microbe associé B peut tenir à des causes variées : changement utile de la réaction du milieu, neutralisation ou destruction de substances nuisibles, élaboration de composés hautement assimilables, etc.; joignons-y la protection contre l'oxygène, réalisée par les aérobies au profit des anaérobies. L'influence défavorable de A sur B s'expliquera de la même manière : changement nuisible de la réaction du milieu, production de corps empêchants (volatils dans le cas du bacille pyocyanique), épuisement rapide des substances nutritives lorsque A croît plus énergiquement que B, etc. Quand plusieurs espèces de germes coexistent dans le même milieu, les phénomènes observés sont souvent très complexes, mais leur déterminisme est toujours identique à celui que nous venons d'exposer.


## II. — Mort naturelle des microbes.

Nous savons déjà que le développement des microbes s'arrête spontanément lorsque les substances nutritives contenues dans les milieux de culture sont épuisées, ou lorsque des produits nuisibles, élaborés par les germes eux-mêmes, s'accumulent dans le substratum. Ensuite, les cellules périssent plus ou moins vite, selon l'espèce et les conditions ambiantes.

L'influence de l'espèce est capitale. Les organismes sporulés l'emportent, bien entendu, sur les formes végétatives. Les bactéries non sporulées sont les unes très fragiles (pneumocoque, bacille de Pfeiffer, gonocoque, méningocoque, etc.), les autres très résistantes (bacille tuberculeux, bacille du rouget du porc, etc.). Entre ces deux groupes, on trouve tous les intermédiaires.

Parmi les conditions ambiantes, qui modifient la vitalité des microbes, il faut citer d'abord la température. Le froid favorise d'ordinaire la conservation des germes ; aussi a-t-on coutume de garder les semences à la glacière. Mais la règle n'est pas absolue : ainsi le gonocoque et le diplobacille de la conjonctivite chronique demeurent vivants pendant plusieurs semaines à 37°, alors qu'ils meurent en quarante-huit heures, à la température du laboratoire (Morax). L'aération constitue le plus souvent une cause puissante de destruction, même pour les bactéries strictement aérobies ; d'où la nécessité de renfermer les semences dans des ampoules totalement remplies et scellées, ou de les enrober dans de la gélatine fondue, puis refroidie. La nature du milieu de culture joue également un grand rôle. Les colonies développées à la surface et, mieux encore, dans l'épaisseur des milieux solides, après piqûre du culot de gélatine ou de gélose avec le fil d'ensemencement, survivent plus longtemps que dans les liquides. Pourtant, les solutions nutritives additionnées de sérum ou de sérosités organiques, et le sérum dilué, formolé conviennent parfaitement à la conservation de nombreux organismes. Enfin, on retardera la mort des microbes en évitant l'action de la dessiccation et de la lumière, précaution assez fréquemment négligée.

### III. — LYSE DES MICROBES.

### A. — *Autolyse.*

Toute cellule privée d'aliments vit un certain temps sur ses réserves, puis meurt et se dissout plus ou moins complètement. Pendant toute la période d'inanition, et après la mort, se manifestent des transformations importantes du contenu cellulaire, facilement appréciables lorsque les éléments sont agglomérés : tissus animaux et végétaux, colonies microbiennes.

Ce qui frappe d'abord, c'est le ramollissement, la fluidification plus ou moins complète de la masse cellulaire. Thénard, Pasteur, Schutzenberger l'ont observé et décrit chez la levure isolée de son milieu nutritif. L'aspect de cette levure en autophagie, en *autolyse*, comme on dit depuis Jacoby, ne diffère pas essentiellement de l'aspect des territoires cérébraux en voie de ramollissement, à la suite d'oblitérations vasculaires, ou de fragments de foie exposés à l'étuve dans une atmosphère stérile.

Que l'on brise les cellules de levure par pression, broyage, gel et dégel (Buchner, Borrel, Alilaire), ou qu'on les chauffe à 48-50° (van Steenberghe), elles ne tardent pas à se transformer en une masse brunâtre, semi-fluide, puis fluide, dont la composition chimique varie avec le temps et les conditions de l'expérience. Mélangée à des solutions sucrées ou salines concentrées (Dumas), ou mieux encore au sucre et aux sels (Béchamp), la levure se liquéfie instantanément. On peut obtenir les mêmes effets avec l'urée et l'uréthane, soit pour la levure, soit pour des cellules très diverses, notamment pour les bactéries. L'action de ces substances est d'une extrême brutalité ; plus ménagée, elle ne permettrait que l'issue osmotique de l'eau hors des cellules et celles-ci subiraient uniquement la *plasmolyse*.

Les vapeurs anesthésiques liquéfient aisément la levure. Comme elles sont nuisibles aux matières grasses qu'elles dissolvent, on admet qu'elles désagrègent les cellules en s'attaquant à leurs constituants lipoïdes.

Des phénomènes de dissolution s'observent également chez les bactéries, parfois même, comme l'a montré Emmerich, sans modification artificielle des conditions ambiantes. Ensemençons, par exemple, le bacille pyocyanique dans du bouillon ordinaire, un voile épais apparaîtra rapidement. Faisons tomber ce voile au fond du vase, un nouveau lui succédera ; et ainsi de suite, six à huit fois et même davantage. Finalement, le bouillon s'éclaircira au-dessus du dépôt ainsi formé et ce dépôt lui-même diminuera progressivement.

1.º *Caractères des éléments autolysés.* — La levure en autophagie commence par fermenter violemment (*auto-fermentation* des anciens auteurs). La couleur des amas cellulaires en voie d'autolyse change ; les bactéries, par exemple, s'opacifient dans les vapeurs de chloroforme et brunissent dans les vapeurs d'éther. L'odeur varie aussi : elle peut être fétide, même en l'absence de contamination par les anaérobies. La réaction devient souvent acide, sauf pour les microbes très alcaligènes, comme le bacille pyocyanique et le bacille rouge de Fortineau.

Les transformations microscopiques ne sont pas moins frappantes. Chez les Paramécies, l'inanition détermine d'abord l'éclaircissement et la fonte de l'endoplasme ; puis l'ectoplasme et les cils sont atteints à leur tour ; la cellule devient vacuolaire, le macronucleus se résout en une poussière chromatique ; enfin l'organisme entier n'est bientôt plus qu'un amas de granulations où persiste encore le micronucleus (Wallengren, Kazanzeff). La levure inanitiée, ou exposée aux vapeurs chloroformiques, s'éclaircit également ; elle perd peu à peu la faculté de prendre le

Gram, mais son noyau demeure apparemment intact. Les bactéries subissent des modifications qui varient avec leur nature. Certaines espèces (pneumocoque, gonocoque, bacille de la morve, bacille de la peste, vibrion) sont éminemment sensibles à l'autolyse, d'autres (bacilles tuberculeux) le sont beaucoup moins. Chez les premières, la forme devient d'autant plus indistincte que l'autophagie a été plus complète : aspect flou, transformation en une ombre véritable, voire en détritus amorphe ; chez les dernières, l'apparence reste presque normale. Entre ces extrêmes, se placent des bactéries tuméfiées, ratatinées, granuleuses, vacuolaires, se colorant mal ou ne se colorant plus (bacille de Shiga, bacille d'Eberth, *B. coli*, bacille n° 7 de Pflügge). Les formations nucléaires et, plus encore, les spores résistent à la liquéfaction.

En ce qui concerne les transformations chimiques des cellules autolysées, on sait, depuis Salkowsky, que les substances ternaires et quaternaires disparaissent progressivement, laissant à leur place des produits de décomposition multiples. La levure en autophagie attaque d'abord ses réserves glycogéniques en produisant de l'alcool, $CO^2$ et de l'acide succinique; puis elle digère ses propres matières albuminoïdes, les peptonifie et les dégrade en acides aminés et bases puriques. Après vingt-trois heures d'autolyse à 48-49°, tout l'azote protéique de la levure est transformé en azote soluble, non coagulable par la chaleur (van Steenberghe).

Parmi les produits de l'autolyse bactérienne, Rettger a identifié de la leucine, de la tyrosine, des bases puriques, des acides gras et de l'acide phosphorique. Au cours de la lyse chloroformique du *B. coli*, la quantité de matières grasses diminue progressivement, par suite de la saponification des éthers de la glycérine, puis de la mise en liberté des acides gras ; l'azote soluble, augmente rapidement jusqu'au vingt-cinquième jour, atteint alors son maximum et ne subit plus que de faibles variations jusqu'au onzième mois (Alilaire). L'acidité totale produite au cours de l'autolyse du *B. megatherium* relève pour 3 p. 100 des phosphates monométalliques et pour 66 à 75 p. 100 de l'acide β oxybutyrique (M. Lemoigne).

Quant aux transformations que l'on peut appeler biologiques, elles se traduisent par la libération d'enzymes nombreuses et de toxines diverses selon les microbes envisagés. Les bacilles typhique et dysentérique, le vibrion cholérique autolysés pendant vingt-quatre à quarante-huit heures à 37°, donnent naissance à des poisons très actifs (*endotoxines*). Mais ces substances sont détruites quand on prolonge l'auto-digestion des bactéries pendant plusieurs jours (Conradi). Il en est de même pour d'autres poisons microbiens qui disparaissent pendant l'autolyse, principalement sous l'effet des diastases protéolytiques et oxydantes (Salimbeni). Notons cependant, d'après Alilaire, que le poison de *B. coli* reste intact après onze mois d'autophagie.

2° *Conditions et mécanisme de l'autolyse.* — La matière vivante, nous l'avons exposé dans un précédent chapitre, s'édifie aux dépens de corps plus ou moins simples selon la puissance synthétique des enzymes cellulaires. Elle acquiert peu à peu une étonnante complexité et, corrélativement, une instabilité telle, qu'elle s'écroule avec une extrême facilité. Pendant que s'opère cette destruction partielle, l'édification recommence. Et ainsi de suite. Chaque particule de matière animée ne vit que pendant le temps infiniment petit qui sépare l'apogée de sa croissance et le début de son évanouissement. La série continue de ces existences particulaires, intégrée dans la cellule, constitue la *vie élémentaire*. Celle-ci est donc, pour ainsi dire, suspendue entre l'assimilation et la désassimilation, et son intensité résulte de ce double mouvement moléculaire, simultané en apparence dans la substance organisée, successif en réalité.

Du point de vue physico-chimique, la cellule apparaît comme un système colloïdal complexe formé de micelles protéiques et lipoïdiques baignant dans un liquide riche en composés variés, électrolytes et non électrolytes. En même temps qu'elle édifie sa propre substance, elle élabore les *enzymes*, agents de sa construction et de sa destruction incessantes, qui interviennent avec une parfaite harmonie pendant la vie stationnaire de la cellule adulte.

Lorsque l'activité normale des cellules est troublée, les processus destructeurs l'emportent sur les processus synthétiques ; les produits de déchets cessant d'être oxydés s'accumulent, les réserves nutritives disparaissent, le contenu protoplasmique s'acidifie et la cellule finit par mourir. Sous l'influence des enzymes autolytiques, inhibées par des *antiferments*, ou comprimées pendant la vie, le protoplasma subit d'abord une sorte de coagulation, puis une véritable *protéolyse*, qui aboutit à sa complète liquéfaction.

En ce qui concerne la levure, l'autodigestion est surtout due à une pepsine, à une éreptase et une tryptase (*endotryptase* de Buchner-Halm) qui présente cette particularité d'agir mieux en solution légèrement acide qu'en solution alcaline. La dégradation de la matière protéique ne progresse que si ces enzymes interviennent simultanément. L'optimum de concentration en ions H correspond à $P_H$ 6 (Dernby). Parallèlement, la *glycogénase* transforme les réserves glycogéniques en sucre que la *zymase* dédouble en alcool et $CO^2$. L'action de ces diastases est favorisée par toutes les substances dissoutes qui plasmolysent les levures, mais non par les substances, comme l'urée, qui ne plasmolysent pas (Harden et Paine). L'alcool à la concentration de 4 p. 100 paralyse les ferments protéolytiques, de même que les produits volatils de la fermentation, les phosphates et la glycérine, d'après Euler et Jernby. Au contraire, les hexose-phosphates, les arséniates, les acétates et les citrates accélèrent l'autolyse de la levure. Ce qui démontre encore la nature zymotique de l'autodigestion cellulaire, c'est que la courbe de ce processus est exactement superposable à la courbe d'action des diastases : faible ou nulle à 15°, la liquéfaction protoplasmique est très rapide à 37°. La température optimum pour l'autolyse de la levure est identique à la température optimum de son endotryptase 48 à 50° (van Steenberghe).

Soit que leurs constituants albuminoïdes aient subi des modifications physiques trop prononcées (coagulation), soit que leurs diastases aient été affaiblies ou détruites, les germes tués par la chaleur ou les antiseptiques ne s'autodigèrent pas.


### B. — *Hétérolyse.*

Divers microbes, comme le bacille du rouget du porc, communiquent au bouillon dans lequel on les cultive, la propriété de dissoudre rapidement des germes de la même espèce (Emmerich). D'autres laissent diffuser dans les liquides nutritifs des substances qui, non seulement digèrent le dépôt bactérien accumulé dans la culture, mais encore des microbes appartenant à des espèces différentes, avec lesquels on les met en contact. C'est ainsi que la *pyocyanase* sécrétée par le bacille pyocyanique, ou libérée au cours de son autolyse dans le bouillon, se montre capable de solubiliser la bactéridie charbonneuse. Les filtrats de cultures de **B.** *subtilis* dissolvent le pneumocoque, le bacille de la morve, le **B.** *coli*, le bacille typhique, la bactéridie char-

bonneuse mais non ses spores, le bacille de Shiga ; le staphylocoque est moins touché, *B. suipestifer* fort peu (M. Nicolle).

Lorsqu'on ensemence en surface une parcelle de culture de
*B. mycoïdes* dans un tube de bouillon troublé par le *B.
coli* ou le bacille de Shiga, le milieu s'éclaircit rapidement et
devient tout à fait transparent en trois ou quatre jours. Le bacille
paratyphique B, au contraire, résiste à cette lyse (Kimmeslstiel).
*Tyrothrix scaber*, cultivé dans le bouillon, dissout en cinq ou six
jours les vibrions cholériques ensemencés avec lui. *T. tenuis*,
*T. minimus*, *T. filiformis*, *T. distortus*, *T. geniculatus*, dans l'ordre,
se montrent moins actifs que *T. scaber*. Rosenthal, qui a étudié
l'action dissolvante de ces différentes espèces, propose de désigner
sous le nom de microbes *bactériolytiques* ou *lysobactéries*, les
germes doués de propriétés lytiques vis-à-vis d'autres microbes.

### C. — *Lyse microbienne transmissible.*

L'eau de certains fleuves de l'Inde présente, d'après Hankin,
la singulière propriété de détruire rapidement les bactéries qu'ils
véhiculent, le vibrion cholérique notamment. Ainsi la Jumna,
qui contient plus de 100 000 bactéries par centimètre cube
immédiatement en aval d'Agra, n'en renferme plus que 90 à 100,
cinq kilomètres plus bas. Cette propriété bactéricide des eaux de la
Jumma disparaît sous l'influence de l'ébullition, comme si elle
était due à un corps volatil ou à une diastase, ou encore à une
substance vivante de nature inconnue. Hankin attribua peu d'importance à ce fait, et l'étude du phénomène ne fut pas pour-
suivie.

En 1915, Twort observa que la pulpe vaccinale ensemencée
sur gélose, donne naissance à des colonies microbiennes, dont certaines, d'aspect vitreux et transparent, contiennent des microcoques transformés en fins granules. Une parcelle de ces colonies dégénérées, transplantée sur une culture pure normale, en
gélose, du même microcoque, provoque l'apparition d'une tache
vitreuse qui s'étend peu à peu sur toute la surface du milieu.
Chauffée à 60°, la substance vitreuse perd ses propriétés. D'autre
part, elle n'exerce aucune action sur les microcoques tués, et la
culture filtrée sur bougie se comporte comme la culture totale.
Twort émit alors l'hypothèse que cette substance renferme soit
une enzyme lytique sécrétée par le microcoque, soit un véritable
virus filtrable.

C'est à d'Hérelle que revient l'honneur d'avoir précisé les caractères et les conditions de cette lyse microbienne. En additionnant une culture en bouillon de bacille de Shiga, de quelques gouttes d'un filtrat de déjections provenant d'un malade atteint de dysenterie, ce savant eut la surprise de constater que le liquide s'éclaircissait et devenait bientôt stérile. Une goutte de la culture lysée, reportée dans une culture récente de bacille de Shiga, la lyse à son tour. Plusieurs passages successifs peuvent être obtenus et l'action lytique, loin de diminuer d'intensité, paraît s'exalter progressivement.

Additionnés, peu après l'ensemencement avec du bacille de Shiga, d'une goutte de culture en bouillon lysée, des tubes de gélose restent stériles ou se recouvrent d'une couche microbienne irrégulière, avec des plages nues. Lorsqu'on touche ces plages avec un fil de platine, et qu'on plonge ce fil dans une émulsion fraîche de bacilles dysentériques, la lyse se produit en quelques heures.

Ce principe lytique est très répandu dans la nature. J. Dumas l'a mis en évidence dans les matières fécales d'individus n'ayant jamais souffert d'infections intestinales, dans les déjections de cobayes, la terre, l'eau de conduite, l'eau de Seine. Son activité augmente au cours des passages en série, en présence de bacilles de Shiga. Détruit à 65°, il paraît se comporter comme une substance vivante qui se reproduirait uniquement aux dépens des microbes lysables. D'Hérelle n'hésite pas à le considérer comme un germe ultramicroscopique, parasite obligatoire des bactéries normales : un *ultramicrobe bactériophage* indéfiniment repiquable en série, auquel il attribue un rôle primordial dans l'évolution des maladies infectieuses et l'immunité.

Tuées par la chaleur ou les antiseptiques, les bactéries ne sont pas dissoutes par le bactériophage. Celui-ci se multiplie dans les cultures vieilles, mais ne les lyse pas. Il n'agit qu'en milieu alcalin ; la plus faible trace d'acidité lui est nuisible. Les produits solubles, qui résultent de la lyse microbienne, inhibent son action. La présence ou l'absence d'oxygène ne modifie pas la marche du phénomène, mais la température exerce une influence très marquée : celle qui convient le mieux à la lyse correspond à la température optimum de culture de la bactérie. Les électrolytes sont nécessaires (Lisbonne et Carrère, Da Costa Cruz).

Le bactériophage résiste à la plupart des agents de destruction. En tubes scellés, il conserve son activité pendant plus de six ans ;

la dessiccation n'a aucun effet, mais un chauffage à 65°, prolongé
pendant trente minutes, le tue. En milieu acide ou alcalin, il est
détruit au delà de $P_{_H}$ 2,5 et $P_{_H}$ 8,54, ce qui correspond à une concentration de $\dfrac{N}{160}$ pour les acides et $\dfrac{N}{260}$ pour les alcalis (Eliava et
Pozerski). Il résiste au sublimé à 1 p. 200, au sulfate de cuivre à
1 p. 100, à l'acide phénique à 1 p. 100, pendant plus de quatre
jours au chloroforme, et plus d'une semaine à l'essence de thym
ou de girofle. La glycérine pure, les sels de quinine neutres, à
3 p. 100, se comportent à son égard comme des antiseptiques.
L'acétone le précipite des matières albuminoïdes du bouillon
sans l'altérer ; cependant l'alcool, qui produit le même effet, le
tue en moins de vingt-quatre heures.

La lyse des bactéries par le bactériophage s'effectue sans résidu.
La nature des produits dissous est encore mal connue  mais,
d'après l'action qu'exerce sur eux la température, ils ne semblent
pas constitués par des albumoses. Leur dégradation se poursuit
après la lyse, pendant que leur toxicité baisse, puis disparaît.

De même que le bactériophage est plus ou moins actif, les
bactéries se montrent plus ou moins sensibles à ses effets. Les
différentes souches d'un même germe sont dissoutes avec une
intensité variable ; leur résistance peut être exaltée ou diminuée.
Sous l'influence du bactériophage, elles subissent alors des modifications morphologiques diverses : apparition de formes en cocci
pour le bacille de Shiga, formation de capsule.

Après son isolement d'un organisme, le bactériophage dissout
généralement plusieurs espèces bactériennes, mais son activité
varie selon ces espèces mêmes. Avec le temps, son pouvoir lytique diminue plus rapidement pour certaines bactéries que pour
d'autres.

D'Hérelle a obtenu le bactériophage des micro-organismes
suivants : bacille dysentérique de Shiga (c'est la bactérie la
plus facilement dissoute), bacilles dysentériques types Flexner
et Hiss, *B. coli*, bacilles typhique et paratyphiques A et B ;
*Salmonella*, bacille pesteux, *B. typhi murium*, *B. gallinarum*,
bacille diphtérique, staphylocoque, *Bacillus proteus*, *B. subtilis*,
vibrion cholérique, bactérie du barbone et bacille de la flacherie.

Pour Bordet et Ciuca, la lyse des bactéries serait due, non
à un ultramicrobe, comme le pense d'Hérelle, mais à une véritable autolyse qui peut être engendrée dans certaines circonstances par un produit sécrété par les leucocytes. En injectant

à plusieurs reprises dans la cavité péritonéale d'un cobaye, une culture de *B. coli*, ces auteurs ont, en effet, observé que l'exsudat péritonéal, retiré par ponction, présente à l'égard du *B. coli* les mêmes propriétés lytiques que les filtrats de cultures dysentériques à l'égard du bacille de Shiga. La lyse est ensuite transmissible en série, de culture en culture de *B. coli* vivant, car le ferment autolytique engendré par la viciation nutritive cellulaire, suffit à libérer le même principe lytique chez les microbes sains avec lesquels il entre en contact.

Lisbonne et Carrère ont réalisé de la manière suivante la lyse transmissible du bacille de Shiga. On ensemence une culture liquide de ce dernier microbe avec du *B. coli*, puis on abandonne pendant quelque temps à l'étuve cette culture mixte. On filtre ensuite sur bougie ; on ajoute quelques gouttes du filtrat à une émulsion de bacilles de Shiga et on porte de nouveau à l'étuve. On répète ces opérations à plusieurs reprises. Dès le quatrième passage, la lyse apparaît et devient transmissible en série.

Ces propriétés dissolvantes du *B. coli* se manifestent même, avec une égale intensité, lorsqu'on le cultive indépendamment du bacille de Shiga. Plus encore, les cultures filtrées de *B. coli* se comportent à l'égard du bacille de Shiga comme les cultures totales. Donc la substance lytique du *B. coli* est contenue dans les produits d'excrétion de ce germe, et la lyse transmissible, loin d'être l'effet d'un virus bactériophage, résulte bien, comme l'avaient supposé Bordet et Ciuca, d'une viciation nutritive du bacille de Shiga (Lisbonne et Carrère).

## TROISIÈME PARTIE

# ACTIONS PATHOGÈNES DES MICROBES ET RÉACTIONS DES ORGANISMES. IMMUNOLOGIE

———

## CHAPITRE XVIII

## VIRULENCE

Nombre de microbes végètent exclusivement dans les humeurs et les tissus des animaux (nous laissons de côté, pour le moment, les plantes), ce sont les *parasites stricts;* d'autres ne peuvent y croître, ce sont les *saprophytes stricts;* d'autres enfin vivent et se multiplient indifféremment *in vitro* et *in vivo*, ce sont les *parasites* ou *saprophytes facultatifs*.

Lorsqu'une espèce microbienne se développe dans les humeurs ou les cellules d'un organisme donné et engendre des désordres locaux ou généraux, cette espèce est dite *virulente* pour l'organisme. La virulence d'un microbe se trouve ainsi conditionnée par deux groupes de facteurs : les uns relatifs au germe lui-même, les autres à l'organisme parasité.

Une espèce qui se multiplie uniquement dans les tissus altérés ou détruits par les poisons qu'elle excrète, ne peut être considérée comme virulente, ni même strictement comme parasite. Cependant, divers germes, comme le bacille tétanique et le bacille diphtérique, provoquent des troubles généraux plus ou moins graves par le seul effet des produits toxiques qu'ils élaborent. Ils se montrent donc *pathogènes* comme les divers poisons minéraux ou organiques ; ils sont *saprophages*, puisqu'ils se nourrissent des cellules mortes ou altérées et des matériaux contenus dans les liquides pathologiques. Mais leur virulence apparaît nulle.

On doit admettre que les microbes se développent au sein d'un organisme non seulement parce qu'ils trouvent dans ce milieu vivant des conditions favorables à leur pullulation : substances nutritives, oxygène dissous ou combiné, acidité ou alcalinité, température, tension osmotique, tension superficielle, etc., mais encore parce qu'ils se montrent indifférents aux actions inhibitrices ou destructives qu'exerce sur eux leur hôte par l'intermédiaire de ses cellules ou de ses humeurs. Comme ces circonstances favorables et défavorables se combinent de façons très diverses, il en résulte que l'aptitude des microbes à se multiplier *in vivo* et à engendrer des troubles morbides, c'est-à-dire leur virulence, présente des modalités très nombreuses.

## I. — ASPECTS QUALITATIFS DE LA VIRULENCE.

Tantôt les parasites, tels la plupart des champignons, habitent les surfaces externe ou interne de leurs hôtes, qu'ils envahissent avec une rapidité très variable ; tantôt, au contraire, ils pénètrent dans la profondeur des tissus, s'y localisent, ou se répandent dans toute l'économie. On les rencontre encore dans des cellules déterminées (cellules épithéliales de l'intestin et des canaux biliaires pour les coccidies, hématies pour les hématozoaires du paludisme et les piroplasmes, cellules nerveuses pour le parasite de la rage), dans certains éléments dits phagocytes normaux (leucocytes, cellules de Kuppfer du foie) ou pathologiques (cellules géantes), et, le plus souvent, libres dans les humeurs. Ils résistent non seulement aux produits du métabolisme de leur hôte, mais encore à ces substances spécifiques dont la nature chimique reste inconnue, auxquelles, jusqu'à plus ample informé, nous conserverons le nom d'*anticorps*.

On a cru observer des relations étroites entre la virulence des microorganismes et certaines de leurs particularités fonctionnelles ou morphologiques. C'est d'abord l'abondance de leur culture *in vitro*. Ainsi les vaccins pastoriens du rouget du porc et le premier vaccin charbonneux apparaissent maigres, chétifs dans les milieux artificiels, comparativement à la souche virulente dont ils proviennent. En réalité, cette relation n'offre rien de constant. Nous en trouvons la preuve dans les différents types de pneumocoques qui, pour une activité pathogène égale, croissent avec une intensité différente. Parmi les pneumocoques hypervirulents, il en est qui se développent mal *in vitro*, alors que d'autres, au contraire, se multiplient très abondamment. Quant aux échantillons peu virulents, ils fournissent, d'ordinaire, des récoltes très belles et résistent infiniment mieux que les précédents aux agents physiques et chimiques (M. Nicolle, Cotoni, Truche).

Enfin, Neufeld a signalé chez cette même espèce microbienne, une curieuse relation entre la virulence et la solubilité dans la bile. Effectivement, un pneumocoque insoluble dans la bile n'est jamais virulent, tandis qu'un pneumocoque soluble l'est communément plus ou moins. Toutefois le cas reste isolé et sa signification demeure énigmatique.

En ce qui concerne le streptocoque, par exemple, et surtout la bactéridie charbonneuse, divers auteurs attribuent la cause de leur virulence à la capsule qui les entoure. Il est évident que l'interposition d'une gaine entre la cellule bactérienne et le milieu ambiant protège, dans une certaine mesure, cette cellule contre les substances bactéricides, et aussi contre l'englobement et la destruction phagocytaires. Mais, ici encore, le phénomène est inconstant. Par ailleurs, l'encapsulation est intimement liée à la composition chimique des milieux, ainsi que nous l'avons exposé au début de cet ouvrage, et son importance apparaît secondaire quant à l'activité parasitaire des bactéries.

Souvent, la mobilité est plus intense, les fonctions chimiques et les propriétés toxigènes se montrent plus développées chez les individus très virulents que chez les échantillons peu ou pas efficaces d'une même espèce. Cependant, il n'y a là encore rien de régulier.

Plus importantes sont les relations entre la virulence, la structure, la composition chimique et, comme l'a montré Mlle Raphaël, les *caractères antigènes* des microbes, c'est-à-dire leur aptitude à former des anticorps chez les sujets infectés. On connaît, par exemple, la résistance considérable qu'opposent à la digestion phagocytaire et à la lyse humorale, les bacilles tuberculeux et lépreux, particulièrement riches en matières grasses et cireuses, le *Cryptococcus farciminosus* de la lymphangite épizootique des solipèdes entouré d'une coque épaisse à double contour, les spores des bactéries. Et il résulte des recherches de Mlle Raphaël au laboratoire de M. Nicolle, que les pneumocoques les plus virulents possèdent en même temps le plus grand pouvoir et le plus grand domaine antigène. Cela veut dire que, injectés aux animaux, ils engendrent des anticorps dont l'activité dépasse dans la plus large mesure le type microbien auquel ils appartiennent.

Enfin, il existe un rapport très net entre l'indifférence des bactéries aux substances antagonistes, les anticorps spécifiques, et leur virulence. Ainsi des germes appartenant à des groupes très variés semblent, d'ordinaire, d'autant moins agglutinables, lysables par les antisérums correspondants et moins phagocytables, qu'ils se montrent plus pathogènes.

## II. — ASPECT QUANTITATIF DE LA VIRULENCE.

A l'égard d'une espèce donnée, la virulence d'un type microbien présente, comme nous l'avons dit, des degrés très divers qu'il convient de mesurer. Cette mesure de la virulence consiste à déterminer la quantité minimum de germes capable d'engendrer les troubles caractéristiques de leur parasitisme, c'est-à-dire la *dose minimum active* ou, pour les microbes qui tuent, la *dose minimum mortelle*.

Toutes conditions égales, cette dose minimum active peut varier considérablement d'un échantillon à l'autre. Parfois, un seul germe amène la mort; le plus souvent, il faut inoculer une quantité plus ou moins importante de microbes, qu'on évalue en volume de culture liquide ou en poids de corps microbiens. Mais lorsque les doses injectées atteignent un taux élevé, très différent d'ailleurs selon la nature du parasite, les résultats peuvent être faussés par l'action toxique des corps microbiens eux-mêmes. Alors, les symptômes provoqués par les microbes vivants ne se distinguent pas sensiblement de ceux que déterminent leurs poisons, et la mesure de leur virulence devient impossible.

## III. — RELATIONS ENTRE LA VIRULENCE DES MICROBES ET LA RÉCEPTIVITÉ DE LEURS HÔTES.

La virulence n'est pas une propriété générale, inhérente à l'espèce microbienne considérée. C'est une propriété essentiellement variable et contingente, qui se manifeste seulement dans certaines circonstances précises et dans des conditions bien déterminées. A côté de germes dont la virulence est très étendue, comme le virus rabique, la bactéridie charbonneuse, le bacille tuberculeux bovin, qui sont aptes à végéter chez un grand nombre d'espèces animales, il s'en trouve d'autres, comme les virus de la clavelée, de la peste porcine, les bacilles de la lèpre et du chancre mou, le gonocoque, des protozoaires, divers champignons, qui ne se développent que chez de rares espèces. D'autres, inoffensifs pour des individus normaux, peuvent envahir les sujets affaiblis ou malades de la même espèce : la poule normale résiste à la bactéridie charbonneuse, mais non la poule refroidie (Pasteur) ou préalablement traitée par des substances antipyrétiques (Wagner). D'autres encore frappent les animaux jeunes, et laissent indemnes les individus âgés, ou réciproquement (bacille du rouget du porc, teignes). Il suffit même, dans quelques cas, de faire varier la voie de l'inoculation pour qu'un même microbe apparaisse hypervirulent, peu actif ou avirulent à l'égard d'une même espèce animale. Nous retrouverons ces faits en étudiant l'infection.

Tantôt l'association microbienne augmente la virulence de chacun des germes ou d'un seul (*B. prodigiosus* et *B. Chauvœi*) (Charrin et Roger), tantôt, au contraire elle la diminue ou la supprime (bactéridie charbonneuse avec le bacille pyocyanique ou le bacille de Friedlander).

Enfin, souvent, diverses bactéries comme les bacilles tuberculeux et morveux végètent lentement *in vivo*, et leurs effets pathogènes se limitent alors à de minuscules foyers. Puis subitement, dans des conditions encore mal connues, les germes ainsi fixés se développent avec une extrême intensité, provoquent des troubles graves et des lésions étendues, qui entraînent la mort dans un court délai.

La variété de ces aspects, et d'autres sur lesquels nous ne pouvons insister, montre qu'il n'existe pas de virulence absolue et que cette propriété des microbes est liée à un grand nombre de facteurs dont il faut tenir compte dans sa détermination et dans sa mesure.


## IV. — MODIFICATIONS EXPÉRIMENTALES DE LA VIRULENCE.

Peut-on transformer les saprophytes stricts en pathogènes? Les microbes inoffensifs en microbes virulents? Les microbes virulents en microbes inoffensifs? Peut-on créer des maladies nouvelles? Pasteur qui, le premier, a posé ces questions, a émis l'hypothèse que de simples saprophytes, trouvant un terrain propice chez des individus affaiblis, se sont multipliés aux dépens de ceux-ci, puis, par des passages successifs, se sont adaptés à la vie parasitaire, et à tel point, que certains d'entre eux sont deve-nus des parasites stricts. Nous verrons, par la suite, comment avec Chamberland et Roux, il a résolu le problème inverse de la dégra-dation progressive du parasitisme microbien et de l'atténuation de la virulence.

Quand on envisage l'influence qu'exerce le milieu ambiant sur les diverses propriétés des microbes, leur métabolisme, leurs manifestations fonctionnelles et leur morphologie, on est naturel-lement conduit à admettre que leur virulence est également fonc-tion des mêmes. facteurs externes : mécaniques physiques, chi-miques, biologiques, et qu'elle peut s'accroître ou diminuer, pa-raître ou disparaître, quand on fait varier *in vitro* et *in vivo* les conditions de leur développement. En réalité, s'il est assez facile de provoquer des variations quantitatives de l'activité patho-gène d'un germe ou d'atténuer, jusqu'à la rendre complètement inoffensive, une bactérie virulente, les exemples de transforma-tion inverse d'un microbe saprophyte en microbe virulent sont exceptionnels.

Pour adapter des microbes non pathogènes à la vie parasitaire, Vincent a fait l'expérience que voici : On introduit dans la cavité péritonéale de cobayes, des petits sacs de collodion remplis de bouillon ensemencé avec le *B. megatherium* ou avec le *B. mesentericus vulgatus*, originellement inoffensifs. Tous les cinq ou six jours, on fait un prélèvement et on réensemence les germes ainsi cultivés *in vivo* dans un nouveau sac qu'on introduit dans la cavité péritonéale d'un cobaye neuf. D'abord grêle, le développement microbien augmente à chaque repiquage, et l'activité pathogène des bacilles ne tarde pas à se manifester. Au quatrième passage, le *B. megatherium* tue la souris par inoculation sous-cutanée ; après six passages il tue le cobaye par inoculation intrapéritonéale et le lapin par inoculation intra-veineuse. Mais la virulence ainsi acquise, comme celle du *B. mesentericus* obtenue dans les mêmes conditions, disparaît dès qu'on cesse l'usage des sacs.

De même, des variétés non pathogènes de *Sporotrichum* peuvent acquérir un haut degré de virulence quand on les inocule en série à des rats (Gougerot) ; et, spontanément, des bactéries saprophytes, comme le *B. subtilis*, se sont montrées capables d'engendrer des troubles et de créer des lésions (Silberschmidt).

Sans doute ces faits sont bien exceptionnels et les résultats obtenus incomplets et transitoires. Mais la plasticité des êtres élémentaires est telle, le champ de leurs variations est si étendu, leur modificabilité individuelle, qui favorise la sélection, si profonde, qu'on peut admettre, pour certaines espèces au moins, qu'un chercheur heureux saura un jour, en multipliant les expériences, et d'étape en étape, accoutumer un microbe saprophyte à végéter dans ce milieu très spécial que représentent les organismes supérieurs, transformer les conditions de son métabolisme au point de rendre pathogène ses produits d'excrétion et de sécrétion, et fixer héréditairement les propriétés ainsi acquises.

### A. — *Variations quantitatives.*

Ces variations se caractérisent par la diminution ou l'augmentation de la dose minimum active des germes inoculés, l'allongement ou le raccourcissement du temps d'incubation ; ultérieurement, par une gravité plus ou moins grande des troubles observés et l'évolution plus ou moins rapide de la maladie provoquée.

1° *Augmentation.* — L'augmentation de la virulence se produit généralement à la suite de passages en série sur des animaux réceptifs. C'est ainsi que Marmorek a obtenu des races de streptocoques hypervirulents, tuant le lapin à la dose de 0,000 001, au lieu de 1 centimètre cube primitivement. Mlle Tsiklinsky a également réussi à remonter la virulence du premier vaccin charbonneux en l'inoculant successivement à des animaux de plus en plus résistants : jeunes souris, jeunes cobayes, cobayes adultes, lapins adultes.

Le mécanisme de cette transformation est encore mal connu. On peut simplement supposer que les germes s'équilibrent progressivement et s'adaptent de plus en plus étroitement à l'organisme infecté (Bordet), ou qu'une véritable sélection des individus les plus robustes, mieux pourvus d'antigènes communs à ceux de l'hôte et plus indifférents aux anticorps, se produit au sein des humeurs et des tissus (M. Nicolle).

Mais il ne faudrait pas conclure, d'après ces exemples, que la méthode des passages *in vivo* est applicable à tous les germes pathogènes et permet d'exalter leur activité ou de leur restituer une virulence éteinte ou affaiblie. Malgré des centaines d'inoculations poursuivies pendant plus de trente années, avec des microbes variés et sur des espèces animales diverses, M. Nicolle et

ses collaborateurs ont rarement observé un accroissement net
et durable de l'activité pathogène des bactéries. Dans les cas
positifs, l'augmentation obtenue était médiocre, la dose minimum mortelle s'abaissait à l'égard d'une espèce donnée, mais les
mêmes germes se montraient incapables de tuer les animaux
moins sensibles d'une autre espèce animale. Par contre, spontanément, des pneumocoques conservés à basse température, sans
passages *in vivo*, et repiqués rarement, ont présenté des augmenta-
tions de virulence inattendues. Plusieurs échantillons, inefficaces
ou presque, sont même devenus très actifs après un temps variable. Un pneumocoque A, virulent à l'origine, s'est d'abord considérablement affaibli à la glacière ; après un an, il est remonté à
sa puissance originelle; il s'y est maintenu pendant quelques mois ,
puis son activité a diminué et, pendant treize ans, il est resté
inoffensif.

2º *Diminution*. — Cette diminution de la virulence se réalise
d'elle-même dans les cultures entretenues au laboratoire, trop
rapidement au gré des bactériologistes. Nombre de germes
perdent rapidement leur activité pathogène lorsqu'ils sont transplantés en série sur les milieux artificiels (streptocoques, staphylocoques et pasteurella, bacille de la peste, bactéridie charbonneuse); d'autres, au contraire, la conservent indéfiniment
presque sans altération. Certains échantillons d'une même espèce
microbienne ne fléchissent pas, alors que d'autres s'affaiblissent
plus ou moins vite : telle souche de streptocoque reste hyper-
virulente pendant plusieurs mois (M. Nicolle et Césari), telle
autre s'atténue après quelques passages *in vitro*, telles souches
de bacilles tuberculeux humains ou bovins se montrent de moins
en moins actives, telles autres, au contraire, entretenues dans
les mêmes conditions, conservent le même pouvoir pathogène.
Le bacille tuberculeux aviaire s'atténue beaucoup plus vite que
le bacille tuberculeux des mammifères, bien que sa végétabilité
se conserve plus longtemps.

Artificiellement, on produit une chute de la virulence quand on
soumet les microbes à diverses influences physiques ou chimiques
défavorables. Avant d'énumérer celles-ci, nous ferons remarquer
que cette dégradation de l'activité pathogène présente deux
modalités : tantôt elle est transitoire, individuelle, c'est l'*affaiblissement ;* tantôt elle est définitive et fixe, c'est l'*atténuation*.
Quand on *affaiblit* un microbe, les cellules-filles reprennent l'activité originelle dès que les conditions du développement rede-

viennent normales, ou à la suite d'un passage *in vivo*. Quand on *atténue* les mêmes germes, ils conservent héréditairement l'activité diminuée. Nous devons à Pasteur cette découverte fondamentale de l'atténuation et de l'affaiblissement provoqués des microbes, qui lui a permis de préparer les premiers vaccins bactériens.

Les altérations de la virulence sont comparables à celles des autres propriétés microbiennes, zymogènes, chromogènes, photogènes ; elles reconnaissent des causes analogues que nous allons passer en revue.

### B. — *Principales causes des variations quantitatives de la virulence.*

1º *Chaleur.* — En 1880, Toussaint reconnut que le sang charbonneux préalablement défibriné, chauffé à 55º pendant dix minutes, se montre incapable de transmettre la maladie aux bovidés. Chauveau, en soumettant à la température de 50º le sang charbonneux défibriné et contenu dans des pipettes scellées, obtint un premier vaccin après dix-huit minutes et un second vaccin plus actif, après neuf ou dix minutes.

Lorsqu'il s'agit de germes sporulés, la virulence ne cède qu'à des températures plus élevées : il faut chauffer pendant sept heures à 100-104º les tissus envahis par le *B. Chauvœi* pour préparer le premier vaccin du charbon symptomatique des bovidés et pendant sept heures à 90-94º pour préparer le deuxième vaccin (Arloing, Cornevin et Thomas). On peut également transformer les cultures pures de *B. Chauvœi* en vaccin par le chauffage pendant deux heures à 70º (Leclainche et Vallée).

Dans tous ces cas, l'abaissement de la virulence est transitoire et les vaccins obtenus sont des virus simplement affaiblis, susceptibles de récupérer toute leur activité dès leur premier passage sur des animaux très sensibles ou sur les milieux artificiels.

2º *Culture à une température dysgénésique.* — Le *B. Chauvœi*, cultivé à 43-44º dans le bouillon de foie peptoné, non additionné de carbonate de chaux, qui saturerait les acides produits, perd, au bout de quinze jours, tout pouvoir pathogène vis-à-vis des bovidés et des cobayes. Cette atténuation paraît définitive et fixe, et les germes ainsi rendus avirulents confèrent l'immunité au même titre que les cultures chauffées (Leclainche et Vallée).

3° *Chaleur et aération (méthode d'atténuation pastorienne).* —
Le bacille du choléra des poules et celui du rouget, cultivés à
35-37°, au large contact de l'air, perdent graduellement leur activité pathogène. En prélevant chaque jour, à partir d'un certain
moment, une trace de la culture-mère, et en faisant des réensemencements, on obtient une *échelle de virulence* dont deux éche-
lons, convenablement choisis, représentent d'excellents vaccins.
Les mêmes microbes, maintenus à 35-37° dans un milieu pauvre-
ment aéré, ou bien à une température trop basse et au contact
de l'air, ne s'atténuent pas, au moins sensiblement.

La bactéridie charbonneuse est également justiciable de la
méthode pastorienne, mais à la condition d'employer un artifice
de culture. On sait que ce microbe sporule à 35-37° dans les
milieux artificiels et les cadavres, alors que dans les organismes
vivants, il existe uniquement sous la forme mycélienne. Or, les
spores ne sont nullement atteintes par le séjour prolongé à
l'étuve, quelle que soit l'aération, et leur virulence reste intacte.
Aussi, pour résoudre le problème de l'atténuation de la bactéridie,
Pasteur, Chamberland et Roux se sont-ils efforcés d'entraver la
sporogenèse. Ce résultat a été obtenu en maintenant à 42-43°
le bouillon ensemencé avec du sang charbonneux, prélevé pendant
la période septicémique. A cette température, les bactéridies
végètent encore assez abondamment, mais elles ne produisent
plus de spores, et leur virulence s'affaiblit peu à peu. Si l'on
réensemence chaque jour les cultures-mères affaiblies, on réalisera,
comme précédemment, une *gamme de virulence* dans laquelle on
cherchera les deux vaccins classiques. Reportées à 35-37°, les
cultures-filles produisent des spores qui donneront naissance à de
nouvelles formes filamenteuses, dont l'activité sera identique à
celle des cellules-mères. Ainsi les spores, réfractaires aux méthodes
d'atténuation directes, héritent des modifications imprimées aux
formes végétatives de la bactéridie et les transmettent intégra-
lement aux cellules filamenteuses. L'affaiblissement obtenu est
fixe, stable, héréditaire. Nous sommes en présence d'une véritable atténuation.

4° *Dessiccation (méthode pastorienne d'affaiblissement).* —
Les microbes secs perdent plus ou moins rapidement leur activité.
C'est en desséchant au contact de l'air les moelles rabiques à 23°
que Pasteur, Chamberland et Roux, ont préparé une série de vaccins
de virulence décroissante qui, inoculés successivement aux individus mordus par un chien enragé, leur permet de résister aux

atteintes de la rage. Les moelles sèches deviennent avirulentes le cinquième ou sixième jour. On commence les inoculations par les moelles du quatorzième jour, on continue par celles du trei-zième jour et ainsi de suite jusqu'à celles du troisième jour. En fait, dans cet affaiblissement progressif du virus rabique au sein des moelles, l'oxygène de l'air intervient pour une part très importante.

5º *Lumière. Pression. Oxygène comprimé.* — On les a utilisés pour la préparation des vaccins charbonneux (Arloing, Chauveau), mais ces vaccins ne sont guère entrés dans la pratique.

6º *Réaction et composition des milieux de culture.* — L'acidité et l'alcalinité exagérées des milieux, initiales ou consécutives au développement des microbes, affaiblissent la virulence, surtout lorsqu'on effectue des passages successifs. Un bel exemple d'atté-nuation lié à la composition des milieux et, par conséquent, à des modifications nutritives des germes, nous est fourni par le mi-crobe de la péripneumonie des bovidés, étudié par Dujardin-Beaumetz. Ce germe, normalement inoffensif pour la chèvre et le mouton, devient virulent pour ces espèces lorsqu'il est cultivé dans un milieu additionné de 10 p. 100 de sérum de chèvre ; cultivé en sérum de cheval, il devient virulent pour la chèvre et le mouton, mais s'atténue à l'égard du bœuf ; cultivé en sérum de bœuf, il reste virulent pour le bœuf, mais ne le devient pas pour la chèvre et le mouton. D'après Manfredi, quand on ensemence la bactéridie charbonneuse dans des milieux contenant 1/3 à 23 en volume de matières grasses, son activité disparaît rapide-ment.

7º *Antiseptiques.* — Chamberland et Roux ont montré que les bactéridies du charbon s'atténuent dans les bouillons addition-nés de substances antiseptiques (acide phénique à 1 p. 600, 1 p. 2 000, bichromate de potasse à 1 p. 1 200, 1 p. 1 500), et que les spores elles-mêmes sont atteintes par le séjour prolongé à 35º dans l'acide sulfurique à 1 p. 200. Des constatations analogues ont été faites pour divers microbes.

C. — Variations qualitatives.

Soit un microbe $x$ pathogène pour deux espèces animales A et B ; nous pouvons augmenter son activité à l'égard de A en l'inoculant en série aux animaux de cette espèce. Que devient alors sa virulence vis-à-vis de B? Le plus souvent, elle reste invariable, parfois elle diminue, plus rarement elle augmente. Exemples classiques de diminution : le bacille du rouget, après passage chez le lapin, devient moins virulent pour le porc ; le virus rabique devient moins pathogène pour le chien, après avoir passé par l'organisme du singe (Pasteur). Exemple classique d'augmentation : le bacille du rouget inoculé en série au pigeon se révèle plus virulent pour le porc (Pasteur). Cependant, un microbe exalté par passage chez un animal ne l'est pas forcément pour un autre. Le bacille du rouget, par exemple, complètement adapté au lapin ne tue ni la souris, ni le pigeon ; complètement adapté à la souris, il ne tue plus le porc ; venant du porc, il ne tue même pas toujours la souris (Voges). Des streptocoques hypervirulents pour le lapin se sont montrés inoffensifs à l'égard de l'homme (Koch et Pétruschky). Les passages par la poule laissent au microbe du choléra aviaire sa virulence initiale vis-à-vis du cobaye, mais ne l'augmentent pas (Voges). Il y a plus, le vibrion cholérique, accoutumé à produire le choléra du type intestinal chez les jeunes lapins, ne devient pas plus actif pour le cobaye lorsqu'il est inoculé par la voie péritonéale, ainsi que l'a démontré Metchnikoff.

Donc, en règle générale, si l'on veut exalter un virus vis-à-vis d'une espèce ou même d'un organe ou d'un tissu, il faut l'habituer à cette espèce, cet organe ou ce tissu par des passages réguliers, en série. C'est probablement ainsi que, dans la nature, au cours des temps, un grand nombre de germes se sont différenciés à partir d'une souche commune et, à tel point, qu'on ne peut souvent leur faire subir expérimentalement la transformation inverse et les ramener, graduellement ou par un phénomène de mutation brusque, au type originel.

Cette sorte d'accoutumance étroite à un milieu vivant très particulier, paraît résulter d'une lente sélection spontanée de germes plus plastiques, plus aptes à subir des variations plus étendues, successivement transmises et peu à peu héréditairement fixées. Elle se manifeste avec une évidence frappante chez les divers types actuels de bacilles tuberculeux humains, bovins, aviaires, pisciaires, dont la souche commune primitive a engendré aussi, peut-être, le groupe, plus nombreux encore et non moins différencié, des bacilles paratuberculeux, acido-résistants ; chez les quatre types de pneumocoques pathogènes pour l'homme et les nombreuses variétés pathogènes pour les autres espèces ou avirulentes ; chez les méningocoques, les pasteurella, les streptocoques, etc...

Si l'on en juge par les expériences de Dieudonné, il est possible de rendre pathogène un microbe normalement avirulent pour une espèce dont la température normale, trop haute ou trop basse, s'oppose à sa végétation. C'est ainsi que le savant allemand a conféré le charbon aux grenouilles avec des bactéridies accoutumées à la température de 10°, et aux pigeons avec des bactéridies accoutumées à la température de 42°. Ces modifications expérimentales de la virulence sont superposables aux modifications de la chromogenèse du *B. prodigiosus* obtenues par le même expérimentateur. Mais il faut bien se garder de croire que, dans leur déterminisme, la température de développement constitue le facteur primordial. Après Dujardin-Beaumetz, Brocq-Rousseu, Forgeot et Urbain ont, en effet, montré le rôle joué par la composition des milieux de culture dans les variations qualitatives de la virulence. Le streptocoque gourmeux étudié par ces auteurs est naturellement inoffensif pour le pigeon ; cultivé en série sur des milieux au sang de pigeon, il devient pathogène à l'égard de cet animal.

## V. — Conservation de la virulence.

La virulence est plus difficile à conserver intacte que la vitalité. On évitera la chaleur, l'air, la lumière, l'acidité ou la trop grande alcalinité ; on donnera la préférence aux milieux solides et aux milieux additionnés de sérum ; enfin, on s'adressera à des cultures riches.

Pour montrer l'influence des solutions nutritives sur la conservation de l'activité pathogène, nous rapporterons les formules suivantes de Marmorek, applicables au streptocoque, et dont la valeur décroît de la première à la dernière.

|   |   |   |
|---|---|---|
| *a.* | Sérum humain | 2 parties. |
|   | Bouillon | 1 partie. |
| *b.* | Sérum d'âne | 2 parties. |
|   | Bouillon | 1 partie. |
| *c.* | Sérum de cheval | 2 parties. |
|   | Bouillon | 1 partie. |

Le liquide d'ascite peut remplacer le sérum humain, mais il faut alors changer les proportions.

|   |   |
|---|---|
| Liquide d'ascite | 1 partie. |
| Bouillon | 2 parties. |

Les spores gardent infiniment mieux la virulence que les formes filamenteuses correspondantes. On peut les conserver très bien à l'état sec (vaccin Arloing-Cornevin, contre le charbon symptomatique ; spores charbonneuses fixées sur des fils de soie), en les maintenant à l'abri de la chaleur et de la lumière. On aspirera les humeurs et les pulpes d'organes dans des pipettes qu'on scellera ensuite aussi près que possible du contenu pour réduire au minimum le volume d'air inclus dans le tube. Les fragments de cerveau et de moelle rabiques seront immergés dans la glycérine neutre à 33° Baumé, selon la méthode employée par Roux et Calmette. La glycérine convient également à la lymphe et aux croûtes de la vaccine, mais non au virus clave-leux ; l'eau physiologique est peu recommandable. Le sérum formolé recouvert d'huile de paraffine (Truche), la gélatine nutritive fondue avant l'incorporation des microbes conservent bien la virulence de diverses bactéries (M. Nicolle, Truche et Cotoni). Le sang charbonneux peut être déposé sur des corps absorbants (plâtre, tige de férule). Tous ces produits doivent être maintenus à l'obscurité et à basse température.

# CHAPITRE XIX

# TOXINES ET TOXINOGENÈSE

La virulence, à elle seule, ne suffit pas à caractériser toutes les propriétés pathogènes des microbes. Nombre d'entre eux, en effet, peuvent végéter abondamment dans les humeurs ou les tissus sans altérer gravement leurs fonctions ; d'autres, au contraire, provoquent rapidement la mort, bien qu'ils soient incapables de se développer dans le corps des animaux. Ces derniers germes, avirulents ou presque, agissent uniquement par les poisons qu'ils sécrètent et dont ils imprègnent l'économie.

Rappelons quelques exemples typiques. Le *B. botulinus* ne se développe jamais dans les tissus vivants. Mais il sécrète ses poisons au sein de divers aliments azotés qui deviennent alors très vénéneux et peuvent tuer l'homme ou les animaux qui les ingèrent. Nullement virulent puisqu'il ne peut végéter *in vivo*, ce microbe n'en présente donc pas moins un pouvoir pathogène élevé, dû à l'extrême toxicité de ses poisons. Le *B. Chauvæi* et le vibrion septique qui, d'après M. Nicolle, Césari et Mlle Raphaël, appartiennent à la même espèce, disparaîtraient rapidement de l'organisme et demeureraient inoffensifs si les substances toxiques qu'ils sécrètent ne possédaient des propriétés nécrosantes très marquées. C'est dans les tissus détruits, c'est-à-dire dans la matière morte, que ces germes se multiplient ; et leur développement, comme leur action pathogène se trouve intimement lié à cette mortification préalable des éléments anatomiques. Donc *virulence nulle*, mais *pouvoir pathogène très élevé* dû, ici encore, à un *pouvoir toxique* très élevé.

Incapable de végéter *in vivo*, le bacille tétanique ne devient dangereux que lorsque les germes qui l'accompagnent (Roux, Vaillard), ou les traumatismes à la faveur desquels il est inoculé, provoquent la nécrose des tissus infectés et créent ainsi un milieu favorable à sa culture. Bien qu'il paraisse jouir d'une certaine virulence de surface en développant des lésions caractéristiques de la muqueuse respiratoire, le bacille diphtérique agit également surtout par ses poisons. Ces substances jouent même un rôle si actif dans le développement *in vivo* du germe, que la thérapeutique antitoxique suffit à arrêter l'extension des fausses membranes.

Quelques bactéries, comme le bacille de Preisz-Nocard, se montrent à la fois très virulentes et très toxiques. Cependant, en l'espèce, la virulence représente incontestablement le facteur pathogène dominant, car si le sérum des chevaux atteints de lymphangite ulcéreuse possède un haut pouvoir antitoxique (Nicolle et Loiseau, Césari et Forgeot), il ne peut empêcher les progrès des lésions engendrées par le bacille spécifique.

Enfin, chez les microbes qui, comme le pneumocoque, déterminent une septicémie rapide, la virulence atteint son maximum et gouverne toute l'évolution des accidents. La fonction toxigène demeure très réduite pour chaque élément considéré individuellement et ne constitue un péril, pour le sujet infecté, que par suite de l'abondance incroyable des germes dans les humeurs et les tissus, c'est-à-dire de leur intense multiplication *in vivo*.

Désignés sous le nom de *toxines*, les poisons microbiens sont extrêmement variés. Ils se forment dans le protoplasma, d'où ils diffusent plus ou moins facilement dans le milieu ambiant. On les sépare des microorganismes, qui les sécrètent, par filtration des cultures liquides sur bougie de porcelaine ou de terre d'infusoires, ou par macération, compression, broyage ou autolyse des cellules. Ceux qui se dissolvent facilement dans les liquides de cultures sont dénommés *toxines solubles* ou *exotoxines*, par opposition aux *endotoxines* (*toxines solides* de M. Nicolle, Césari et Jouan) qui sont inséparables ou difficilement séparables des corps microbiens.

Plusieurs espèces de champignons, dont l'*Aspergillus fumigatus* (Bodin et Gautier), des protozoaires et un grand nombre de bactéries se montrent toxigènes *in vitro* ou *in vivo*. *Plasmodium malariæ* sécrète un poison qui se trouve libéré au moment de la maturation des parasites endoglobulaires ; les sarcosporidies du mouton produisent une *sarcocystine* étudiée par Laveran et Mesnil, qui tue le lapin à la dose de $0^{mmg},1$ par kilogramme. Citons parmi les principales toxines bactériennes : la *diphtérine* du bacille diphtérique, découverte par Roux et Yersin (1888); la *tétanine* du bacille tétanique (Knud Faber), la *botuline* du bacille botulique (Van Ermangen), les poisons du bacille de Preisz-Nocard (Dassonville, Carré), du bacille dysentérique (Drigalski et Conradi, Vaillard et Dopter), des microbes anaérobies de la gangrène gazeuse (Roux et Chamberland, Leclainche et Vallée, Weinberg et Séguin), du staphylocoque (Christmas, Rodet et Courmont), du streptocoque (Chantemesse, Roger, Marmorek).

Des substances analogues sont également élaborées par les plantes (*phytotoxines*) et par divers animaux (*zootoxines*). Les phytotoxines comprennent entre autres la *ricine* des graines de *Ricinus communis*, l'*abrine* des graines d'*Abrus precatorius*, la *crotine* des graines de *Croton tiglium*, la *robine* des feuilles et de l'écorce des racines de *Robinia pseudo acacia;* et les zootoxines : les *venins* de serpents, lézards, araignées, scorpions, abeilles, les *sérums* d'anguilles et de serpents, les *poisons des glandes* annexées aux épines de divers poissons (*Synanceia brachio, Trachinis draco, Scorpoena scorpha*).

## I. — NATURE, PROPRIÉTÉS PHYSICO-CHIMIQUES ET BIOLOGIQUES DES TOXINES.

Toxines solubles et toxines solides constituent des mélanges fort complexes que les bactéries synthétisent dans les milieux habituels et dans les milieux chimiquement définis (corps minéraux et organiques). Comme elles n'ont jamais été préparées à l'état de pureté, leur nature exacte reste inconnue. Elles se comportent comme des colloïdes électro-positifs et sont le plus souvent associées à des matières protéiques. On y rencontre parfois plusieurs substances toxiques qui diffèrent entre elles par leur action sur les organismes et les cellules. Telle la toxine tétanique, dans laquelle Ehrlich et Madsen ont distingué une *tétanospasmine* convulsivante et une *tétanolysine* hémolysante

Par plusieurs de leurs caractères : état colloïdal, filtrabilité, adsorption, résistance à la chaleur, action à des doses excessivement faibles (la toxine tétanique tue la souris à la dose de $0^{cc},000\,001$), formation d'anticorps spécifiques chez les animaux, elles sont comparables aux diastases, dont il est parfois difficile de les distinguer.

Selon Ehrlich, la toxine diphtérique serait formée :

1° d'une *toxine vraie*, dont chaque molécule comprend un *groupe haptophore* doué d'une grande affinité pour certains constituants cellulaires auxquels il s'unit chez les animaux réceptifs, et un *groupe toxophore* qui exerce ses effets quand la liaison du groupe précédent avec les éléments sensibles s'est produite. Cette toxine vraie possède également une forte affinité pour l'antitoxine spécifique ;

2° de *toxone* faiblement toxique, responsable des œdèmes locaux, de la cachexie et des paralysies tardives. Son affinité pour l'antitoxine est moindre [que celle de la toxine vraie ; néanmoins, elle vaccine et donne également naissance *in vivo* à des antitoxines.

Privée de son groupe toxophore, la toxine se transforme en *toxoïde* qui, dépourvue de nocivité, reste capable de provoquer la formation d'antitoxine *in vivo* et de la neutraliser *in vitro*.

Dans les milieux de culture, la toxone est associée à la toxine vraie.

M. Nicolle, Césari et Jouan distinguent deux éléments dans chaque toxine : un élément actif et non antigène et un élément actif et antigène, c'est-à-dire susceptible d'engendrer *in vivo* des substances neutralisantes ou *antitoxines*. Le premier correspond à un ou plusieurs composés chimiques simples ou relativement simples. Il se rencontre dans les divers poisons d'un même groupe. Le second, représenté par un substratum colloïdal, favorise le jeu des composés chimiques actifs, en multipliant leur surface d'attaque ; son individualité chez chaque représentant d'un même groupe est démontrée par l'influence spécifique des sérums correspondants. La justesse de cette conception a été récemment démontrée par les belles expériences de Ramon qui, en faisant agir sur les toxines le formol à la température de l'étuve, est parvenu à supprimer l'élément actif, tout en conservant l'élément antigène, producteur d'anticorps et immunisant (*anatoxines*),

## A. — *Toxines solubles (Exotoxines).*

Les toxines solubles tuent les animaux à des doses parfois infimes. Elles sont différemment affectées par les agents physiques et chimiques, dialysent très lentement et s'affaiblissent par filtration sur les bougies poreuses. Si le chauffage à 50° pendant une demi-heure les modifie peu, la majorité de ces poisons microbiens s'altèrent à tel point vers 75-80°, qu'il faut en injecter de fortes doses pour tuer les animaux. A 100°, leur altération est encore plus profonde. Cependant plusieurs d'entre eux, comme les toxines d'origine animale (venin de cobra) supportent sans grand dommage une ébullition prolongée. Desséchées, les toxines se montrent, comme les diastases, plus résistantes à la chaleur. Ainsi la tétanine, sous la forme de filtrats·de culture, est inactivée en une heure et demie à 55° et détruite en cinq minutes à 68°, alors qu'à l'état sec elle résiste partiellement au chauffage à 80°, pendant une heure.

D'une manière générale, le vieillissement, l'autolyse, la lumière solaire, les rayons X, les substances fluorescentes, les changements de réaction des milieux, l'oxygène, le chlore, le formol, les sels bivalents ou trivalents affaiblissent ou inactivent les toxines ; l'iode et le sulfure de carbone détruisent leurs groupes toxophores et, par conséquent, les transforment en toxoïdes (Ehrlich). Quelques-unes résistent énergiquement aux acides ; d'autres perdent leur activité, puis la récupèrent après neutralisation, soit totalement (poison diphtérique, poison du bacille de Shiga) ; soit partiellement (poison staphylococcique) ; beaucoup restent détruites pour toujours lorsqu'elles sont additionnées d'acides. Celles qui tuent par ingestion comme la botuline sont insensibles aux enzymes digestives et à la bile ; la diphtérine et la tétanine ingérées sont, au contraire, détruites et ne provoquent alors aucun trouble.

En présence de sulfate d'ammoniaque ou de sels de métaux lourds, les poisons microbiens se précipitent. Cette propriété est souvent mise à profit pour les concentrer : on sature par le sulfate d'ammoniaque les cultures filtrées, un précipité d'albumoses se forme, qui entraîne les produits dissous. Débarrassé du sulfate d'ammoniaque à l'aide de la dialyse, le précipité se révèle infiniment plus toxique que le filtrat originel. Le charbon, le kaolin, la lécithine, la cholestérine (Landsteiner), des graisses et des cires, le carmin (Stoudensky), l'adrénaline (Marie) fixent les toxines par adsorption, pendant que la tension superficielle de leurs solutions augmente parallèlement (Zunz).

### B. — *Toxines solides (Endotoxines).*

Les cellules microbiennes sont parfois toxiques, alors même qu'elles ne laissent diffuser aucun poison dans les liquides de culture. Depuis Pfeiffer, on désigne sous le nom d'*endotoxines* ces poisons fixés sur le substratum microbien. Elles se comportent comme les toxines solubles dont elles ne diffèrent que par leur liaison plus étroite avec le protoplasma cellulaire et, d'après certains auteurs, par leur incapacité à former des anti-endotoxines *in vivo*. Comme les diastases non diffusibles (zymase), on les extrait par broyage, pression, macération. L'autolyse, l'incorporation des germes au sulfate de soude anhydre (Rowland, M. Nicolle, Debains, Loiseau), ou au sel marin (Besredka), ou encore la congélation des bactéries dans l'air liquide (Mac Fadyen, Rowland) sont également employées avec succès.

Leur activité, très variable, est, en général, beaucoup plus faible que celle des toxines solubles. Si l'endotoxine coquelucheuse, par exemple, exerce, même à une dose minime, une action irritante et nécrosante très intense, il ne faut pas moins de 16 milligrammes de bactéries du choléra des poules, inoculées dans la cavité péritonéale, pour tuer un cobaye.

On rencontre ces endotoxines chez diverses espèces microbiennes : bacille pesteux, bacilles typhique et paratyphiques, bacilles dysentériques, bacilles tuberculeux et paratuberculeux. Quant aux bactéries qui produisent en même temps des poisons solubles (bacille diphtérique, bacille de Preisz-Nocard, bacille de Schmorl, staphylocoques), leurs poisons adhérents jouissent exactement des mêmes propriétés que l'exotoxine correspondante (M. Nicolle, Loiseau et Forgeot).

Les endotoxines sont distinctes des composés protéiques qui les contiennent et qui constituent, selon l'expression de M. Nicolle et Loiseau, la *substance fondamentale* des microbes. Celle-ci se montre inoffensive à l'égard des sujets neufs, mais elle les sensibilise activement aux produits homologues (phénomène d'Arthus lors de l'épreuve, réactions tuberculinique et malléinique).

## II. — TOXINOGÉNÈSE

Les causes qui influent sur la production *in vitro* des toxines se rapportent aux microbes, aux milieux de culture et aux circonstances extérieures.

Dans la même espèce microbienne, on peut rencontrer des échantillons atoxigènes et des échantillons plus ou moins actifs. Ce fait est particulièrement marqué chez le bacille diphtérique dont certaines souches sont hypertoxigènes, tel le bacille isolé par Park et Williams et adopté par la plupart des instituts de sérothérapie, alors que d'autres n'élaborent aucun poison. D'autre part, pour un même échantillon, la fonction toxigène subit parfois, et sans cause apparente, des oscillations considérables (Madsen).

Les solutions nutritives favorables à la production des toxines varient beaucoup selon l'agent pathogène. Les sels minéraux sont indispensables ; souvent même, il convient de les employer à des doses plus élevées que pour obtenir un développement microbien abondant : le bacille diphtérique a surtout besoin de phosphore, le bacille tétanique de chlorures. Les sucres qui favorisent la végétation se montrent généralement nuisibles à cause de la production d'acides (bacille diphtérique) Mais ils n'ont aucune influence sur les fonctions toxigènes des germes qui se développent mieux dans les milieux additionnés d'acides (bacille botulique), ou qui les neutralisent rapidement (bacille tétanique).

D'ordinaire, le milieu doit être ou rester alcalin. Mais si la basicité devient trop forte, la toxicité des liquides de culture diminue. Le bouillon Martin ajusté à une réaction qui varie de $P_H$ 7,5 à $P_H$ 7,9, donne des résultats très réguliers dans la production de la toxine diphtérique. Au delà de $P_H$ 8,6, le poison ne paraît pas se former ; au dessous de $P_H$ 6,8, son activité baisse fortement. Avec un $P_H$ initial de 5,8 à 6,1, les cultures filtrées ne tuent le cobaye, en quatre jours, qu'à la dose de 1/10 de centimètre cube au lieu de 1/700 quand la réaction du milieu varie au départ entre $P_H$ 6,8 et $P_H$ 7,8 (Abt et Loiseau).

L'azote albuminoïde est indispensable sous la forme de peptones, de gélatine (bacille tétanique, bacille botulique, bacille diphtérique, vibrion cholérique), ou de sérosités (streptocoques).

La température optimum pour la fonction toxigène oscille autour de 37°. Rarement on doit descendre à 20° comme pour la bactéridie charbonneuse (Marmier).

L'aération joue un rôle important vis-à-vis des organismes aérobies susceptibles de donner naissance à des voiles superficiels (bacille diphtérique, bacille pyocyanique, vibrion cholérique). Toutefois, si dans les cultures en couche mince et en large surface, les poisons apparaissent rapidement, ils disparaissent également vite, détruits par une oxydation trop intense. Pour les anaérobies, comme le bacille tétanique, le bacille botulique et le vibrion septique, il faut assurer l'absence totale d'air.

*In vitro*, l'élaboration des toxines et leur activité varient encore avec le temps, suivant une courbe caractéristique pour chaque espèce microbienne. Dans le bouillon à la peptone de

panses (bouillon Martin), la toxine du bacille diphtérique, par
exemple, déjà active au bout de vingt-quatre heures, atteint son
maximum de toxicité vers le sixième ou le septième jour à 37°;
elle tue alors à la dose de 0$^{cc}$,001, un cobaye de 350 grammes,
en quatre jours environ. Par la suite, l'activité du poison diminue lentement (Martin).

Mentionnons enfin que des substances toxiques peuvent être
sécrétées *in vivo* par des microbes qui n'en produisent pas dans
les milieux de culture.


## III. — EFFETS DES TOXINES.

Quelle que soit leur origine, animale, végétale ou microbienne,
les toxines solubles offrent ce caractère commun d'engendrer
chez les animaux des antidotes spécifiques : les *antitoxines*.
Leurs effets pathogènes varient à l'infini selon leur nature, les
germes dont elles proviennent, la voie de l'inoculation et l'espèce
animale traitée. Tantôt elles déterminent une gamme d'altérations cellulaires dont la nécrose constitue fréquemment le terme
ultime, tantôt elles provoquent l'hypertrophie et la multiplication des éléments anatomiques. Ici elles excitent les neurones, là
elles les paralysent. Les unes dilatent les vaisseaux capillaires,
les autres les contractent...

Malgré cette variété de leurs effets, l'étude anatomo-clinique
permet de classer toutes les toxines connues en trois grands
groupes (M. Nicolle, Césari, Jouan) :

1° Les *neurotoxines*, qui ne provoquent aucun trouble local des
parties molles de l'organisme ;

2° Les toxines qui produisent une *eschare humide*, c'est-à-dire
des altérations nécrotiques des tissus ; ce sont, de beaucoup, les
plus répandues ;

3° Les toxines qui produisent une *eschare sèche* (ricine, abrine,
poison diphtérique).

Entre l'eschare humide et l'eschare sèche, il n'existe qu'une
différence de degré résultant d'une différence de vitesse réaction-
nelle. Le *bourbillon* représente une réaction moins intense que
l'eschare ; il est produit par toutes les toxines lorsque la quantité de poison émise par les germes est minime. A l'extrême
limite inférieure des altérations anatomiques, nous trouvons le
*granulome* qui reconnaît pour cause une action très faible, mais
très prolongée du poison.

Les endotoxines ou toxines solides provoquent les mêmes effets
que les toxines solubles, mais avec un intensité moindre, par
suite de leur plus lente diffusion. Localement, selon leur activité
et la vitesse de leur résorption, elles produisent une eschare
sèche ou humide, un bourbillon précédé ou non d'eschare, un
abcès ou enfin un granulome.

Quelques poisons microbiens ne manifestent leur action
sur les éléments cellulaires qu'après une période d'incubation,
après un *temps mort* (toxine tétanique, toxine botulinique,
toxines à eschare sèche), tandis que d'autres peuvent tuer
très rapidement, surtout lorsqu'ils pénètrent d'emblée dans la
circulation (venins purs des colubridés, toxines à eschare humide).

En dernière analyse, la classification des toxines se réduit au
tableau suivant :

|  | *à incubation.* | *sans incubation.* |
|---|---|---|
| *Poisons* | | |
| Neurotoxines pures.......... | Toxine tétanique | Venins de colubridés |
| Toxines à eschare humide .... | Aucune | Toutes |
| Toxines à eschare sèche ...... | Toutes | Aucune |

## IV. — Modes d'action des toxines.

Quel est le mode d'action de tous ces poisons? Avec M. Nicolle,
Césari et Jouan, on peut, *a priori*, le concevoir comme double :
*direct* lorsque les toxines provoquent des troubles graves des
constituants humoraux et cellulaires essentiels ; *indirect* quand
la dislocation de ces constituants aboutit à la production de
poisons d'espèce banale, qui altèrent la substance « noble » des
tissus. L'effet direct paraît être la règle. Comment alors expliquer
l'action des différents types de toxines?

### A. — *Toxines à eschare humide.*

Elles semblent, d'ordinaire, décoaguler directement, lyser,
dissoudre, en quelque sorte, les colloïdes humoraux, les cellules
et les tissus de l'organisme. En réalité, cet effet lytique est précédé
d'une véritable coagulation. On le constate aisément *in vivo*
avec les venins, qui déterminent la rigidité du sang, suivie de la
phase négative de liquéfaction quand les sujets survivent. On
le constate également *in vitro* avec le venin de *Crotalus adaman-*

*tus*, par exemple, qui coagule le fibrinogène et la cornée du lapin avant de les dissoudre.

La décoagulation ultérieure peut être due aux toxines elles-mêmes ou aux humeurs, ou à la fois aux toxines et aux humeurs. L'action décoagulante, lytique des humeurs, traduite dans le sang par la phase négative de liquéfaction et dans les tissus par l'eschare humide et les nécroses viscérales, a été comparée par M. Nicolle, Césari et Jouan à celle qu'exercent les métaux lourds sur les albuminoïdes : coagulation, puis dissolution des coagula dans un excès d'albumine. Comme les altérations que provoquent *in vivo* ces composés chimiques rappellent en tous points celles qu'engendrent les toxines à eschare humide, nous sommes autorisés à admettre que le mécanisme intime de la liquéfaction secondaire par dissolution dans un excès d'albumine intervient également dans l'action escharifiante des toxines.

### B. — *Toxines à eschare sèche.*

Leur mode d'action ne diffère du précédent que par une plus grande lenteur.

### C. — *Neurotoxines.*

Certaines agissent électivement sur les albuminoïdes, d'autres sur les lipoïdes des éléments nerveux, peut-être en les hydrolysant.

### V. — PHYSIOLOGIE PATHOLOGIQUE DE L'INTOXICATION.

### A. — *Neurotoxines pures.*

Injectée sous la peau, la toxine tétanique est absorbée en partie par les nerfs (Meyer et Ransom, Marie et Morax), en partie par la circulation. Le coefficient de partage entre ces deux modes de diffusion est susceptible d'acquérir, selon les circonstances, des valeurs très diverses : chez les petits rongeurs, la fraction toxique, qui suit la voie nerveuse, suffit pour déterminer le tétanos local ; chez les grands animaux, au contraire, cette fraction est négligeable, comparativement à celle qui passe dans la circulation, sauf lorsqu'on injecte une grande quantité de toxine. Une quantité donnée de poison est nécessaire pour provoquer un tétanos local même chez les petits rongeurs : ceux qui reçoivent chaque jour 1/50 de la dose mortelle de toxine ne présentent aucun signe local, alors qu'on observe des accidents de tétanos généralisé (M. Nicolle et Pozersky).

Chez les cobayes inoculés avec une dose mortelle de toxine tétanique, la fraction absorbée par les nerfs atteint les centres médullaires correspondants. L'intoxication de ces centres se révèle par la raideur musculaire et l'hyperéflectivité. Quant à la fraction qui pénètre par la voie circulatoire, elle est résorbée au niveau des terminaisons nerveuses : elle produit d'abord le phénomène d'hyperesthésie générale, puis la parésie et enfin l'arrêt respiratoire mortel.

Lorsqu'on injecte de la toxine tétanique dans les vaisseaux, le temps d'incubation est plus long qu'après l'inoculation intracérébrale. Cependant sa fixation est rapide chez les animaux sensibles. Le poison est résorbé en abondance, d'où rigidité générale intense, hyperéflectivité extrême et, finalement, paralysie motrice avec arrêt respiratoire. Chez les animaux non sensibles (lézards, tortues) il reste libre et intact dans le sang, parfois pendant plusieurs mois.

Le mécanisme de l'intoxication tétanique paraît identique chez les espèces animales qui présentent toujours, ou habituellement, du tétanos généralisé d'emblée. On peut attribuer la prédominance de la raideur au niveau de certains groupes musculaires, soit à une affinité plus grande des nerfs correspondants pour le poison, soit, avec Marie et Morax, à leur brièveté.

Introduit par la voie cérébrale, le poison tétanique est abondamment résorbé et détermine un tétanos généralisé d'emblée, avec ou sans phénomènes psychiques, selon l'espèce animale. Inoculé dans la moelle, de préférence dans les racines postérieures, entre la moelle et le ganglion spinal, il engendre le tétanos douloureux. Pour expliquer cette forme anormale — car le tétanos offre habituellement un caractère exclusivement moteur — Meyer et Ransom admettent que les cellules du ganglion spinal fixent et détruisent la toxine tétanique.

Injectée dans les nerfs, la tétanine produit les mêmes effets que lorsqu'elle est introduite sous la peau.

L'injection intraviscérale provoque le tétanos généralisé ; l'injection intrapulmonaire amène la mort par troubles respiratoires violents, véritable tétanos local diaphragmatique.

### B. — *Toxines à eschare humide.*

Selon la dose et leur nature, les toxines à eschare humide injectées sous la peau, tuent après un temps variable ou ne tuent pas. Injectées dans les veines, à une dose suffisante, elles tuent; au contraire, toujours. Dans les formes d'intoxication rapides, la mort paraît résulter surtout de la dépression artérielle et de l'anémie du centre respiratoire ; dans les formes lentes, elle est consécutive aux altérations viscérales.

La toxine du bacille de Shiga offre des propriétés singulières. Quelle que soit la voie de l'inoculation, elle s'élimine à travers le gros intestin et engendre au passage des lésions caractéristiques. Elle présente également une grande affinité pour les nerfs et provoque des paralysies éventuellement curables. Enfin elle trouble profondément la nutrition, d'où les formes cachectiques.

### C. — *Toxines à eschare sèche.*

Ce qui caractérise leurs effets locaux et généraux, c'est le développement lent des symptômes et des lésions.

Les toxines végétales peuvent tuer *per os*. Elles s'éliminent par l'intestin (lapin, cobaye) et l'estomac (grenouille), et altèrent rapidement l'organisme.

Chez le cobaye, le poison diphtérique s'élimine par l'estomac, provoquant assez fréquemment l'*ulcus rotundum* (Rosenau et Anderson) ; il compromet également la nutrition et manifeste une affinité élective bien connue pour les nerfs et pour le myocarde, d'où la mort subite. Mais, contrairement à la toxine tétanique, qui forme avec les albuminoïdes cérébraux des complexes d'adsorption plus ou moins stables (Marie et Tiffeneau), la diphtérine se fixe exclusivement sur les lipoïdes des éléments nerveux (Grigaut et Guy Laroche). Le mécanisme des paralysies diphtériques locales ou distantes est comparable à celui des spasmes tétaniques et des paralysies botuliniques. L'ascension primitive le long des nerfs a été démontrée par les expériences de Meyer ; l'ascension secondaire, après résorption et avec localisations électives, est non moins certaine.

### VI. — PROPRIÉTÉS TOXIGÈNES DES MICROBES ET VIRULENCE.

Du fait qu'ils se développent plus activement *in vivo*, les microbes virulents émettent en plus grande abondance des toxines dont les effets locaux, éloignés et généraux, se trouvent ainsi multipliés. Par exemple, les pneumocoques avirulents injectés sous la peau du lapin n'y produisent que de la nécrose avec bourbillon hypodermique; avec des échantillons plus actifs, on obtient une eschare du type humide ; enfin les races très virulentes ne lèsent que légèrement les téguments, mais elles envahissent rapidement l'organisme et provoquent sa déchéance en l'infiltrant de toxines.

Non seulement la virulence des germes multiplie les effets de leurs poisons dans l'espace, mais encore dans le temps, car des microbes, plus ou moins aisément résorbés à l'état mort, peuvent persister à l'état vivant durant des semaines, des mois, des années. Le bacille de Malassez et Vignal et le bacille morveux, par exemple, introduits morts sous la peau du cobaye, se comportent comme les pneumocoques avirulents chez le lapin. On sait ce qu'ils font vivants.

## VII. — Toxines partielles.

Les toxines que nous avons étudiées jusqu'ici peuvent être désignées sous le nom de *toxines générales*, par opposition aux toxines partielles, qui comprennent surtout les *hémotoxines* et les *leucocidines*. Convenons, toutefois qu'une telle distinction ne va pas sans quelque arbitraire, car certaines toxines dites générales, comme les neurotoxines, offrent des affinités cellulaires très caractéristiques, tandis que plusieurs toxines partielles, comme les leucotoxines, apparaissent dénuées d'individualité propre.

### A. — *Hémotoxines.*

Encore appelés *hémolysines*, ces poisons microbiens exercent leur action sur les globules rouges qu'ils dissolvent en libérant l'hémoglobine avec une intensité variable. Ils ont été découverts *in vivo* par Bordet (1897), qui constata que les lapins infectés de streptocoques très virulents meurent en présentant une hémolyse totale, et, *in vitro*, par Ehrlich (1898) dans les cultures en bouillon de bacilles tétaniques. Depuis, elles ont été observées dans un grand nombre de cultures microbiennes : streptocoques (Besredka), un vibrion paracholérique (Kraus et Clairmont) ; staphylocoques (Neisser et Weichsberg), bacille pyocyanique (Bulloch et Hunter), *B. coli* (Kayser), *B. perfringens* (Ford et

Lawrence), *B. subtilis* (Heyrovski et Landsteiner), *B. megatherium* (Ch. Todd), pneumocoque (Libmann, Rufus Cole), bacille pesteux, (Raybaud et Pélissier, L. Uriarte), *B proteus*, vibrion septique, bactéridie charbonneuse (Casagrandi, Heyrowski, Landsteiner), pyobacille du mouton de Carré, voisin du bacille de Preisz-Nocard (Boquet).

Du point de vue de leur résistance à la chaleur, Guyonnet les classe en trois groupes :

1° *Hémolysines thermolabiles*, détruites à une température ne dépassant pas 60° : *B. anthracis*, bacille tétanique, *B. perfringens*, vibrion septique, pneumocoque, staphylocoque, vibrion paracholérique, bacille diphtérique, bacille de la suppuration du mouton ;

2° *Hémolysines thermostabiles*, détruites entre 60° et 80° : bacille typhique, streptocoque, *B. megatherium*, *B. proteus*, *B. subtilis*.

3° *Hémolysines résistantes à haute température*, détruites à partir de 100° : bacilles acido-résistants, bacille pesteux (100°), bacille pyocyanique et *B. coli* (plus de 120°).

En général, les hémotoxines apparaissent dans les liquides de culture dans les vingt-quatre heures qui suivent l'ensemencement ; leur activité augmente ensuite pendant un temps variable suivant l'espèce et la température, puis décroît rapidement. La colilysine n'est décelable que le deuxième jour, la staphylolysine le troisième ou le quatrième. Les hémolysines du pneumocoque et du bacille diphtérique restent adhérentes aux corps microbiens ; toutes les autres diffusent facilement.

*In vitro*, les globules rouges des différentes espèces animales sont plus ou moins rapidement dissous selon la nature des hémolysines. La tétanolysine, par exemple, attaque facilement les hématies du cheval et du lapin, moins facilement celles du bœuf. du porc et de la chèvre, dans l'ordre ; la streptocolysine dissout mieux les hématies du lapin, du chien, du porc, du cobaye et du mouton que celles du cheval et du pigeon. Cette dissolution globulaire est souvent entravée par le sérum normal. Ainsi le sérum normal humain exerce une action empêchante vis-à-vis de la staphylo, de la streptoco, et de la colilysine; le sérum normal du cheval neutralise la plupart des hémotoxines ; les sérums de lapin, de cobaye, de bœuf, de mouton, de porc sont également empêchants, mais à un degré moindre ; le sérum de chien est à peu près inactif. La cholestérine exerce la même action anti-hémolytique.

*In vivo*, la streptocolysine, la pyocyanolysine, les hémolysines du *B. perfringens*, du vibrion septique et du *B. megatherium* attaquent les hématies circulantes et produisent de l'anémie, parfois de l'hémoglobinurie et des lésions dégénératives des organes hématopoïétiques.

L'inoculation aux animaux de filtrats de cultures correspondantes ou de cultures totales provoque la formation d'antihémolysines plus ou moins spécifiques contre la tétanolysine, la staphylolysine, la typholysine et la colilysine, mais non contre les hémotoxines du streptocoque, du bacille pyocyanique et de la bactéridie charbonneuse.

## B. — *Leucotoxines.*

Les leucotoxines, ou leucocidines, sont des poisons microbiens dont l'action agglutinante et lytique s'exerce, en particulier, sur les globules blancs. Elles ont été observées *in vitro* dans les venins, les toxines végétales, qui produisent uniquement l'agglutination des leucocytes, les filtrats et les corps microbiens (staphylocoque — van de Velde ; vibrion septique et *B. Chauvœi*, — Eisenberg ; bacille pyocyanique).

*In vivo*, la leucolyse se manifeste par la production d'abcès et de bourbillons, indices de la mortification des globules blancs que réalisent, par ailleurs, toutes les toxines escharifiantes représentées par les corps microbiens. Les leucotoxines ne doivent donc pas être distinguées de ces poisons nécrosants (M. Nicolle, Césari et Jouan).

La leucotoxine du staphylocoque apparaît dans les exsudats que provoque l'inoculation de ce microbe ; elle est très sensible à l'action de la chaleur (58º) et attaque les globules blancs en dissolvant leur protoplasma.

## VIII. — AGRESSINES.

Bail attribue l'action pathogène des bactéries et leur développement *in vivo* à des substances particulières, les *agressines*, qu'elles sécrètent.

On trouve en abondance ces agressines dans les exsudats provoqués par l'inoculation de microbes divers. Lorsqu'on sépare par centrifugation les germes des humeurs qui les contiennent et qu'on injecte à des animaux sensibles le liquide surnageant, additionné d'une dose inframortelle de microbes correspondants, l'infection se produit avec une extrême intensité.

Ces agressines résistent au chauffage à 50°. *In vivo*, elles engendrent des antiagressines. Les sérums antiagressiques conféreraient même un certain degré d'immunité passive aux animaux neufs. Selon Wassermann et Citron, les agressives de Bail se formeraient également dans les milieux artificiels. Mais Dœrr dénie toute individualité à ces substances et les assimile aux endotoxines microbiennes.

# MODES ET CONDITIONS GÉNÉRALES DE L'INFECTION MICROBIENNE

Lorsqu'un germe virulent pénètre dans les tissus ou les humeurs d'un individu réceptif, il ne tarde pas à se multiplier et à engendrer, par lui-même ou par les toxines qu'il sécrète, des troubles locaux et généraux caractéristiques. Aux altérations directes créées par les microbes et leurs poisons, s'ajoutent des réactions cellulaires et humorales, variables selon la nature de l'agent pathogène. Et l'ensemble des signes observés constitue la maladie infectieuse, dont nous allons examiner les principaux aspects.

### I. — NATURE DES AGENTS INFECTIEUX.

Les uns, et c'est la majorité, appartiennent aux protophytes, les autres sont des protozoaires.

Les champignons inférieurs occasionnent des maladies diverses selon leur espèce et leur siège : teignes de l'homme et des animaux, pseudo-tuberculose aspergillaire, pied de Madura, sporotrichoses, lymphangites mycosiques, actinomycoses, muguet ; les levures produisent les saccharomycoses.

Infiniment plus nombreuses et plus variées sont les maladies bactériennes, humaines, animales ou végétales. Quant aux protozoaires, leur rôle apparaît chaque jour plus important depuis la découverte, par Laveran, de l'hématozoaire du paludisme. Ils sont responsables des fièvres paludéennes, des leishmanioses, des piroplasmoses, des sarcosporidioses, des spirochétoses, des coccidioses, de l'amibiase et même de la rage, comme l'ont montré Manouëlian et Viala.

Enfin, nous avons vu que certaines maladies infectieuses, comme la vaccine, la variole, la clavelée, la fièvre aphteuse, les pestes bovine, porcine et aviaire, la grippe, etc., sont dues à des microbes invisibles aux plus forts grossissements et filtrables sur les bougies de porcelaine, d'où les noms génériques de *virus filtrants*, *ultramicrobes* (Calmette) ou *inframicrobes* (Ch. Nicolle), sous lesquels ils sont souvent désignés.

## II. — PROVENANCE DES AGENTS INFECTIEUX ET MODES DE LA CONTAGION.

Les sources de l'infection sont multiples. Les pathogènes, qui envahissent l'économie, ou l'intoxiquent par leurs poisons, proviennent soit directement d'un individu malade appartenant à la même espèce ou à une espèce différente, soit d'individus guéris, restés porteurs de germes. Ils peuvent aussi provenir du sujet lui-même, car, à la surface de la peau et des muqueuses, végètent normalement de nombreux microbes virulents qui, lorsqu'ils franchissent les barrières épithéliales, sont susceptibles de déterminer ce qu'on appelle une *auto-infection*. Ils peuvent enfin être apportés par le milieu extérieur (air, eau, sol, objets variés, aliments), ou inoculés par des invertébrés, insectes et arachnides principalement, dans lesquels nombre d'entre eux accomplissent une partie de leur évolution. Quelques détails fixeront les idées.

### A. — *Contagion directe.*

Il existe tous les intermédiaires entre les contagions dites subtiles comme la grippe, la rougeole, la scarlatine, la fièvre aphteuse et les inoculations brutales, comme la morsure d'un chien enragé.

### B. — *Auto-infections.*

Le *B. coli* et, d'une manière générale, les microbes pathogènes qui pullulent normalement dans l'intestin, sont capables de provoquer des entérites, des affections rénales, des suppurations éloignées, des septicémies. Le pneumocoque, le streptocoque, le bacille de Pfeiffer, le méningocoque, hôtes des premières voies respiratoires et digestives, engendrent parfois des otites, des broncho-pneumonies, des pneumonies, des septicémies, la méningite cérébro-spinale, seuls ou à la faveur d'une association avec d'autres germes (scarlatine, grippe) ; les staphylocoques de la peau sont la cause des folliculites, des furoncles, des anthrax, de suppurations diverses.

### C. — *Contagion par l'air.*

Les produits pathologiques desséchés (fausses membranes
diphtériques, crachats tuberculeux, pus, croûtes varioliques et
claveleuses, poussières souillées de spores charbonneuses) demeurent plus ou moins longtemps virulents selon une foule de
conditions. Réduits à l'état de fines particules, ils pénètrent dans
la bouche, le nez et sont absorbés sur place, inhalés ou déglu-
tis : les bacilles tuberculeux, diphtériques, pesteux dans le cas
de pneumonie pesteuse, les virus de la rougeole, de la clavelée, de
la coqueluche, de la grippe, entre autres, sont le plus souvent
transmis sous cette forme par l'intermédiaire de l'air.

### D. — *Contagion par les eaux.*

Les parasites stricts se conservent parfois plusieurs semaines
dans les eaux : bacille diphtérique neuf à trente jours, bacilles
tuberculeux vingt-quatre à cent quinze jours, au moins, bacille de
la morve dix-neuf à cinquante-sept jours, bactéridie charbonneuse seize à cent trente et un jours (Straus et Dubarry), mais ne
s'y multiplient pas. Au contraire, les saprophytes facultatifs
comme *B. coli*, les amibes, les infusoires peuvent végéter dans
les eaux, surtout lorsque celles-ci se trouvent souillées de
matières organiques, ou contiennent en dissolution des nitrates
et des sels ammoniacaux.

Souvent, les épidémies de fièvre typhoïde et de choléra sont
d'origine hydrique. *B. proteus*, *B. fluorescens*, le streptocoque,
le staphylocoque, le bacille de Friedlander, le vibrion septique
se rencontrent dans les eaux de mauvaise ou de très mauvaise
qualité.

### E. — *Contagion par le sol.*

Divers microbes pathogènes sont des hôtes du sol : bacille
tétanique, vibrion septique, microbes anaérobies de la gangrène
gazeuse ; d'autres peuvent s'y conserver pendant des années,
grâce à leurs spores : bactéridie charbonneuse ; d'autres doivent
y accomplir une partie de leur évolution : coccidies. Ces germes du
sol pénètrent dans l'organisme de différentes façons, notamment
par effraction (bacille tétanique, vibrion septique) et par ingestion (bacille charbonneux, coccidies).

### F. — *Contagion par les objets.*

Très fréquente. On peut contracter la syphilis par l'intermédiaire de couverts de table, de verres souillés par un individu atteint de plaques muqueuses buccales ; on s'inocule la pustule maligne en faisant usage de brosses dont les crins recèlent des spores charbonneuses. Brosses, peignes et ciseaux des coiffeurs transmettent les teignes et, chez les animaux, les objets de pansage propagent les trichophyties, l'acné, les lymphangites mycosiques et bacillaires. Les fièvres typhoïde et paratyphoïdes peuvent être transmises, comme le choléra, par l'intermédiaire des ustensiles de cuisine souillés. Assez souvent, les enfants contractent la tuberculose en manipulant des objets chargés de bacilles de Koch. Les habitations, les objets mobiliers, les tentures et tapis surtout, les vêtements, les véhicules, conservent un temps plus ou moins long les germes pathogènes et représentent autant de sources de contagion.

### G. — *Contagion par les aliments.*

Les aliments constituent tantôt de véritables produits pathologiques, tantôt de véritables milieux de culture où se développent des microorganismes pathogènes. Dans le premier groupe, se rangent les viandes septiques, charbonneuses, morveuses, les laits tuberculeux ou infectés par le *M. melitensis ;* dans le second, les produits alimentaires souillés par le *B. botulinus* et imprégnés de ses toxines, les viandes, les crèmes, les laits, contaminés par les bacilles typhique et paratyphiques, dysentérique, *B. coli, B proteus* et les germes des diarrhées infantiles, le vibrion septique... Parfois, les huîtres véhiculent des bacilles typhiques et paratyphiques, et les légumes, les germes pathogènes du sol et des eaux. Les graines sont susceptibles de transmettre les actinomycoses, les aspergilloses et, probablement, les sporotrichoses.

### H. — *Contagion par les insectes et arachnides.*

Nombre d'insectes et d'arachnides, capables de piquer l'homme et les animaux et de sucer leur sang, deviennent, par cela même, des agents de contagion en inoculant les virus dont ils sont porteurs. D'autres, comme les mouches, qui se posent sur les cadavres, et les déjections, et s'en nourrissent, peuvent ensuite infecter l'homme indirectement en souillant ses aliments (fièvre typhoïde, dysenterie, choléra), ou directement (conjonctivite granuleuse).

Souvent, comme nous l'avons déjà exposé, les insectes et les arachnides sont des intermédiaires obligés des parasites. Rappelons que les diptères : phlébotomes, anophèles, *Culex*, *Stegomya*, taons, stomoxes, glossines, inoculent respectivement la fièvre de cinq jours, le clou de Biskra, le paludisme de l'homme et des oiseaux, la fièvre jaune, les trypanosomiases humaines et animales ; les puces transmettent des leishmanioses, la peste ; les poux de corps, la fièvre récurrente et le typhus exanthématique ; les ixodes, les piroplasmoses ; les argas, des spirochétoses, etc. Dans quelques cas, les microbes absorbés se montrent pathogènes à l'égard de leurs hôtes intermédiaires, tel le bacille pesteux qui tue les mouches (Yersin).

### I. — *Contagion directe de l'homme par les animaux.*

L'homme peut être infecté directement par les suppurations morveuses du cheval, les déjections et les expectorations des animaux tuberculeux, le sang et les déjections des animaux charbonneux, la salive du chien enragé, l'urine et le lait des chèvres atteintes de fièvre de Malte, les poils et exfoliations épidermiques des trichophyties du cheval, les pustules du horse-pox et du cow-pox, l'urine des rats spirochétosiques... En revanche, il communique la tuberculose au singe, au chien, au perroquet, la peste aux rongeurs par l'intermédiaire des puces.

### J. — *Contagion par les porteurs de germes.*

Certains sujets, hommes ou animaux sains, ou guéris d'une infection antérieure, hébergent, soit au niveau de leurs voies respiratoires (bacille diphtérique), soit dans leur tube digestif et ses annexes (bacilles typhique et paratyphiques, bacille dysentérique, vibrion cholérique), soit dans l'appareil urinaire (bacille typhique) ou dans la mamelle (*M. melitensis*), des germes pathogènes qu'ils éliminent d'une manière continue ou intermittente, et pendant un temps variable, avec leurs déjections ou leurs sécrétions. Ces *porteurs de germes*, souvent méconnus, constituent des agents redoutables de contagion.

### K. — *Contagion intra-utérine.*

Les microbes pathogènes se fixent parfois dans l'œuf et infectent l'embryon (syphilis). D'autre part, nombre de germes sont susceptibles de franchir la barrière placentaire, surtout à la faveur de lésions de cet organe, et de contaminer ainsi le fœtus : piroplasmes, spirochètes de la fièvre récurrente, bactéridie charbonneuse, bacille tuberculeux, virus de la rage, de la rougeole, de la clavelée. *Piroplasma bigeminum* de la fièvre du Texas des bovidés pénètre dans l'œuf de son hôte intermédiaire, une tique, et infecte la larve. C'est également par ce mode que se transmettent de génération en génération, aux vers à soie, les parasites de la pébrine ; aux argas, les spirochètes des oiseaux ; aux *Ornithodorus*, le spirochète de la tick-fever africaine.

### III. — PORTES D'ENTRÉE DES MICROBES.

### A. — *Peau et annexes.*

La peau et les poils sont facilement envahis par des champignons inférieurs qui y trouvent toutes les conditions favorables à leur développement et provoquent des affections variées (teignes, herpès). Cependant, lorsque le revêtement épidermique est intact, les microbes pathogènes ne le franchissent pas (le spirochète ictéro-hémorragique — Inada et Ido, Courmont et Durand — et le *M. melitensis*, entre autres, font exception à cette règle). Mais il suffit d'une lésion minime du tégument pour assurer la pénétration des germes. C'est ainsi qu'on fait apparaître des furoncles et la peste en frictionnant la peau nue d'un cobaye ou d'un rat avec une émulsion de staphylocoques ou de bacilles pesteux. On facilite la traversée des microbes par l'épilation, le rasage (streptocoque, bactéridie charbonneuse, bacilles tuberculeux et morveux, virus de la vaccine et de la clavelée) ; les scarifications ont des effets beaucoup plus certains encore. Nous savons que le paludisme est inoculé par la piqûre des anophèles ; des trypanosomiases par les glossines ; la fièvre jaune par les *Stegomya ;* la peste par les puces ; les piroplasmoses par les petites blessures du derme causées par les tiques, le typhus exanthématique et la fièvre récurrente à la faveur des piqûres causées par les poux. De même, on communique aisément le tétanos, le charbon, la gangrène gazeuse, la morve, la tuberculose, en blessant légèrement la peau avec une aiguille souillée de virus.

## B. — *Muqueuses.*

Beaucoup plus aisément que la peau, les muqueuses saines se laissent traverser par les microbes même immobiles. On peut, par exemple, infecter à coup sûr un cobaye, en déposant, dans un de ses culs-de-sac conjonctivaux, une goutte d'émulsion de bacilles de Koch (Calmette et Guérin). Bien que l'on n'observe alors aucune lésion locale, les microbes se répandent par les voies lymphatiques, pénètrent ensuite dans la circulation sanguine et créent rapidement une tuberculose splénique. On transmet par ce même procédé la morve, la peste, la fièvre récurrente (Sergent), mais non le charbon. Instillé sur la conjonctive, le gonocoque provoque une inflammation redoutable de cette muqueuse ; on sait avec quelle facilité il s'installe dans la muqueuse uréthrale.

Sur une grande partie de son étendue, la muqueuse digestive normale est perméable au bacille tuberculeux, surtout chez les très jeunes sujets ; au bacille morveux, aux bacilles typhique et paratyphiques, au pneumocoque, au streptocoque et au staphylocoque, au bacille de Preisz-Nocard, au *M. melitensis* et même à la bactéridie charbonneuse. Sa perméabilité est surtout prononcée au niveau de l'intestin grêle; elle s'accroît sous l'influence de troubles inflammatoires et des traumatismes (blessures, lésions parasitaires).

Les voies respiratoires supérieures hébergent un grand nombre de germes pathogènes (pneumocoques, streptocoques), qui, dans des conditions encore indéterminées, peuvent envahir l'économie. Le méningocoque et le virus de la poliomyélite traversent la muqueuse nasale. Cependant, malgré l'énorme développement de la surface broncho-alvéolaire, les bactéries, dans les conditions normales, ne pénètrent qu'exceptionnellement dans les poumons avec l'air inspiré. La protection de cet organe est assurée par les diverticules et les sécrétions de la muqueuse des premières voies respiratoires, et, surtout, par l'épithélium cilié des bronches et des bronchioles. Dans certaines circonstances pourtant, comme sous l'influence du froid, qui diminue l'activité des cils vibratiles, diverses bactéries (pneumocoques, streptocoques) envahissent l'appareil pulmonaire, puis se disséminent dans l'organisme tout entier par septicémie. Rappelons que beaucoup d'auteurs admettent encore que le bacille de Koch, véhiculé par les gouttelettes expulsées pendant la toux ou par les poussières, est transporté jusqu'aux alvéoles où il se fixerait ; bien que l'expérience

démontre à l'évidence l'extrême facilité de l'infection tuberc⸗ -
leuse par les voies digestives (Behring, Calmette et Guérin
Vallée). Les microbes de l'influenza et de la coqueluche provoquent des lésions inflammatoires de la trachée, des bronches et
des poumons.

Parmi les organes annexes du tube digestif, ou en communica-
tion directe avec lui, sont perméables aux microbes pathogènes :
les amygdales (streptocoque, bacilles tuberculeux), les glandes
salivaires (virus des oreillons), la vésicule biliaire et le foie (microbes intestinaux).

L'appareil génito-urinaire peut être infecté par le gonocoque,
le tréponème de la syphilis, le streptocoque, le bacille tuberculeux, le *B. coli*, qui provoquent d'abord des lésions locales,
puis se répandent dans toute l'économie. La muqueuse uréthrale
est particulièrement favorable au développement du gonocoque.

Enfin, l'invasion microbienne se produit parfois à la faveur
d'une blessure du tissu conjonctif sous-cutané, des vaisseaux, des
séreuses, des organes profonds.


## IV. — SORT DES MICROBES APRÈS LEUR PÉNÉTRATION DANS L'ORGANISME.

La pénétration des microbes une fois accomplie, plusieurs
éventualités peuvent se produire :

1º Le parasite est détruit presque immédiatement ; l'infection
est tuée dans l'œuf ;

2º Le développement reste local et éphémère, mais, par ses
sécrétions, le microbe détermine des phénomènes toxiques
(bacille tétanique) ;

3º Le développement reste encore local ; toutefois, il se poursuit assez longtemps pour que les germes engendrent des lésions.
Tantôt il s'agit de germes très toxigènes (bacilles diphtériques,
vibrion cholérique, bacille dysentérique), tantôt on a affaire à
des microbes faiblement virulents (streptobacille du chancre
mou, bactéries des conjonctivites aiguës, subaiguës, gonocoque
dans un grand nombre de cas). La maladie est rapide ou lente
selon les circonstances.

4º Le microbe est hautement virulent, mais les conditions
le localisent aux points où il pénètre (abcès chaud, abcès froid).

5º Virulentes ou toxigènes, les bactéries peuvent être véhiculées par le sang ou la lymphe, se fixer en un point quelconque de

l'organisme et s'y maintenir vivantes sans produire aucun trouble apparent. Mais, sous l'influence d'une cause occasionnelle quelconque (fatigue, refroidissement, traumatismes, surinfections homologues ou hétérologues), cette infection latente se réveille, les germes se multiplient activement et les symptômes morbides éclatent (tétanos, charbon de la poule inoculée avec des spores charbonneuses, tuberculose, morve...).

6° On assiste d'abord à un développement local des microbes, puis à leur diffusion par la voie lymphatique, la voie sanguine ou les deux à la fois. La première est la moins rapide, car les virus rencontrent dans chaque ganglion un obstacle à leur progression. Des lymphangites et des adénites traduisent parfois aux yeux le cheminement des microbes ; elles peuvent même constituer les manifestations essentielles de l'infection (lymphangites mycosiques et bactériennes, lymphangites sporotrichosiques, lymphangites et adénites tuberculeuses, lymphangites morveuses ou farcin aigu et chronique, lymphangites banales des microbes de la suppuration, etc.). Si les germes franchissent les barrières ganglionnaires échelonnées sur leur route, ils aboutissent finalement à la circulation générale ; souvent même ils se généralisent précocement par la voie des vaisseaux artériels et veineux des ganglions lymphatiques, ou lorsqu'ils sont véhiculés par les phagocytes.

Les effets de cette invasion sanguine diffèrent selon la virulence et la nature des germes qui se fixent en divers points de l'organisme où ils engendrent, en se développant, de nouvelles lésions localisées, de véritables métastases (morve, tuberculose lymphangites mycosiques) ; ou bien ils se multiplient abondamment dans le sang et provoquent des septicémies mortelles (charbon, peste, pasteurelloses).

7° Le microbe ne peut végéter que dans le sang et dans les organes hématogènes. Il se fixe dans les hématies (hématozoaires du paludisme, piroplasmes) ou dans les leucocytes, ou reste libre dans le plasma (trypanosomes, spirilles) et provoque une infection aiguë ou chronique.


## V. — Conditions de l'infection.

Les unes tiennent au microbe, les autres à l'organisme et au mode d'infection.

### A. — *Conditions tenant au microbe.*

Ce sont avant tout le degré de virulence et la dose. Plus la virulence est grande et plus les troubles observés sont graves. En ce qui concerne les germes susceptibles de créer une lésion au point d'inoculation, celle-ci décroît, ordinairement, à mesure qu'augmente l'activité du virus. Inoculons, par exemple, à des lapins, sous la peau de l'oreille, une série de streptocoques de plus en plus virulents. Voici la gamme lésionnelle ascendante que nous observons : érythème fugace ; induration transitoire, toujours bénigne ; abcès local, compliqué ou non ultérieurement de cachexie ; érysipèle type suivi de septicémie ; septicémie rapide avec léger œdème hémorragique, parfois à peine appréciable, de la région inoculée (Achalme.)

Les signes morbides s'aggravent lorsqu'on augmente les quantités de germes inoculés : 5 millions de *B. proteus*, par exemple, injectés au lapin par la voie sous-cutanée, ne créent aucun trouble apparent ; 8 millions provoquent un abcès ; 56 millions, un phlegmon mortel en quelques semaines ; 226 millions amènent la mort en vingt-quatre heures (Watson-Cheyne). Une faible dose de staphylocoques introduite sous la peau, détermine seulement, chez le lapin, un abcès local ; une dose forte le tue en quelques heures sans lésion au point d'inoculation (Rodet). Mais l'accroissement des doses ne produit pas forcément les mêmes effets que l'augmentation de la virulence.

Souvent, la répétition des inoculations virulentes, à intervalles convenables, aggrave les effets locaux ou généraux des microbes ; et cette circonstance joue un rôle considérable dans la genèse d'un grand nombre de maladies microbiennes, des infections chroniques, principalement. C'est ainsi qu'une petite dose de bacilles tuberculeux, administrée en un seul repas à des bovidés, détermine une infection bénigne et curable, alors que l'ingestion répétée de doses minimes des mêmes germes est suivie d'une infection d'autant plus grave et plus rapide que les réinfections ont été plus fréquentes (Calmette et Guérin). De même, quand on inocule à un cheval, par la voie sous-cutanée, une petite quantité de *Cryptococcus farciminosus*, il ne se produit qu'un abcès local qui se résorbe spontanément après quelques semaines, tandis que lorsqu'on répète les inoculations dans un délai inférieur à cinquante jours, la lésion initiale, d'abord limitée, s'étend aux lymphatiques voisins, puis on observe tous les signes cliniques de la lymphangite épizootique (Boquet et Nègre). Notons que, dans ce cas, les abcès et nodules de réinfection avortent et que seule la lésion initiale se propage et finit par se généraliser.

## B. — *Conditions tenant à l'organisme.*

1º *Conditions physiologiques.* — Ces conditions tiennent :

*A l'espèce :* sensibilité de l'homme à la lèpre, à la rougeole, à la scarlatine, au paludisme, à la fièvre jaune, affections auxquelles la plupart des animaux sont réfractaires ; du porc à la peste porcine ; des bovidés à la peste bovine ; des ovins à la clavelée ; du cheval à l'anémie pernicieuse.

*A la race :* hypersensibilité des nègres à la méningite cérébro-spinale (Marchoux) et au tétanos ; des Anglo-Saxons à la suette miliaire et à la scarlatine ; de la race jaune, à la variole ; des races améliorées des animaux domestiques à diverses maladies infectieuses. Au contraire, les nègres sont plus résistants au paludisme ; les moutons algériens et bretons à la clavelée ; les moutons algériens au charbon.

*A l'âge :* on connaît la sensibilité des jeunes enfants aux maladies éruptives, aux infections intestinales ; celle de l'adolescent à la tuberculose ; celle de l'homme mûr au cancer ; celle des vieillards aux infections pneumococciques. La résistance des nouveau-nés aux maladies éruptives s'explique par la transmission des anticorps maternels au cours de la gestation.

*A l'état gravide :* tuberculose.

Enfin il existe certaines prédispositions et résistances individuelles dont quelques-unes paraissent liées à des troubles fonctionnels des glandes endocrines (hypo et hyperthyroïdies dans la tuberculose).

2º *Conditions pathologiques.* — La fatigue, le surmenage et tous les troubles organiques qu'ils entraînent sont propices au développement des infections microbiennes (tuberculose, morve, fièvre typhoïde). Leur influence a été expérimentalement démontrée par Charrin et Roger qui ont réussi à communiquer les charbons bactérien et symptomatique à des rats normalement réfractaires, en les infectant pendant une période de surmenage artificiel intensif. Le refroidissement (expérience de l'infection charbonneuse de la poule refroidie, Pasteur), les saignées, les traumatismes, les vaccinations intempestives jouent le même rôle favorisant à l'égard des infections. On produit le choléra expérimental

chez les singes (Mendoza, Pottevin, Violle) et chez les cobayes
(Cantacuzène) auxquels on fait ingérer des cultures de vibrions
après un purgatif. le charbon symptomatique chez les cobayes
inoculés dans les tissus contusionnés avec un *B. Chauvœi*
atténué et inoffensif pour les tissus intacts (Nocard et Roux), le
charbon bactérien chez les pigeons et les poules inanitiés. Nous
avons déjà examiné l'influence réciproque des microbes associés ;
ajoutons encore le rôle favorisant du diabète à l'égard de l'infection tuberculeuse et des infections staphylococcique et strepto-
coccique, de la rougeole, de la coqueluche et de la grippe vis-à-vis
de la tuberculose, des maladies cachectisantes pour l'endomy-
cose.


### C. — *Conditions tenant au mode d'inoculation.*

Souvent, pour un même germe, les résultats observés diffèrent
selon la voie de l'inoculation. La vaccine, par exemple, injectée
dans le cerveau, tue à coup sûr le lapin en quelques jours ; déposée sur la peau scarifiée ou fraîchement rasée, elle produit, au
contraire, les pustules caractéristiques ; injectée sous la peau,
elle ne détermine aucun trouble et confère assez régulièrement
l'immunité ; inoculée dans les veines ou dans les séreuses, elle
immunise sans provoquer, d'ordinaire, l'apparition de pustules.
Mais l'éruption pustuleuse se manifeste lorsqu'on rase la peau du
lapin immédiatement après l'injection intraveineuse de virus
(Calmette et Guérin). De même les virus claveleux, péripneumonique et rabique (pour les herbivores), le *B. Chauvœi*, tous
si hautement pathogènes quand ils pénètrent sous la peau
ou dans la peau, ne déterminent aucun accident et peuvent même
conférer l'immunité lorsqu'on les injecte dans la circulation sanguine en évitant de souiller les tissus superficiels.

Déposée sur la peau épilée et rasée ou scarifiée, la bactéridie
charbonneuse provoque, chez le lapin et le cobaye en particulier,
un charbon mortel. Inoculée à dose modérée, dans la veine, dans
les cavités séreuses ou dans le tissu conjonctif, sans souillure de
la peau, elle est rapidement résorbée sans créer le moindre trouble,
mais elle n'engendre pas l'immunité (Besredka). Ingérée même à
haute dose, elle est également inoffensive pour le cobaye lorsque
la muqueuse digestive est indemne de toute érosion, bien qu'elle
pénètre dans la circulation et s'y maintienne pendant quelques
heures. Mais si pendant la courte période où elle est décelable

dans le sang, on blesse la peau par épilation, rasage, contusion, scarification ou piqûre, un charbon local se déclare au point lésé et l'animal meurt en quelques jours de septicémie (Boquet).

Plus encore, toutes les régions du tégument et du tissu conjonctif sous-cutané ne se prêtent pas avec la même facilité à la pullulation des microbes, et les résultats observés diffèrent selon les points de l'inoculation. A l'égard du virus péripneumonique, il existe, chez les bovidés, des *régions défendues* correspondant à un tissu conjonctif lâche et abondant, au niveau desquelles toute insertion de virus provoque une infection grave. Mais il est aussi des *régions permises*, comme la partie inférieure des membres et l'extrémité de la queue pour le virus péri-pneumonique, la face inférieure de l'oreille du mouton pour le virus claveleux, où l'inoculation crée seulement une lésion locale qui confère l'immunité. Des faits de même ordre se produisent dans certaines conditions chez la souris inoculée dans le tissu dense de la queue avec le deuxième vaccin anticharbonneux, qui tue invariablement cet animal lorsqu'il est introduit en tout autre point (Boquet).

## VI. — Circonstances qui localisent l'infection. Électivité organique, tissulaire et cellulaire.

Nombre de microbes manifestent une électivité quasi absolue pour tel système organique ou, plus singulièrement, pour tel tissu ou telle espèce de cellules, c'est-à-dire qu'ils ne sont susceptibles de se développer *in vivo* que dans certains éléments ou groupes d'éléments anatomiques. Lorsqu'ils pénètrent dans les régions inaptes à leur développement, ils sont immédiatement détruits. S'ils échappent aux actions lytiques des humeurs et des phagocytes, ils sont entraînés par le sang, la lymphe jusqu'aux tissus réceptifs où ils se fixent. C'est ainsi que le claveau injecté dans la trachée du mouton se rend toujours aux téguments, que le virus péri-pneumonique inoculé sous la peau des jeunes bovidés va se fixer électivement sur les séreuses ; que le horse-pox introduit dans les veines du poulain engendre exclusivement des lésions cutanéo-muqueuses. Parfois même, dans une espèce microbienne, certaines souches ou races présentent ce caractère d'élection à un plus ou moins haut degré : tel staphylocoque, comme celui que Bezançon et Griffon ont isolé, provoque constamment des lésions articulaires, tel pneumocoque se localise invariablement dans les articulations.

Cette électivité, dont le déterminisme encore mal connu ne
consiste cependant pas dans une mystérieuse affinité ou une
attraction à distance par les éléments réceptifs, n'est pas uniquement fonction de l'espèce microbienne inoculée. L'organisme, en
effet, intervient également dans la fixation des germes qui doit
trouver sa cause dans diverses particularités humorales ou cellulaires, mécaniques ou physiques, chimiques ou biologiques de
l'espèce et de l'individu. On sait, par exemple, combien les sujets
jeunes sont prédisposés aux ostéo-myélites par l'inflammation
physiologique qui se manifeste au niveau des têtes osseuses
pendant la période de croissance, et l'expérience montre que si
on injecte à de jeunes lapins, par la voie veineuse, un staphylocoque modérément virulent, il se localise toujours sur les épi-
physes (Lannelongue et Achard). L'hyperactivité et le surmenage
fonctionnel des organes, les altérations des tissus, toxiques ou
infectieuses, et les traumatismes sont autant de facteurs qui
modifient la réceptivité locale et réalisent les conditions favorables à la fixation élective des microbes banaux (staphylocoque, pneumocoque). Ceux-ci se comportent alors comme des
germes spécifiques.

## VII. — INFECTIONS MIXTES.

A côté des infections simples, qui relèvent d'un seul type microbien, il existe des infections mixtes produites par plusieurs
espèces de germes dont l'action pathogène se trouve, de ce fait,
plus ou moins modifiée. Nous distinguerons dans ces affections
mixtes : les infections associées, les infections secondaires et les
infections dites de sortie.

### A. — *Infections associées.*

Elles peuvent être plus graves que les infections simples.
C'est ainsi, par exemple, que la tuberculose est aggravée par
la rougeole, la coqueluche, la grippe. Mais, souvent, elles n'exercent aucune influence réciproque, et chacune d'elles évolue comme
si elle existait seule : rougeole et coqueluche ; rougeole, variole
ou varicelle et scarlatine. Dans quelques cas, l'évolution simultanée de deux infections a pour effet de modifier heureusement
l'une d'elles : érysipèle et lupus, érysipèle et sarcome, charbon
et streptococcies (Emmerich), paludisme et paralysie générale

syphilitique. Rappelons le rôle essentiel que jouent les microbes de la suppuration dans le développement du tétanos et de la gangrène gazeuse et, d'une manière générale, les effets des associations microbiennes examinées dans un chapitre précédent.

### B. — *Infections secondaires.*

La plupart des auto-infections sont des infections secondaires et beaucoup d'infections secondaires sont des auto-infections. Ces nouvelles maladies, ajoutées à la première, en assombrissent presque toujours le pronostic. Les exemples sont nombreux : suppurations et gangrènes dans la convalescence des maladies infectieuses ; pneumonies dans l'érysipèle ; infections secondaires, suppuratives et gangréneuses des lymphangites ulcéreuse et épizootique du cheval. Il est souvent assez difficile de les distinguer des infections dues à des microbes de sortie que nous allons examiner.

### C. — *Infections par les microbes de sortie.*

Sous ce nom, M. Nicolle désigne les germes d'infections endogènes qui se développent à la faveur d'une maladie virulente ou d'une intoxication de natures variées. Le premier exemple des *germes de sortie*, signalé par M. Nicolle et Adil bey est celui du *Piroplasma bigeminum*, latent chez tous les bovidés de Turquie. Peu après l'inoculation de virus pestique, ce protozoaire abandonne les organes où il s'était réfugié et envahit l'organisme, en général sans dommage, mais parfois en produisant tous les symptômes caractéristiques de la fièvre du Texas.

Quelquefois, les germes dits de sortie proviennent, non de la profondeur des organes, mais de la surface des muqueuses où ils végètent sans causer aucun trouble apparent. L'expression *microbes de sortie* qui leur est également appliquée est donc inexacte, puisque l'infection ou l'intoxication surajoutées ont pour effet de les faire pénétrer dans l'économie : *Pasteurella, Salmonella,* par exemple, dans la peste porcine.

Quoi qu'il en soit, les microbes visibles ou invisibles paraissent souvent intervenir d'une manière quasi spécifique sur les germes de sortie : peste bovine pour le piroplasme du bœuf ; peste équine pour le piroplasme du cheval ; peste porcine pour la *Salmonella* du porc ; agalaxie pour le pyobacille du mouton et de la chèvre (Carré). Moins spéciale est déjà la sortie du streptocoque dans la scarlatine et la grippe, moins encore celle de l'herpès dans diverses infections.

Les microbes de sortie sont ordinairement peu variés. Chez le cobaye, les injections de microbes vivants ou morts les plus divers, de toxines ou de poisons chimiques font « sortir » le pneumocoque et la pasteurella ; chez la souris ce sont, dans les mêmes conditions, le staphylocoque et surtout le paratyphique B ; chez le cheval, le streptocoque.

## VIII. — INFECTIONS INAPPARENTES.

Après l'inoculation de virus du typhus exanthématique à des cobayes, l'élévation thermique caractéristique de l'infection fait défaut chez certains d'entre eux. Cependant le sang de ces animaux est virulent durant toute la période ou d'autres cobayes, inoculés au même moment, avec le même virus, présentent leur fièvre d'infection. Ch. Nicolle et Lebailly ont désigné sous le nom d'*infections inapparentes* ces infections aiguës, septicémiques, impossibles à reconnaître autrement que par l'inoculation. Le rat blanc ou gris, la souris blanche, la gerbille contractent un typhus inapparent, transmissible en série sous cette forme. Dans les espèces sensibles à un germe donné, les individus anciennement atteints et réputés réfractaires reprennent parfois la maladie sous une forme inapparente, et la transmettent (Ch. Nicolle).

## IX. — INFECTIONS LATENTES.

Le staphylocoque, le pneumocoque, les spores charbonneuses, le bacille tétanique peuvent se conserver vivants dans les organismes réceptifs sans produire aucun symptôme morbide apparent. Mais sous des influences diverses, dont le mode d'action paraît se rapprocher du mécanisme des infections de sortie, l'infection éclate soudainement. Il en est de même pour les bacilles tuberculeux et morveux, le *M. melitensis* et le *B. abortus* (Burnet), dont la présence dans l'organisme n'est souvent décelée que par les réactions tuberculinique, malléinique et mélitique, et par les anticorps spécifiques auxquels ils donnent naissance.

Sont aussi, en quelque sorte, en état d'infection latente, les porteurs sains de germes (méningocoques, bacilles diphtériques, vibrions cholérique) qui jouent un rôle si important dans la transmission des maladies infectieuses.

CHAPITRE XXI

# SIGNES ET ÉVOLUTION DES INFECTIONS



I. — Signes généraux et locaux.

Selon la nature des microbes, leur virulence, leurs propriétés toxigènes, la dose inoculée, la voie de l'inoculation, l'espèce et la résistance individuelle des hôtes, les symptômes et les lésions des maladies infectieuses apparaissent multiples. Un même microbe, le streptocoque, par exemple, peut produire du pus, des fausses membranes, de l'érysipèle, des lymphangites, une septicémie ; le staphylocoque, des furoncles, l'anthrax, des ostéomyélites, une septicémie ; le pneumocoque, des suppurations, des méningites, des pneumonies, une septicémie, etc. Par ailleurs, des germes différents produisent des troubles identiques ou analogues ; la dysenterie peut être due à l'*Entamœba dysenteriæ* ou à des bacilles du groupe dysentérique ; la fièvre typhoïde aux bacilles d'Eberth ou aux bacilles paratyphiques ; de telle sorte qu'il est impossible de déterminer la nature des agents infectieux par les seuls caractères des troubles qu'ils provoquent.

Du point de vue clinique, rappelons les modalités infinies de l'évolution morbide : fébrile ou apyrétique, aiguë ou chronique, cyclique ou irrégulière, intermittente ou continue. Signalons encore les crises, les rechutes, les récidives de certaines infections.

Du point de vue anatomo-pathologique, le tableau n'est pas moins varié. Il est des maladies générales qui évoluent sans lésions apparentes ; d'autres qui se traduisent par la congestion généralisée des organes. Il peut s'y joindre de l'hypertrophie splénique (septicémie), des ecchymoses multiples (septicémies hémorragiques). Localement, on observe des lésions inflammatoires, suppuratives, gangréneuses, dont l'évolution est plus ou moins rapide et la gravité subordonnée à la virulence des germes, à l'organe ou aux tissus infectés.

## A. — *Inflammation.*

a) *Caractères généraux.* — L'inflammation consiste essentiellement en une série de désordres matériels, dégénératifs et fonctionnels (Letulle), qui résultent autant de l'action directe des microbes pathogènes et de leurs poisons que de la réaction organique, cellulaire et humorale, dont l'aspect varie avec la nature des tissus et l'espèce microbienne inoculée, sa virulence et sa toxicité.

Toutefois ce processus n'est pas spécial aux agents infectieux. Il peut être produit avec des caractères identiques par des substances chimiques, des agents physiques (chaleur, électricité, agents lumineux) ou simplement mécaniques.

Les signes cardinaux de l'inflammation consistent en la dilatation des vaisseaux (hyperémie), l'exsudation du plasma (œdème) et la migration des leucocytes (diapédèse) qui s'accumulent dans les foyers et englobent les germes infectieux (phagocytose).

C'est de l'excitation des nerfs vaso-dilatateurs ou de la paralysie des vaso-constricteurs, ou encore de l'atteinte directe des fibres musculaires des artérioles que résulte l'hyperémie active. Cette hyperémie provoque un ralentissement local de la circulation sanguine et favorise la migration des leucocytes. L'exsudation est causée par les altérations des parois des vaisseaux capillaires, par l'élévation de la pression osmotique du plasma sanguin dans les tissus, au sein desquels s'accumulent les substances cristalloïdes provenant de la désintégration microbienne des matières protéiques ; elle paraît liée aussi à l'hydrophilie des colloïdes tissulaires accrue par une hyperproduction locale, ou à une élimination insuffisante de substances acides (Fischer). Elle a pour effet de distendre le tissu connectif et de provoquer une tuméfaction locale plus ou moins étendue.

Ces phénomènes s'accompagnent souvent d'hémorragies interstitielles (suffusions sanguines et ecchymoses tégumentaires ou viscérales) et de la précipitation de la fibrine, soit dans les vaisseaux sanguins ou lymphatiques (thromboses, lymphangites), soit dans les espaces interstitiels du squelette conjonctivo-vasculaire, soit dans les cavités séreuses (exsudats fibrineux). Parallèlement à la diapédèse locale, l'activité des organes hématopoïétiques se trouve augmentée, et le sang se charge d'une quantité anormale de globules blancs (leucocytose inflammatoire.) Enfin, les cellules fixes du foyer s'hypertrophient et prolifèrent, des vaisseaux se forment dans le tissu connectif enflammé, et l'hyperplasie des fibroblastes aboutit à la production de fibrilles connectives nouvelles. Celles-ci élaborent ensuite une gangue interstitielle lâche, d'où émane un néo-tissu conjonctivo-vasculaire exhubérant (bourgeons charnus).

Selon Letulle, les lésions dégénératives, inflammatoires résultent : 1º de la mort des éléments cellulaires dont le noyau est plus ou moins complètement détruit (pycnose), ou fragmenté (caryorhexie), pendant que le protoplasme s'altère dans sa structure et ses affinités tinctoriales (nécrose aiguë, granuleuse, fibrinoïde, vitreuse ou hyaline) ; 2º de la dégénérescence graisseuse, séreuse ou muqueuse du protoplasme qui, moins profondément lésé que précédemment, subit une transformation graisseuse plus ou moins étendue, ou s'imprègne de liquides albumineux ou muqueux ; 3º de l'atrophie des cellules, qui se rétractent (atrophie simple) et s'infiltrent de pigments (atrophie granulopigmentaire, atrophie pigmentaire).

b) *Processus inflammatoires.* — Les processus inflammatoires qui affectent les divers tissus et organes de l'économie sont aigus, subaigus ou chroniques.

1º *Processus aigus.* — *Nodules toxi-infectieux.* — Souvent diffuse, l'hyperdiapédèse peut être circonscrite par îlots (infections nodulaires) arrondis ou fusiformes, au sein desquels les éléments parenchymateux sont plus ou moins envahis par l'afflux leucocytaire.

*Inflammation exsudative.* — Elle intéresse les muqueuses, les téguments, les séreuses, les alvéoles pulmonaires et se caractérise par une abondante exsudation séreuse, une hyperdiapédèse intense et le dépôt de fibrine. L'infiltration fibrineuse peut se limiter aux couches épithéliales des tissus (couenne inflammatoire), ou atteindre superficiellement le derme (pseudo-membranes) et même sa profondeur (processus ulcéro-membraneux).

*Thromboses et embolies.* — Obstructions vasculaires résultant de l'extension des processus inflammatoires et de la pénétration des germes, de leurs poisons et de détritus fibrino-leucocytaires dans les vaisseaux sanguins et lymphatiques.

2º *Processus subaigus.* — Leur aspect est très varié, par suite de la coexistence des altérations parenchymateuses et interstitielles hypernutritives (hypertrophie, hyperplasie, prolifération des néo-vaisseaux capillaires, îlots nodulaires toxi-infectieux, placards de sclérose cicatriciels).

3º *Processus chroniques*. — Ils aboutissent à la sclérose, c'est-à-dire à la transformation des tissus normaux en tissu fibroïde ou fibreux cicatriciel. Tantôt la sclérose succède au bourgeonnement inflammatoire, tantôt elle apparaît d'emblée et se manifeste surtout par l'accumulation des produits d'élaboration interstitiels (fibrilles connectives, fibres lamineuses, fibres élastiques).

Ces processus inflammatoires chroniques présentent des phases régressives d'involution dégénérative et se compliquent de poussées inflammatoires : dystrophies et réactions hypertrophiques, dont certaines donnent naissance à des pseudo-néoplasmes.

4º *Lésions spécifiques. Granulome*. — Les plus importantes sont représentées par des lésions nodulaires et, dans leur forme la plus élémentaire, par le *follicule infectieux*. Celui-ci contient, au centre, une *cellule géante* à noyaux multiples, entourée d'une couche de *cellules épithélioïdes* qui est elle-même bordée par un amas de *lymphocytes* ou de mononucléaires. Enchâssés dans les tissus par une série de tractus conjonctivo-vasculaires ou scléreux, les follicules se multiplient de proche en proche et se fusionnent en un nodule tuberculiforme dépourvu de vaisseaux. Ce type de réaction cellulaire, dont résulte le *granulome*, se manifeste lorsqu'un corps étranger irrésorbable (brins de coton ou de fil, poudre de lycopode, parasites divers) ou des microbes peu toxiques, mais très tenaces, pénètrent dans les tissus (champignons, levures, et surtout les bacilles tuberculeux et morveux). L'action locale des poisons microbiens émis lentement ou en très petite quantité, se traduit par la sclérose, ou par la dégénérescence progressive du centre du tubercule, qui se transforme en un bloc caséeux. Dans la syphilis, la *gomme miliaire* correspond en tous points au nodule tuberculeux. La nécrose caséeuse des éléments cellulaires et des tissus englobés dans le nodule syphilitique donne naissance à la *gomme*, susceptible d'une guérison vraie, cicatricielle.

## B. — *Suppuration*.

Troublés dans leur nutrition par suite de leur accumulation énorme dans les foyers inflammatoires, lésés par les sécrétions microbiennes toxiques (leucocidines), les leucocytes subissent la dégénérescence granulo-graisseuse et constituent les cellules du pus. Leurs enzymes protéolytiques, libérées en abondance, et les protéases microbiennes attaquent les cellules environnantes qui se nécrosent et se liquéfient. Puis la masse liquéfiée s'épanche librement ou se collecte en un *abcès* dont la paroi, rongée par les enzymes du foyer, finit par se perforer et par livrer passage au pus. La suppuration peut évoluer rapidement ou lentement, et, dans ce dernier cas, il n'est pas rare de voir le foyer d'infection devenir stérile.

Les microbes vivants (moisissures, levures, amibes, bactéries) et leurs toxines sont la cause essentielle de la suppuration. Mais les germes morts et diverses substances, comme l'essence de térébenthine, le mercure, l'huile de croton, le nitrate d'argent et des protéines végétales, injectées dans les tissus, peuvent également produire des abcès aseptiques.

## C. — *Nécrose. Gangrène.*

La nécrose est caractérisée par la mort des éléments et des tissus coagulés ou lysés. La grangène, c'est la nécrose compliquée de putréfaction, c'est la pourriture *in vivo*.

Selon les organes, la gangrène peut être diffuse ou localisée ; elle s'étend de proche en proche aux tissus sains, ou à distance par la voie lymphatique, en s'accompagnant de symptômes généraux dus à la résorption des constituants cellulaires et humoraux désintégrés et des poisons microbiens. Son arrêt est marqué par un *sillon d'élimination*, où naissent les bourgeons charnus réparateurs. Lorsqu'elle est produite par des microbes anaérobies, on observe une abondante formation de gaz dans les foyers : $H$, $CO^2$, $NH^3$, $N$ (gangrène gazeuse).

## II. — ÉVOLUTION DES INFECTIONS.

### A. — *Infections aiguës.*

D'une manière générale, les infections aiguës présentent quatre phases :

1º *Incubation.* — Phase silencieuse, pendant laquelle les germes inoculés subissent d'abord l'action inhibante des cellules et des humeurs de l'hôte. Les moins résistants d'entre eux, c'est-à-dire les moins virulents, sont détruits, mais les plus actifs ne tardent pas à se multiplier sur place ou à pénétrer dans la circulation et à sécréter leurs toxines. Cette période d'incubation est plus ou moins longue selon la nature des germes, leur nombre, leur virulence, l'état physiologique ou pathologique de l'hôte, la fatigue, le surmenage, les maladies antérieures ou concomitantes. Sa durée moyenne est de un à deux jours pour le chancre mou, de un à trois jours pour le charbon, vingt à soixante jours et plus pour la rage. Elle peut être complètement silencieuse ou marquée par de petits signes locaux (rougeur, œdème, prurit), ou généraux (ondes fébriles).

2º *Invasion.* — S'étend depuis le début des manifestations morbides jusqu'au moment où elles atteignent leur maximum. Elle est brève, à peine marquée dans la pneumonie dont les symptômes généraux éclatent brusquement ; lente et progressive, au contraire, dans la fièvre typhoïde. Des prodromes l'annoncent parfois. Les lésions locales peuvent suivre la même courbe ascendante que les signes généraux ; dans certains cas, elles précèdent ceux-ci ; dans d'autres, elles les suivent ; parfois, enfin, elles apparaissent seules.

3º *Période d'état.* — C'est au cours de cette phase que se manifestent dans toute leur intensité les symptômes caractéristiques de l'infection. La maladie reste stationnaire dans le type continu (fièvre typhoïde) ou présente des rémittences de plus ou moins longue durée (fièvres rémittentes, fièvres intermittentes). Tantôt les lésions locales qui l'accompagnent évoluent parallèlement aux signes généraux, tantôt elles persistent après leur disparition, tantôt elles rétrocèdent avant eux.

4º *Guérison.* — *Lente* (fièvre typhoïde), après une période de convalescence plus ou moins longue. Ailleurs, guérison apparente suivie de rechutes (fièvre typhoïde, grippe), qui peuvent également se produire d'une manière brusque au cours de la convalescence. Celle-ci, qui marque le retour progressif à l'état normal, peut être interrompue par une série d'incidents plus ou moins graves : fièvre passagère à la suite de rechutes abortives (fièvre typhoïde), lésions cutanées secondaires (abcès, furoncles, eschares) ; infections locales secondaires (angines, arthropathies, érythèmes, néphrites, pneumonie).

*Brusque*, après une crise au cours de laquelle les symptômes morbides s'exacerbent. Dans la pneumonie, la *crise* se produit généralement pendant la nuit : en quelques heures la fièvre tombe, les sécrétions se rétablissent, les urines sont éliminées en abondance et les signes généraux de l'infection pneumococcique disparaissent. Cependant les lésions pneumoniques ne se trouvent pas sensiblement modifiées ; elles rétrocèdent ensuite peu à peu et le malade se rétablit complètement. Des signes analogues sont souvent observés dans l'érysipèle, la variole, le typhus exanthématique, le choléra.

## B. — *Infections chroniques.*

Les infections peuvent être chroniques d'emblée, comme la tuberculose, la lèpre, la morve, la botryomycose, diverses mycoses.

Souvent elles font suite à une infection aiguë, dont les symptômes généraux s'atténuent ou s'effacent, alors que les germes persistent dans les foyers avec leur virulence originelle. Leur évolution est extrêmement variée. Parfois, sous diverses influences, refroidissement, traumatismes, infections intercurrentes, surinfections, injections parentérales de substances médicamenteuses, de protéines, de microbes, qui déterminent des réactions focales plus ou moins intenses, on assiste à un véritable réveil des lésions torpides et à l'évolution de poussées aiguës. A la suite de ces poussées, les lésions locales s'étendent, se généralisent, pendant que les troubles généraux s'aggravent (tuberculose, morve, lymphangites mycosiques). Dans d'autres cas, au contraire, cette substitution d'un processus aigu à un processus chronique entraîne la guérison complète, clinique et bactériologique de l'infection. D'où l'idée d'une thérapeutique substitutive représentée par la vaccinothérapie spécifique ou paraspécifique, l'antigénothérapie et la protéinothérapie.

## C. — *Mort.*

Survient brusquement au cours des maladies aiguës, ou tardivement, après un temps plus ou moins long. Elle résulte soit d'un obstacle mécanique au fonctionnement des organes, consécutivement à l'extension des lésions (fausses membranes diphtériques, lésions pulmonaires tuberculeuses, pneumococciques, dégénérescences viscérales), soit d'une lésion parfois minime intéressant un organe important (hémorragies, lésions du système nerveux), soit des effets toxiques des sécrétions microbiennes (tétanos, diphtérie, gangrène gazeuse), soit enfin de la pullulation des microbes dans les septicémies.

## CHAPITRE XXII

## PHAGOCYTOSE

Depuis Metchnikoff, on désigne sous le nom de *phagocytose*
le phénomène en vertu duquel diverses cellules englobent et,
éventuellement, dissolvent les fines particules organiques et
inorganiques introduites dans les tissus ou les humeurs des animaux. Ce phénomène est lié à l'absence, totale ou partielle, de
membrane limitante, à la mobilité et à la déformabilité des cellules et à la présence, dans leur protoplasme, d'enzymes appro-
priées. Habituellement, la phagocytose traduit l'incorporation
et la digestion soit d'éléments anatomiques, soit de microbes.

### I. — CARACTÈRES GÉNÉRAUX DES PHAGOCYTES.

Les cellules capables de phagocyter sont appelées *phagocytes*.
Parmi les protistes, tous ceux qui présentent la forme amibienne, ne fût-ce que temporairement, appartiennent à cette catégorie. Chez les plantes, divers éléments à paroi dense ont été également qualifiés de phagocytes. Mais, en l'espèce, cette expression est abusive, car si les parasites sont finalement digérés, ils
pénètrent activement dans les cellules et non par englobement.
Les champignons à protoplasme nu (myxomycètes) absorbent les
particules nutritives et se comportent ainsi comme des phagocytes. Chez les animaux inférieurs, comme les éponges, la phagocytose alimentaire est réalisée indifféremment par les cellules
endothéliales et mésodermiques ; chez les méduses et les planaires,
elle ne l'est plus que par l'endoderme. Enfin, chez les Vertébrés,
la digestion des aliments est extracellulaire, elle s'effectue dans
des organes distincts et, sauf le cas particulier des éléments nerveux, les phagocytes ne comprennent guère que des représentants
du mésoderme. Ce sont des *éléments mobiles :* leucocytes du sang
et de la lymphe (mono et polynucléaires, mais non les lympho-

cytes), gros mononucléaires des organes lymphoïdes et de la moelle osseuse, et des *éléments fixes*, les endothéliums vasculaires principalement. Suivant que ces cellules absorbent de grosses ou de petites particules, Metchnikoff les distinguait en *macrophages* et *microphages* (polynucléaires neutrophiles). Lorsque les phagocytes libres s'agglomèrent en *plasmodes*, ils constituent des *cellules géantes*.

Chacun sait que les leucocytes réagissent non seulement aux influences mécaniques, mais encore aux influences chimiques. C'est ainsi que dans des tubes capillaires remplis de diverses substances et introduits dans la cavité péritonéale ou sous la peau des animaux, il se forme, après quelque temps, un *bouchon leucocytaire* qui fait défaut si l'on anesthésie le sujet (Massart et Bordet, Gabritchewsky).

Déjà Lebert, en 1879, avait observé des phénomènes identiques dans la chambre antérieure de l'œil du lapin dans laquelle étaient insérés des tubes contenant des extraits de staphylocoques. Les leucocytes de l'économie peuvent donc se diriger vers des solutions variées et, bien plus encore, vers les produits de la désintégration cellulaire ou vers des particules, notamment les microbes vivants ou morts. On dit que ces particules et ces substances exercent une *action chimiotactique positive*. D'autres corps, au contraire, comme l'acide lactique, la quinine, le chloral, la bile, repoussent les leucocytes, exerçant une *action chimiotactique négative* inverse.


## II. — MÉCANISME DE LA PHAGOCYTOSE.

Au contact des substances solides, les phagocytes présentent des déformations et des mouvements de reptation caractéristiques. Ces mouvements dits *spontanés*, observés au microscope, entre lame et lamelle, s'effectuent sans ordre ; leur vitesse augmente avec la température, jusqu'à une certaine limite, suivant la loi de van't Hoff-Arrhénius (Commandon). Ils consistent dans l'émission de pseudopodes ectoplasmiques, suivis du glissement du reste de la cellule entraînée par le pseudopode qui s'appuie sur une surface résistante. La similitude de ces mouvements avec ceux des amibes leur a fait donner le nom de *mouvements amiboïdes*. Ils reconnaissent essentiellement pour cause une différence de la tension superficielle entre la partie qui s'étale et le reste de la cellule.

Les mouvements dirigés sont ceux qui conduisent directement les phagocytes libres vers les particules qu'ils vont s'incorporer ou entourer. Voici, d'après Commandon, comment se comportent *in vitro* les leucocytes d'animaux divers quand on place de la poudre d'amidon dans le liquide qui les contient. Tout d'abord, les globules blancs se dirigent vers l'amidon, plus ou moins rapidement suivant la température, et finissent par l'atteindre. Ils s'étalent ensuite contre les grains et, si ces derniers offrent des fissures, les débitent en petits blocs qu'ils englobent. Lorsqu'il s'agit de particules plus volumineuses, les leucocytes s'accumulent autour d'elles, formant ainsi des sortes d'abcès *in vitro*. Au bout de quelques instants, ils ne réagissent plus et leurs amas se désagrègent. Cependant, même morts, les leucocytes adhèrent encore à l'amidon.

Quel est le déterminisme de ce phénomène si curieux, qu'une conception anthropomorphique a longtemps attribué à une mystérieuse propriété inhérente aux cellules mêmes? On admet aujourd'hui que les particules en jeu laissent diffuser, dans les liquides ambiants, des substances qui modifient la tension superficielle des phagocytes. Ce sont toujours des changements de cette tension qui font sortir la cellule mobile de son état de repos traduit par la forme sphérique et déterminent l'apparition de pseudopodes. Ces changements se produisent sous des influences diverses : contacts, actions chimiques. Lorsque l'une d'elles, de nature et de direction constantes, domine, le déplacement qu'elle provoque est rectiligne ; lorsqu'elles sont nombreuses et sans cesse changeantes, on observe alors des mouvements en zigzag, dont la variété défie toute description. Rappelons encore que la vitesse des deux mouvements leucocytaires se montre identique pour des températures égales.

Le déplacement des leucocytes et la phagocytose proprement dite sont entravés par les anesthésiques qui, concentrés, coagulent le protoplasma. Cependant l'englobement se trouve favorisé par de faibles quantités d'iodoforme, de camphre, lesquels, suivant Hamburger, diminuent la tension superficielle en se dissolvant dans les lipoïdes périphériques de la cellule.

Abordons maintenant le problème de la phagocytose proprement dite. Celle-ci comprend trois actes : le *contact adhésif* du leucocyte avec les particules, l'*englobement* et la *digestion*.

## A. — *Contact adhésif.*

Ce contact (accolement, attachement) fugace et, pour ce motif, méconnu *in vivo*, peut être facilement mis en évidence *in vitro*, comme l'a établi le premier Sawtchenko, lorsqu'on retarde ou empêche l'englobement. Inoculons, par exemple, à deux cobayes, dans la cavité péritonéale, du bouillon stérile additionné d'aleurone. Un abondant exsudat leucocytaire se forme immédiatement. Après dix-huit heures, introduisons dans l'abdomen d'un de ces animaux, des hématies de mouton sensibilisées, c'est-à-dire soumises à l'action d'un sérum antiglobules de mouton chauffé à 56°, puis débarrassées de ce sérum par centrifugation et émulsionnées dans l'eau physiologique. Passé quelques minutes, l'exsudat péritonéal prélevé montre de nombreux globules rouges au sein des phagocytes, mais très peu à leur surface. Après le même temps, saignons complètement le second cobaye et refroidissons-le pendant soixante minutes dans la neige. Puis, incisons la paroi abdominale de cet animal et introduisons, dans sa cavité péritonéale, des hématies ovines sensibilisées comme précédemment, et mélangeons-les intimement à l'exsudat. Bientôt le pourtour des leucocytes, mono et polynucléaires, que le froid immobilise, apparaît recouvert de globules rouges dont le nombre augmente continuellement.

Selon Sawtchenko, cet attachement, déjà noté par Ledingham, se produit également avec des leucocytes lavés, mais il est moins marqué et n'intéresse que les mononucléaires. On le constate encore avec des leucocytes tués par le chauffage à 50° pendant une heure. Un élève de Sawtchenko, Barikine, a même réalisé l'accolement des hématies mêlées à du sérum spécifique chauffé sur des leucocytes également chauffés, adhérents à des plaques de verre et immobilisés ; Levaditi et Mutermilch ont décrit l'attachement aux globules blancs vivants ou morts, des trypanosomes mêlés au sérum spécifique.

Ce phénomène d'accollement dépend à la fois de l'état physique des leucocytes dont la surface visqueuse adhère aux solides, et de l'état physique des particules avec lesquelles elles entrent en contact, de leur tension superficielle en particulier. Sawtchenko considère que sa cause initiale, comme celle de l'agglutination, réside dans une attraction qui nécessite la présence d'électrolytes. Cette attraction interviendrait seule toutes les fois qu'il n'existe aucun mouvement dirigé, comme dans le cas des particules de charbon, et toutes les fois qu'il s'agit de phagocytes fixes (exemple des injections intravasculaires de poudres et de bactéries virulentes ou non, mais sensibilisées, qu'englobent les endothéliums hépatiques et spléniques).

Quoi qu'il en soit, l'attachement des leucocytes aux particules est indépendant de la vitalité de ces derniers. C'est un phénomène purement physico-chimique dont le déterminisme, si obscur qu'il apparaisse encore dans les cas précités, suffit à exclure toute considération finaliste, relative à la défense leucocytaire des organismes contre les infections microbiennes.

## B. — *Englobement.*

Passons au second acte de la phagocytose : l'incorporation. Les amibes ingèrent la nourriture solide de deux manières différentes (Rhumbler). Tantôt, on observe l'*englobement proprement dit :* autour de la particule, le protoplasme s'élève circulairement ; puis il la dépasse et l'emprisonne ; tantôt c'est la *pénétration simple :* la pellicule s'enfonce progressivement dans la substance amibienne et gagne l'intérieur de la cellule. Dans les deux cas, la tension superficielle diminue au niveau du corps étranger.

Voici maintenant comment se comportent les phagocytes des métazoaires. Les uns sont dénués de mobilité, même partielle, cependant ils s'incorporent les particules et les microbes par le second des mécanismes précédents ; tels certains éléments libres et les cellules phagocytaires fixes. Les autres, leucocytes-types, sont susceptibles d'effectuer l'englobement proprement dit, comme les amibes. *In vivo*, les hématies, les trypanosomes, sont facilement captés par englobement ; les bactéries pénètrent passivement dans les globules blancs. *In vitro*, à la température du corps, les leucocytes s'étalent sur les grains d'amidon et de charbon, puis les enrobent (Commandon) ; de même pour les hématies sensibilisées. A température peu élevée, les hématies s'enfoncent simplement dans les phagocytes ; enfin, à basse température et chez les leucocytes morts, le phénomène devient impossible.

Il semble que, pour des particules de même volume et de même nature, le mode d'incorporation dépende essentiellement de la viscosité du protoplasma leucocytaire. Lorsque celle-ci est faible, le protoplasme s'élève facilement sur le corps étranger ;

lorsqu'elle s'accroît, le globule blanc ne peut que se laisser pénétrer passivement ; quand elle dépasse une limite donnée, il devient infranchissable.

Il convient d'ajouter que seules les particules plus petites que les leucocytes peuvent être englobées. Quand les particules sont trop volumineuses, les éléments libres se rassemblent autour d'elles et l'entourent. On peut alors rencontrer tous les intermédiaires entre les *cellules géantes* par fusion et le *sac leucocytaire* d'enkystement.


## C. — *Digestion.*


Reste la digestion des particules enrobées. Elle est connue depuis longtemps chez les amibes où les particules se trouvent dissoutes au sein de *vacuoles* appelées pour cette raison digestives. Chez les phagocytes des métazoaires, le phénomène est absolument identique.

Des globules blancs, normaux ou pathologiques, on peut extraire diverses diastases que N. Fissinger classe comme il suit :

1º Des *ferments d'oxydation* et *de désoxydation : oxydases directes*, qui portent directement l'oxygène de l'air sur les substances qu'elles transforment ; *oxydases indirectes* ou *peroxydases*, qui empruntent aux peroxydes la molécule d'oxygène active ; *catalases*, qui décomposent l'eau oxygénée et *réductases*, qui désorganisent les tissus par oxydation ;

2º Des *ferments d'hydratation* et de *déshydratation : protéases*, qui désintègrent les protéines jusqu'aux acides aminés ; *peptases*, qui décomposent les peptones ; *nucléases*, qui agissent sur l'acide nucléique et les nucléo-protéides ; *lipases*, qui hydrolysent les graisses ; *amylase*, qui dédouble l'amidon en dextrine et maltose ; *maltase*, qui dédouble le maltose en deux molécules de glucose ; *ferment glycolytique*, qui attaque le glucose en donnant naissance à de l'acide lactique ;

3º Des *ferments de coagulation : chymosine*, qui coagule le lait ; *thrombine*, ferment coagulant de la fibrine.

Les *protéases* varient selon le type de leucocyte et l'espèce animale. Parmi elles, Opie distingue une *lymphoprotéase* formée par les mononucléaires et agissant en milieu acide et une *myéloprotéase* élaborée par les cellules de la série myéloïde (polynucléaires), qui agit en milieu alcalin. Jochmann ajoute une *érepsine*. Dans l'organisme normal, l'action protéolytique de ces ferments est contrariée par des substances antagonistes, contenues dans le sérum et les exsudats (*pouvoir antitryptique*), substances qui appartiennent à la fraction albumine de ces humeurs (Opie).

Les *lipases* leucocytaires hydrolysent les graisses microbiennes. Très actives dans les cellules phagocytaires de la chenille de *Galleria mellonella* (Metalnikoff), elles sont produites chez les Vertébrés par les mononucléaires et existent dans le pus tuberculeux. Selon N. Fissinger, elles attaqueraient l'enveloppe cirograisseuse du bacille de Koch, et prépareraient ainsi l'action lytique des protéases.

De même que les ferments protéolytiques sont les agents de l'autolyse microbienne, les ferments leucocytaires provoquent la dissolution des cellules blanches frappées de déchéance. Leur rôle dans la suppuration, la détersion et la réunion des plaies a été particulièrement mis en évidence au cours de la guerre (Delbet, R. Clogne et N. Fissinger, Policard). Fissinger leur attribue également la digestion de l'exsudat alvéolaire pneumonique et la résolution du bloc pulmonaire hépatisé. On ne sait pas encore exactement si ces ferments sont excrétés par les leucocytes vivants, ou libérés après la mort de ces cellules.

La digestion intraleucocytaire s'effectue de la manière suivante : autour des germes englobés se forme une vacuole dans laquelle diffusent les ferments digestifs ; les microbes se désintègrent progressivement ; ils perdent leur affinité pour les couleurs basiques, tandis que leur affinité pour les couleurs acides persiste ou augmente (Metchnikoff, Cantacuzène, Mesnil) ; finalement, ils disparaissent, sauf certains résidus caractéristiques (grains de pigment). Ce sont surtout les mononucléaires qui détruisent les cellules animales, les levures et les spores. Les polynucléaires phagocytent les bactéries dans les affections aiguës. Dans les affections chroniques, les mononucléaires, agents de réaction tardive, contiennent souvent seuls les parasites. Chez le cobaye, la résorption phagocytaire des bacilles tuberculeux morts est favorisée par l'iodure de potassium injecté chaque jour sous la peau (Cantacuzène).

Rappelons enfin que l'englobement n'est pas fatalement suivi de la lyse des germes incorporés. Parfois, au contraire, les microbes conservent toute leur vitalité au sein des leucocytes; ils se nourrissent aux dépens de leur contenu, et provoquent leur déchéance par leurs sécrétions toxiques (bacille tuberculeux, cryptocoque de la lymphangite épizootique, bacille lépreux). Libérés après la destruction de la cellule, ils circulent dans les humeurs où ils ne tardent pas à être de nouveau captés. Après plusieurs englobements successifs, ils sont finalement détruits lors d'infections aiguës ; mais dans les infections chroniques, l'existence intracellulaire des leucocytes peut se continuer longtemps, affectant les allures de la symbiose (Calmette et Guérin).

## III. — PHAGOCYTOSE ET INFECTION.

Décrite d'abord par Häckel, puis étudiée par Recklinghausen, Langhans, Kölliker, la phagocytose a été envisagée comme un phénomène très général par Metchnikoff. On la rencontre fréquemment dans la vie normale et pathologique. *Normalement:* lors de la destruction des tissus usés, pendant les stades successifs de l'évolution, lors des métamorphoses de certains animaux, lors de la résorption de l'os cartilagineux, du thymus, au cours de l'involution utérine, de l'involution de l'ovaire et des éléments nerveux dans la vieillesse. *Anormalement:* au cours des processus réactionnels qui caractérisent le terme, très élargi aujourd'hui, d'inflammation, dans beaucoup d'infections et d'infestations. Comme nous le verrons plus tard, de nombreux cas d'immunité affectent également des relations étroites avec la phagocytose.

Quels sont, chez les animaux, les rapports de la phagocytose et de l'infection? Pour répondre à cette question, il faut d'abord savoir en quels points et en quelles cellules de l'organisme se développent les divers types de microbes. Les protozoaires habitent communément des cellules mésodermiques ; cependant, les trypanosomes et surtout les *Leishmaniæ* tantôt libres, tantôt phagocytées font exception à cette règle. Quant aux champignons et aux bactéries, ils croissent dans les liquides organiques ou dans les leucocytes, selon leur virulence et la résistance de l'hôte. Il est des parasites, tels les spirilles de la fièvre récurrente, qui se développent électivement dans les humeurs et pour lesquels la vie intracellulaire ne constitue qu'un mode de conservation aléatoire. D'autres mènent l'existence intrahumorale en proportion directe de leur virulence (pneumocoque, streptocoque, pasteurella). D'autres, enfin, ne peuvent guère vivre qu'englobés ; on les décèle éventuellement dans la circulation par les hémocultures, mais ils sont incapables de se multiplier dans le sang (méningocoque, gonocoque, staphylocoque et la plupart des

germes des infections chroniques, tuberculose, morve, lèpre).
Dans ce cas, il s'agit de *bactériémie* et non de *septicémie*, qui signifie
croissance dans le sang. Sans doute les microbes pyogènes peuvent
se rencontrer libres dans le pus. Néanmoins, ils entrent bien dans
cette dernière catégorie, car le pus dans lequel ils se développent
n'est pas une humeur normale, mais un véritable milieu artificiel
créé par la fonte cellulaire et l'exsudation. Un type assez spécial
est représenté par le bacille du rouget du porc qui habite les
leucocytes et l'endothélium vasculaire, et détermine, suivant sa
virulence et la sensibilité du sujet, des accidents aigus ou chroniques.

Précisons ces notions par quelques détails et envisageons
d'abord les infections aiguës. La maladie peut rester locale, et
les microbes qui la provoquent, tel le bacille du chancre mou, sont
incapables d'essaimer au loin. Parasites de faible activité, ils
sont peu à peu éliminés ou détruits, pendant que l'organisme
devient de moins en moins favorable à leur développement ;
ainsi survient la guérison. Ailleurs, on observe une infection
locale, compliquée de métastases par bactériémie. Ce fait très commun paraît dû à ce que la virulence des microbes est plus prononcée que précédemment et à une réaction différente de l'organisme, dont la réceptivité vis-à-vis des germes qu'il héberge se
maintient intacte ou parfois même augmente au cours de l'infection. Un pas encore et nous avons la septicémie par généralisation
sanguine d'emblée ou d'abord lymphatique, puis sanguine,
traduite par le développement des microbes très virulents au sein
des humeurs.

Dans les infections chroniques, les parasites habitent les éléments phagocytaires. Ils s'étendent de proche en proche, ou se
généralisent par les voies lymphatique et sanguine. Les altérations qu'ils provoquent directement, ou par l'intermédiaire de
leurs poisons, sont de nature progressive (inflammations variées
évoluant vers la sclérose), ou de nature régressive (caséification,
ramollissement). Parfois ils se conservent longtemps vivants au
sein des cellules-hôtes : entre les éléments en présence il s'établit
alors un état d'équilibre plus ou moins durable. Dans les granu-
lomes, les microbes englobés ou entourés par les cellules géantes
et les cellules épithélioïdes présentent souvent des modifications
morphologiques : telles les *massues* observées dans l'actinomycose, le botryomycose et certaines formes de tuberculose.

# CHAPITRE XXIII

## IMMUNITÉ

L'immunité, c'est l'état réfractaire, naturel ou acquis, passager ou durable, particl ou total, des organismes aux microbes pathogènes et à leurs poisons.



### I. — Immunité naturelle contre les microbes.

L'homme est réfractaire à nombre d'affections microbiennes qui frappent les animaux (péri-pneumonie, peste bovine, piroplasmoses, trypanosomiases, etc.) et, réciproquement, les animaux résistent à diverses maladies infectieuses humaines (fièvre jaune, lèpre, syphilis, paludisme, etc.). De même, parmi les espèces animales, certaines d'entre elles sont épargnées par des infections auxquelles d'autres espèces se montrent sensibles : la morve, par exemple, redoutable pour les solipèdes, épargne les bovidés. Dans une même espèce, des races manifestent une réceptivité particulière : les nègres sont moins sensibles que les blancs à la fièvre jaune ; les moutons algériens et bretons contractent moins facilement le charbon et la clavelée que les moutons des autres races. Plus encore, des sujets appartenant à la même race se montrent inégalement réceptifs aux mêmes microbes selon leur sexe, leur âge, leurs dispositions physiologiques (grossesse). Enfin, en ce qui concerne les germes infectieux, nous savons que la réceptivité des individus varie avec la virulence, les doses inoculées et les voies de l'infection.

Ce qui montre mieux encore le caractère contingent de l'immunité naturelle, c'est l'influence qu'exercent sur elles, dans un très grand nombre de cas, les diverses conditions pathologiques suivantes :

A. — *Causes de variations de l'immunité naturelle.*

1° *Débilitation antérieure.* —- Le porc malade peut contracter la morve (Cadéac) ; le lapin affaibli devient susceptible au charbon symptomatique (Galtier).

2° *Jeûne.* —- On confère le charbon au pigeon en le laissant à jeun après l'inoculation (Canalis et Morpurgo).

3° *Saignées.* —- Elles rendent le lapin plus sensible au staphylocoque (Gärtner).

4° *Surmenage.* — Quand on fait tourner longtemps des rats dans un cylindre, à la manière des écureuils, on peut leur donner plus facilement ensuite le charbon bactéridien et le charbon symptomatique (Charrin et Roger).

5° *Refroidissement.* — Les poules, dont on abaisse la température à l'aide de l'eau froide (Pasteur), ou des antithermiques, (Wagner) contractent aisément le charbon.

6° *Réchauffement.* — La vipère prend la peste à 26-28°, le lézard à 21-26° (Nuttal) ; la grenouille verte, le tétanos, à partir de 20-23° (Courmont et Doyon). Les grenouilles infectées de *Trypanosoma inopinatum* résistent à 0°, mais succombent à 20° (Brumpt).

7° *Diabète.* — L'ingestion de phlorydzine, qui provoque un diabète expérimental, accroît la sensibilité de la souris blanche vis-à-vis de la morve (Léo). On connaît la réceptivité des diabétiques aux infections staphylococciques et à la tuberculose.

8° *Intoxications.* — Les pigeons et les poules chloralisés, les chiens alcoolisés meurent du charbon (Platania, Wagner).

9° *Traumatismes.* — Favorisent localement les infections tuberculeuses, staphylococciques, charbonneuses.

10° *Injections parentérales de substances étrangères.* — Le lapin prend le charbon symptomatique quand on lui injecte préalablement une grande quantité d'eau dans les veines (Galtier). Le chien prend le charbon bactéridien quand on lui injecte préalablement une émulsion fine de charbon de bois dans les veines (Platania).

11° *Action des substances chimiques, des toxines solubles et des corps microbiens.* — *Associations microbiennes.* — Le cobaye est réfractaire aux spores pures du bacille tétanique (Vaillard, Vincent et Rouget), du vibrion septique (Vaillard et Besson) et du *B. Chauvœi* (Leclainche et Vallée), c'est-à-dire aux spores débarrassées de toute trace de toxine par chauffage ou par lavage.

Mais la germination se produit, et le tétanos, la gangrène gazeuse ou le charbon symptomatique éclatent quand les spores inoculées sont imprégnées de toxine. De même lorsqu'on pratique une injection concomitante d'acide lactique ou de divers microbes vivants ou morts (*B. prodigiosus* pour le *B. Chauvœi*, Roger). On communique également le charbon symptomatique au lapin en lui injectant simultanément de la sérosité filtrée dans les veines et le *B. Chauvœi* dans les muscles. L'immunité naturelle du chien adulte au charbon disparaît sous l'influence de la rage (Martel).

B. — *Mécanisme de l'immunité antimicrobienne naturelle.*

On a pensé tout d'abord que les humeurs des animaux réfractaires constituent de véritables antiseptiques à l'égard des microbes inaptes à s'y développer. Mais on s'est aperçu bien vite qu'il n'existe aucun rapport entre les propriétés bactéricides *in vitro* de ces humeurs et la résistance naturelle des organismes aux infections. C'est ainsi que la bactéridie charbonneuse, tuée *in vitro* par le sang défibriné du lapin, animal réceptif, se développe au contraire parfaitement dans le sérum de la poule et du chien, animaux réfractaires. On cultive également, avec une très grande facilité, diverses bactéries dans des sacs de collodion insérés chez des espèces qui se montrent naturellement insensibles à leur action pathogène. Il convenait donc d'attribuer à d'autres propriétés des organismes la cause de leur immunité naturelle aux infections.

Pour Metchnikoff, éclairé par ses travaux zoologiques, cette immunité est essentiellement une propriété cellulaire, traduite par la phagocytose. Elle s'observe avec les mêmes caractères dans toutes les espèces animales, et l'action des cellules phagocytaires aboutit toujours, chez les animaux immuns, à la destruction intracellulaire des germes englobés. Quand des spores de *Monospora bicuspidata*, par exemple, champignon parasite des Daphnies, traversent les parois du tube digestif de ce crustacé, elles sont immédiatement englobées par les cellules phagocytaires, digérées dans leur protoplasme et finalement détruites, sans que la vitalité de la Daphnie paraisse, un seul moment, altérée. Mais lorsque cette phagocytose se trouve entravée, les germes pullulent rapidement, et l'animal succombe à l'infection. Des phénomènes analogues se produisent chez les animaux supérieurs, lorsqu'on leur inocule des microbes auxquels ils sont naturellement réfractaires. La résistance naturelle des organismes aux microbes, concluait Metchnikoff, résulte bien de l'activité phagocytaire des globules blancs ; les facteurs humoraux n'interviennent pas.

C'est aussi uniquement à l'activité de ses leucocytes qui englobent les bactéridies introduites dans son sac lymphatique et les digèrent, que la grenouille doit son immunité naturelle contre le charbon. Or, il suffit de réchauffer cet animal en le portant, par exemple, dans une étuve à 37°, pour que sa résistance s'évanouisse. Cela tient, d'après Metchnikoff, à ce que l'activité phagocytaire des leucocytes se trouvant inhibée à la température de 37°, les microbes inoculés restent libres dans le liquide intercellulaire et ne tardent pas à y pulluler. Contrairement à l'opinion de Flügge, les humeurs de la grenouille ne sont nullement bactéricides, car si on introduit, dans ses tissus, des spores charbonneuses contenues dans un petit sac en moelle de sureau, perméable aux liquides seuls, elles germent immédiatement et se transforment en bactéridies. Mais lorsqu'on rompt la mince paroi imperméable aux leucocytes, ceux-ci affluent dans le sac et englobent à la fois spores et bâtonnets. Les bactéridies filamenteuses sont rapidement digérées et détruites. Par contre, les spores restent vivantes dans le protoplasma cellulaire et se développent abondamment quand on les transplante dans un milieu artificiel. La vitalité des spores charbonneuses reste donc intacte dans le plasma, et le pouvoir bactéricide des humeurs, en la circonstance, apparaît nul. Seuls les leucocytes, en phagocytant les bâtonnets qu'ils digèrent et les spores dont ils empêchent la germination *in vivo*, assurent l'immunité naturelle de la grenouille contre le charbon.

En fait, le mécanisme de cette immunité n'offre pas une telle simplicité. Dans la protection des organismes contre les microbes, interviennent d'autres facteurs non moins importants que la phagocytose. Le rôle de chacun d'eux apparaîtra beaucoup plus nettement dans l'immunité acquise que nous examinerons bientôt.


## II. — IMMUNITÉ NATURELLE CONTRE LES TOXINES.

De même qu'ils résistent différemment aux poisons minéraux ou organiques selon l'espèce à laquelle ils appartiennent, les animaux et l'homme se montrent plus ou moins sensibles aux toxines microbiennes. Ainsi la poule, la tortue, le scorpion, les

reptiles sont à peu près indifférents à la toxine tétanique qui tue
l'homme, le cheval, le cobaye, la souris, etc., à des doses infimes ;
le crapaud et la grenouille, au moins lorsqu'ils sont maintenus
à basse température, supportent sans dommage de grandes quantités de toxine diphtérique ; le rat résiste également au poison
diphtérique injecté sous la peau ou dans la cavité péritonéale, mais
il se montre sensible à l'inoculation intracérébrale (Roux et
Borrel).

Cette immunité antitoxique naturelle serait due, selon Ehrlich,
à ce que les cellules, dépourvues de substances douées d'affinité chimique pour le poison, sont inaptes à le fixer. La toxine
reste libre dans les humeurs sans causer aucun dommage, puis
elle est détruite ou éliminée. Ou bien, lorsqu'elle pénètre dans des
cellules peu sensibles, les cellules du foie, par exemple, pour la
toxine tétanique, elle s'y trouve retenue, et ainsi les éléments
nerveux sont protégés.


### III. — IMMUNITÉ ACQUISE.

On distingue une *immunité active*, qui résulte d'une infection
antérieure ou de la vaccination, et une *immunité passive*, réalisée
chez les sujets neufs par l'injection de sérum d'un animal immunisé ou hyperimmunisé.


### A. — *Immunité active.*

La variole, la coqueluche, la scarlatine, les oreillons, la fièvre
jaune, par exemple, chez l'homme, la clavelée des moutons, les
varioles caprine et porcine, la maladie des jeunes chiens, ne réci-
divent presque jamais. Ce fait de constatation très ancienne a
conduit successivement à l'inoculation préventive de germes
virulents en des régions relativement peu sensibles (variolisation,
clavelisation), puis à l'inoculation préventive de virus spontanément atténués (vaccination jennérienne) et enfin à l'inoculation
préventive de virus artificiellement atténués (vaccination pastorienne), affaiblis ou morts.

La résistance conférée par une infection microbienne ou par la
vaccination dure un temps plus ou moins long, parfois toute la
vie du sujet. Elle ne s'exerce qu'à l'égard des germes correspondants ; par conséquent elle est *spécifique*. Comme l'immunité
naturelle, elle est sujette à varier sous l'influence de divers fac-

teurs inhérents aux microbes d'épreuve (virulence) ou à l'organisme lui-même (conditions physiologiques et pathologiques) ; elle peut être *absolue,* ou seulement *relative* et limitée à des germes d'activité moyenne ou inoculés à des doses modérées. Notons aussi qu'elle apparaît souvent au cours des infections chroniques (tuberculose, syphilis, morve, certaines piroplasmoses, mycoses) à l'égard des réinfections exogènes, bien que les malades restent sensibles aux microbes qu'ils hébergent et aux réinfections endogènes. Elle persiste alors après la guérison (mycoses), ou s'éteint lorsque l'élimination des microbes est entièrement accomplie (syphilis, tuberculose, piroplasmoses).

### *Mécanisme de l'immunité active.*

C'est à Pasteur que nous devons la première hypothèse scientifique sur le mécanisme de l'immunité conférée par l'inoculation de microbes virulents ou de vaccins.

Si le cocco-bacille du choléra des poules, par exemple, disait Pasteur, se développe dans les organismes réceptifs, c'est qu'il y trouve toutes les substances nécessaires à sa nutrition. En pullulant dans les humeurs, il consomme rapidement ces substances, mais il tue les animaux avant qu'elles aient totalement disparu. Au cours des infections bénignes, comme celles qui résultent de la vaccination, les microorganismes épuisent peu à peu les matériaux nutritifs des humeurs et, comme ils ne se renouvellent pas, ou très lentement, le milieu devient de moins en moins favorable au développement microbien. Finalement, les germes succombent et l'animal guéri reste immunisé.

Cependant, Chauveau faisait observer que les moutons algériens, naturellement peu sensibles à l'infection charbonneuse, meurent lorsqu'on leur inocule une dose massive de bactéridies. Par conséquent, leur immunité relative ne peut être attribuée à la déficience de matériaux nutritifs nécessaires au développement de la bactéridie, et la résistance aux infections ne traduit pas, comme le pensait Pasteur, une immunité par *épuisement.* Elle est due à la présence de quelque chose qui s'oppose au développement *in vivo* des germes. Toutefois, l'effet protecteur de cette substance empêchante cesse lorsqu'après l'inoculation d'une dose massive de germes pathogènes, elle se trouve répartie sur un très grand nombre d'entre eux.

Bientôt après, Fodor (1886) et Nuttal (1888) démontraient

que le sang défibriné de divers vertébrés jouit de propriétés bactéricides vis-à-vis du *B. subtilis* et de la bactéridie charbonneuse; et Buchner constatait ce fait de grande importance que la destruction des bactéridies est beaucoup plus intense dans le sang des vaccinés que dans le sang des animaux réceptifs. Il admit alors que le pouvoir bactéricide du sang est dû à des substances contenues dans le plasma, à des *alexines*, comme il les nomma. Retenons ce mot que nous retrouverons souvent par la suite.

Enfin, le rôle des humeurs dans l'immunité se précisait avec la découverte de la neutralisation des toxines diphtérique et tétanique par le sérum des animaux immunisés (Behring et Kitasato) et par les recherches de Pfeiffer sur la bactériolyse *in vivo* du vibrion cholérique.

1º *Théorie cellulaire.* — Mais, parallèlement aux théories humorales de l'immunité, s'ébauchait la théorie cellulaire ou phagocytaire à laquelle Metchnikoff et ses élèves devaient consacrer tant d'importants travaux.

Entrevue par Lieberkühn, la phagocytose dont nous avons étudié précédemment le mécanisme général, a été décrite pour la première fois par Häckel (1862). Peu après, Recklinghausen observa que les cellules du pus englobent des grains de cinabre et des gouttelettes graisseuses. En 1867, Cohnheim, cautérisant la cornée de la grenouille après injection de poudre de carmin, trouva les leucocytes du pus cornéen bourré de grains colorés. La résorption phagocytaire des hématies fut établie en 1870 par Langhans. Wagner, en 1872, constata que, chez les hydrocéphales, la table interne des os crâniens est résorbée par des cellules géantes identiques aux *myéloplaxes* de Ch. Robin. Kölliker montra ensuite que des chevilles d'ivoire, enfoncées dans le canal médullaire des os, disparaissent de la même façon. Puis Inns (1876) étudia les cellules à poussière du poumon et Marchand (1883), reprenant une idée de Langhans, prouva que les cellules géantes se forment par la fusion des leucocytes. En même temps, Metchnikoff poursuivait ses recherches sur la digestion intra-leucocytaire dans la série animale et appliquait ses observations à l'interprétation des phénomènes de l'inflammation, de l'atrophie et de l'immunité.

De même que les cellules vibratiles ou amiboïdes des Spongiaires englobent et digèrent les particules alimentaires qui viennent à leur contact, de même les cellules mésodermiques mobiles ou fixes des vertébrés phagocytent les corps étrangers, particules solides, cellules ou microbes, et souvent les détruisent dans leur protoplasme. Si, par exemple, avec Metchnikoff, nous injectons des hématies d'oie dans la cavité péritonéale d'un cobaye, les phénomènes suivants ne tardent pas à se produire. D'abord les leucocytes polynucléaires et, surtout, mononucléaires affluent dans la région inoculée, puis les mononucléaires s'incorporent les hématies : l'hémoglobine diffuse, le protoplasme des globules rouges, peu à peu digéré, s'efface ; leur noyau, plus résistant, s'altère, se désintègre et finit par disparaître à son tour. Après trois ou quatre jours, toutes les hématies injectées se trouvent ainsi phagocytées. Dans l'épiploon, d'apparence rouillée, dans les ganglions mésentériques, le foie, la rate et le sang de la circulation générale, on trouve des globules blancs remplis de débris caractéristiques. Donc les éléments englobés et détruits sont transportés par les leucocytes dans le système lymphatique, puis dans le système sanguin.

La phagocytose des microbes s'effectue comme celle des hématies, mais, dans le premier cas, ce sont surtout les leucocytes polynucléaires (*microphages*) qui interviennent au lieu des mononucléaires (*macrophages*). L'immunité se présente ainsi « comme une partie de la physiologie cellulaire et surtout comme phénomène de la résorption des microbes ».

De toutes les cellules, ce sont les éléments restés libres et indépendants, les phagocytes qui, le plus facilement et les premiers, acquièrent l'immunité. « Ce sont eux qui se dirigent vers les endroits où parviennent les microbes et les poisons, et qui manifestent une réaction contre eux. Les phagocytes de l'organisme indemne englobent et détruisent les microbes et absorbent les toxines et autres poisons. L'acte final de la réaction des phagocytes est constitué par les processus chimiques ou chimicophysiques de la digestion des microbes... Mais avant que ces phénomènes se mettent en jeu, les phagocytes manifestent des actes purement biologiques, tels que la perception des sensations chimiotactiques et autres, les mouvements dirigés vers les endroits menacés, l'englobement des microbes et l'absorption des toxines et enfin la sécrétion des substances qui doivent être utilisées dans la digestion cellulaire » (Metchnikoff).

La vaccination a pour effet d'accoutumer les globules blancs à la destruction des bactéries pathogènes. Au lieu d'être repoussés par celles-ci, ils sont alors attirés : *la vaccination change le signe de leur chimiotaxie*. Quant à la destruction intracellulaire des

germes englobés, elle serait assurée, d'après Metchnikoff, par
deux sortes de ferments solubles sécrétés par les phagocytes :
la *macrocytase* qui digère surtout les éléments d'origine animale
et la *microcytase* qui agit principalement sur les microbes. C'est
également à l'action trypsique de ces ferments libérés après la
mort des leucocytes que les humeurs doivent leurs propriétés
bactéricides découvertes par Pfeiffer dans l'expérience suivante,
restée célèbre sous le nom de *phénomène de Pfeiffer.*

Lorsqu'on inocule des vibrions cholériques dans la cavité péritonéale d'un cobaye vacciné contre le choléra, et qu'on examine
à intervalles réguliers l'exsudat qui se forme, voici ce qu'on observe. Après quelques minutes, les leucocytes disparaissent du
liquide, sauf quelques lymphocytes ; puis les vibrions s'immobilisent, se gonflent et se transforment en granules isolés ou réunis
en petits amas. Beaucoup d'entre eux succombent ensuite et
« les granules peuvent se dissoudre complètement dans le liquide
péritonéal, comme un morceau de sucre se dissout dans l'eau »
(Metchnikoff). Quand on inocule dans la cavité péritonéale de
cobayes neufs, une émulsion de vibrions mêlée à du sérum anticholérique, le même phénomène se produit.

Il s'ensuit, selon Pfeiffer, que la résistance du cobaye vacciné
contre le choléra se traduit, à l'égard des vibrions, par un *acte
lytique extracellulaire*, indépendant de toute phagocytose et de
toute intervention leucocytaire. D'autre part, le sérum anticholérique contiendrait des anticorps spécifiques, non bactéricides et non antitoxiques, formés sous l'influence de la vaccination, et capable de donner naissance *in vivo* à des corps bactéricides actifs. La présence de ces derniers se décèle par la destruction extracellulaire des microbes inoculés.

En réalité, comme le constataient Metchnikoff et ses élèves,
Bordet en particulier, le phénomène de la lyse vibrionnienne est
infiniment plus complexe que Pfeiffer le laisse supposer. La transformation granuleuse des vibrions dans l'exsudat péritonéal ou
le sérum des cobayes vaccinés est due à l'action convergente de
deux substances d'origine leucocytaire : la *cytase* ou alexine de
Buchner, commune à tous les animaux neufs, et une *substance
préventive* ou *fixatrice*, propre aux animaux immuns. Chez le
cobaye hyperimmunisé, l'injection d'une émulsion vibrionnienne
provoque une abondante hyperleucocytose locale, puis la fonte,
la *phagolyse* des globules blancs immigrés dans la séreuse et, con-
séquemment, l'issue de la *cytase bactéricide* et de la *substance sen-*

*sibilisatrice* ou *fixatrice*. C'est de l'association de ces deux substances que résulte la transformation granulaire des vibrions. Chez le cobaye neuf, l'injection de vibrions mêlés à du sérum anticholérique détermine également la phagolyse. L'alexine normale se trouve ainsi libérée et cette cytase s'associant à la substance préventive du choléra-sérum injecté, la transformation granulaire des vibrions se produit alors comme dans le cas précédent.

Lorsqu'au moyen d'un artifice quelconque on empêche la destruction leucocytaire locale, ou phagolyse, la cytase n'apparaît pas dans l'exsudat, et la transformation granuleuse des vibrions fait défaut. Au surplus, ajoutait Metchnikoff, quelque intéressant qu'il soit, du point de vue de la biologie générale, le phénomène de Pfeiffer ne présente qu'un intérêt secondaire dans l'immunité. Il est même très facile d'établir son caractère exceptionnel et, pour ainsi dire, artificiel. C'est ainsi que l'inoculation de vibrions dans les régions du corps pauvres en leucocytes ne provoque pas de phagolyse appréciable et ne s'accompagne pas davantage de transformation granulaire des germes. On peut injecter ceux-ci sous la peau, dans la chambre antérieure de l'œil, sans jamais observer de destruction extracellulaire. En vérité, ce qui domine chez l'animal vacciné, comme chez l'animal naturellement immun, c'est l'*englobement* et la *digestion* des microbes dans les leucocytes, c'est-à-dire la *phagocytose*. Là où ce mode essentiel de la défense organique paraît manquer, comme dans la réaction de Pfeiffer, il s'agit d'un simple accident, car ce sont les produits leucocytaires déversés dans le liquide exsudé qui amènent la mort des vibrions, particulièrement fragiles, inoculés.

Cependant, si le mécanisme général de la destruction des germes microbiens et de la protection des organismes contre les infections paraissait élucidé par toutes ces recherches, le déterminisme du phénomène restait obscur. Pour expliquer l'accroissement indéniable de la phagocytose chez les animaux immuns, on invoquait une augmentation de « l'énergie phagocytaire » due à l'adaptation des leucocytes « à la lutte contre les microbes », ou l'intervention de substances stimulantes spécifiques, de *stimulines* contenues dans le sérum des vaccinés. Mais les opinions différaient encore sur le point de savoir si ces stimulines agissent directement sur les leucocytes en développant leurs propriétés phagocytaires ou sur les microbes en les rendant plus aisément phagocytables. Or, la phagocytose est accrue par le sérum spécifique, comme l'avaient constaté Denys et Leclef, et il suffit, d'après Neufeld et Rimpau, de mettre en contact pendant quelques instants des streptocoques et du sérum antistreptococcique, puis d'éliminer celui-ci par centrifugation, pour sensibiliser ces microbes à l'action phagocytaire des leucocytes. Mais les propriétés englobantes des leucocytes normaux plongés dans le sérum antistreptococcique ne sont nullement modifiées par ce contact. Donc les substances des sérums spécifiques agissent sur les microbes homologues en les rendant plus aptes à subir la phagocytose, mais n'exercent aucun effet sur les leucocytes eux-mêmes. Ces substances actives des sérums, adsorbables par les microbes correspondants, Wright et Douglas les désignent sous le nom d'*opsonines*.

Déjà présentes dans les sérums normaux, les *opsonines* augmentent considérablement, et d'une manière spécifique, dans le sérum des animaux vaccinés. Comme cette augmentation paraissait proportionnelle au degré de résistance aux infections conférée par les vaccins, on en conclut que le *pouvoir opsonique* des sérums est étroitement lié à l'immunité. En déterminant comparativement le nombre de bactéries englobées par des leucocytes au contact d'un sérum normal et au contact d'un sérum pathologique (pouvoir opsonique), il devenait donc possible de mesurer les progrès de l'immunisation. Le rapport entre le nombre de bactéries phagocytées dans des conditions identiques, en présence de ces deux sérums, donne l'*index opsonique* du sérum pathologique et la valeur de l'immunité.

Ainsi complétée par la découverte des opsonines, la théorie cellulaire de l'immunité gagnait en valeur logique et expérimentale. A la première conception finaliste et anthropomorphique du leucocyte gardien vigilant de l'intégrité organique, mystérieusement conduit à l'assaut des microbes pathogènes, se substituait la notion précise d'un agent physico-chimique quantitativement accru au cours de l'infection ou de la vaccination et intervenant, non par sa simple présence, mais en provoquant des modifications spécifiques des germes telles, qu'ils deviennent plus aisément phagocytables.

2° *Théories humorales.* — Pourtant ce bel édifice ne devait pas tarder à présenter de graves fissures. De nombreuses observations montraient, en effet, d'importantes divergences entre le pouvoir opsonique d'un sérum et la résistance des organismes à l'infection correspondante, et les opsonines, loin de représenter un des facteurs de l'immunité, apparaissaient comme un épiphénomène de l'infection. Par ailleurs, les théories purement humorales ébauchées par Pasteur et par Chauveau, se renforçaient de découvertes capitales. Sans doute, les premières constatations de Fodor, Flügge et surtout de Nuttal et de Buchner, relatives au pouvoir bactéricide du sang et du sérum des sujets réfractaires, ne suffisaient-elles pas à démontrer incontestablement l'exacte concordance entre les propriétés lytiques des humeurs et l'immunité des organismes. Mais elles ouvraient un champ immense aux études sérologiques et à l'activité des chercheurs.

Nous devons à Richet et Héricourt (1888) cette notion fondamentale, que le sérum des chiens vaccinés contre le staphylocoque pyogène confère aux lapins auxquels il est injecté, l'immunité contre les mêmes microbes. Peu après, Behring et Nissen constataient que le sérum des cobayes vaccinés contre le vibrion de Metchnikoff devient bactéricide à l'égard de ce germe et, en 1890, Behring et Kitasato démontraient que le sérum des animaux immunisés contre les toxines diphtérique et tétanique jouit de la triple propriété *préventive, antitoxique* et *curative* vis-à-vis de ces poisons.

Non seulement les immunsérums détruisent les germes et neutralisent les toxines homologues, mais encore, comme Charrin et Roger l'ont montré pour la première fois (1889), ils rendent inertes et groupent en petits amas, souvent visibles à l'œil nu, les microbes mobiles correspondants. Il les *agglutinent* d'une manière spécifique. Enfin, lorsqu'on ajoute une goutte d'immunsérum à un filtrat de culture de bacille typhique, de vibrion cholérique ou de bacille pesteux, on voit apparaître un léger trouble, puis des flocons, qui se précipitent dans la liqueur.

Toutes ces propriétés spécifiques des immunsérums résultent de la formation, dans l'organisme inoculé, de substances nouvelles, propres à chaque espèce microbienne, d'*anticorps* abondamment déversés dans les humeurs au cours de l'infection et persistant un temps variable après le retour à la santé. Ce ne sont donc point les phagocytes qui constituent les facteurs essentiels de l'immunité, mais les *agglutinines*, les *précipitines*, les *lysines* et les *antitoxines* sériques, décelables *in vitro* et transmissibles aux sujets normaux.

a) *Bactériolyse et cytolyse.* — Le curieux phénomène observé par Pfeiffer suscita les premières études des propriétés bactériolytiques *in vitro* du sérum des animaux immunisés.

*In vitro*, le sérum anticholérique frais, observa Bordet, agglutine les vibrions cholériques et les transforme en granules, exactement comme l'exsudat péritonéal des cobayes vaccinés dans l'expérience de Pfeiffer. Au contraire, le sérum anticholérique vieux, ou chauffé une demi-heure à 56°, s'il agglutine encore les vibrions, ne modifie plus leur forme. Mais il suffit de l'additionner d'un peu de sérum frais quelconque pour lui restituer ses propriétés originelles. Donc le sérum anticholérique contient trois subsstances qui agissent sur les vibrions : une substance *agglutinante*, une substance *bactéricide normale*, l'*alexine* ou *cytase*, et une substance qui résiste au vieillissement et au chauffage à 55°. Isolée, l'alexine se montre inactive ou fort peu active. D'autre part, le choléra-sérum vieux ou chauffé ne détruit pas les vibrions. Pour obtenir l'effet bactéricide caractéristique, il est nécessaire que les germes soient préalablement modifiés, *sensibilisés* à l'action de l'alexine par la substance thermostabile que Bordet qualifia de *préventive*.

Divers sérums normaux, frais, dissolvent les globules rouges provenant d'espèces différentes, mais, selon Ehrlich et Morgenroth, le chauffage pendant une demi-heure à 55° leur fait perdre cette propriété. Ils la recouvrent quand on ajoute un peu de sérum frais au sérum chauffé. Par conséquent, l'hémolyse, comme la bactériolyse, nécessite l'action de deux substances : l'une, *substance intermédiaire* que contient le seul sérum chauffé ; l'autre, complémentaire de la précédente et, pour cette raison, appelée *complément*, présente dans tous les sérums non chauffés. Cette dernière correspond à l'alexine de Buchner.

De même qu'en immunisant les animaux contre les vibrions, on fait naître chez eux une substance préventive, qui sensibilise les vibrions à l'alexine normale, et une substance agglutinante, de même l'inoculation répétée d'hématies d'autres espèces engendre, chez les animaux, des anticorps spécifiques dont l'action lytique s'exerce uniquement sur les hématies employées (Bordet). Mélangeons, par exemple, des hématies lavées de moutons dans un tube avec du sérum normal frais de cheval et, dans un autre, avec du sérum frais de cheval inoculé à plusieurs reprises avec des globules rouges de mouton, puis portons ces mélanges à 37°. Dans le premier tube, aucun phénomène ne se produit : l'émulsion reste homogène et les globules se maintiennent aussi intacts que dans un liquide parfaitement isotonique. Dans le second, au contraire, ils ne tardent pas à se dissoudre : le liquide s'éclaircit et l'hémoglobine libérée le teinte uniformément en rouge. Cette *hémolyse* est spécifique et limitée, en l'espèce, aux globules de mouton. Elle n'apparaît pas lorsqu'on mélange les hématies avec le sérum hémolytique correspondant, chauffé à 56° pendant une demi-heure. Comme les vibrions mis au contact d'un sérum anticholérique chauffé, dans l'expérience déjà citée de Bordet, les hématies sont alors rapidement agglutinées; elles se déposent peu à peu au fond du tube qui les contient, et le liquide surnageant, au lieu de se teinter, reste incolore. Mais, si on ajoute à ce mélange une petite quantité de sérum normal, frais de cheval ou, surtout, de sérum de cobaye, inactifs par eux-mêmes, les globules rouges se dissolvent rapidement. L'hémolyse par le sérum des animaux préparés, comme l'hémolyse produite par certains sérums normaux, résulte donc de l'action de deux substances : une, spécifique, que Bordet désigna sous le nom de *sensibilisatrice* (*ambocepteur* de Metchnikoff), l'autre, banale, correspondant à l'alexine de Buchner et au complément d'Ehrlich.

b) *Alexine*. — Le sérum frais des différentes espèces animales manifeste des propriétés alexiques, mais celles-ci sont particulièrement intenses dans le sérum de cobaye. Elles disparaissent sous l'influence du chauffage à 54-55° pendant trente minutes. La lumière, l'agitation, les acides et les alcalis concentrés, la filtration du sérum sur les bougies de porcelaine ou, mieux, de collodion, les affaiblissent ou les détruisent. Dialysée en présence d'eau distillée, l'alexine se sépare en deux fractions : les globulines qui se précipitent et l'albumine qui reste en solution. Ces deux substances, inactives séparément, récupèrent leurs propriétés alexiques lorsqu'elles sont mélangées (Ferrata) ; les premières constituent le *chaînon moyen* des Allemands (*Mittelstück*), les secondes, le *chaînon terminal* de l'alexine (*Endstück*).

L'alexine se fixe sur les globules rouges homologues ou les microbes par l'intermédiaire de la *sensibilisatrice* et ne provoque leur dissolution qu'en présence d'électrolytes. Son action, nulle à 0°, croît avec la température jusqu'à l'optimum de 37°.


## B. — *Immunité passive.*

Le sérum des sujets immuns ou hyperimmunisés possède la propriété d'immuniser contre les microbes correspondants, ou leurs toxines, d'autres sujets appartenant à la même espèce ou une autre espèce auxquels ils sont injectés. L'état réfractaire spécifique ainsi communiqué est plus ou moins solide selon l'activité du sérum et la dose administrée. Il s'évanouit généralement après deux ou trois semaines pour les sérums *hétérologues*, c'est-à-dire pour les sérums provenant d'animaux d'espèce étrangère au sujet traité ; un peu plus tardivement pour les sérums *homologues*. Cette résistance d'emprunt, véritable immunité passive, est due à l'action desanticorps véhiculés par l'immun sérum. Elle fléchit au fur et à mesure que ces anticorps sont détruits ou éliminés.

En plus de sa courte durée, l'immunité passive se caractérise par la rapidité de son apparition. Alors que l'immunité active conférée par les vaccins, les virus morts, les toxines ou les extraits microbiens se constitue tardivement et progressivement, en cinq à dix jours, et parfois davantage, l'immunité passive se manifeste avec son maximum d'intensité presque immédiatement après l'injection d'antisérum, surtout quand celui-ci est introduit dans la circulation sanguine.

On prépare les immunsérums en hyperimmunisant des animaux, le cheval en particulier, c'est-à-dire en leur inoculant, à plusieurs reprises, sous la peau, dans les muscles ou dans les veines, à des intervalles variables et à des doses généralement croissantes, des microbes vivants ou morts, des toxines ou des extraits microbiens. Sous l'influence de ces injections répétées d'antigènes, les anticorps spécifiques s'accumulent dans les humeurs, principalement dans le sang. Il suffit de saigner les animaux producteurs lorsque les propriétés antitoxiques ou antimicrobiennes de leur sérum, révélées par un titrage préalable *in vitro* (précipitation de M. Nicolle, Césari, Debains ; floculation de Ramon), ou *in vivo* (Roux, Ehrlich) atteignent leur maximum.


## C. — *Immunité héréditaire.*

Il ne faut pas confondre la vaccination simultanée de la mère et du fœtus avec l'hérédité vraie. Dans le premier cas, le fœtus ayant été infecté en même temps que la mère pendant la gestation, possède une résistance acquise propre. Dans le second, il la tient uniquement de la mère, réfractaire avant la conception.

L'immunité héréditaire, uniquement d'origine maternelle est fréquemment observée à l'égard de la variole, chez les enfants nés d'une mère antérieurement infectée ou vaccinée, à l'égard de la claveléc, des charbons symptomatique et bactéridien, de la rage... Elle consiste en une véritable immunisation passive résultant de la transmission des anticorps maternels au fœtus.

La présence de ces anticorps dans le sang des nouveau-nés a été observée pour l'antiricine, l'antiabrine, l'antirobine (Ehrlich), l'antitoxine tétanique (Ehrlich et Hubner), l'antitoxine diphtérique (Abel), les anticorps tuberculeux fixateurs de l'alexine (Parisot et Hanns, Ribadeau-Dumas, Cuel et Prieur, Debré et Lelong, Rozenkrantz).

Comme l'immunité passive conférée par le sérum, l'immunité héréditaire est de courte durée (trois mois en moyenne). Son extinction coïncide avec la disparition des anticorps.

### D. — *Immunité conférée par la lactation.*

Enfin, le lait véhiculant des anticorps, l'immunité peut être conférée par la lactation : immunité spécifique des jeunes souris issues de mères normales, mais nourries par des femelles immunisées contre les toxines végétales (Ehrlich); transmission des anticorps diphtériques de la jument au poulain (Dzergowski); transmission des agglutinines et des sensibilisatrices (Widal et Sicard, Kraus, Bulloch, etc.). Dans ce phénomène, l'espèce et l'âge jouent un rôle très important, car chez les jeunes lapins, les jeunes cobayes et les souris adultes, les anticorps ingérés avec le lait ne passent pas dans la circulation.

### IV. — IMMUNITÉ LOCALE.

Tous les tissus et les humeurs d'un organisme ne sont pas également sensibles aux actions pathogènes des microbes, et la virulence de ceux-ci ne se manifeste que lorsqu'ils parviennent dans l'organe particulier où ils sont capables de végéter (Hans Buchner). En tout autre point ou région du corps, aucun trouble n'est observé. C'est ainsi que la bactéridie charbonneuse, dont la virulence pour le cobaye et le lapin est extrême quand elle est inoculée dans la peau, se comporte comme un saprophyte lorsqu'on la dépose dans le tissu sous-cutané, le péritoine, la trachée ou le sang, en évitant toute souillure du tégument. Cela tient, suppose Besredka, qui a observé ce fait, à ce que la peau seule contient des *cellules réceptives* au virus. Voici comment cet auteur se représente les différentes phases de ce type d'infection.

« Lorsque l'infection n'est pas bien grave et que les germes ne
franchissent pas la zone des cellules réceptives, la guérison est
assurée. Les cellules réceptives, fortes de leur affinité, absorbent
la majeure partie du virus modifié, libéré par les phagocytes ;
tout en empêchant l'infection de se généraliser, elles se vac-
cinent. Cela veut dire que leur avidité pour le virus étant satis-
faite, une nouvelle dose de ce dernier n'a plus de prise sur elles :
leur immunité réside dans leur inaptitude à entrer à nouveau en
réaction. Cette immunité s'établit rapidement, bien avant l'apparition des anticorps. Quant à la participation de ces derniers,
elle n'est rien moins que démontrée ». Lorsqu'on « satisfait
l'affinité » des cellules réceptives au moyen de vaccins, les
microbes d'épreuve restent inoffensifs ; leur destruction serait
assurée par les phagocytes.

Sans doute les faits observés par Besredka sont parfaitement
exacts. Mais on ne peut accepter son interprétation purement
qualitative où intervient, trop subtilement, la mystérieuse
« avidité » des cellules réceptives. Des recherches nouvelles sont
nécessaires pour formuler une théorie plus scientifique du phénomène.

## V. — IMMUNITÉ CHEZ LES INVERTÉBRÉS.

Chez les Invertébrés, on observe trois types d'immunité :
« *l'immunité cellulaire* caractérisée par la réaction phagocytaire ;
*l'immunité humorale* caractérisée par la présence, dans les humeurs,
d'anticorps naturels ou acquis ; *l'immunité de contact* qui comprend
la série des réactions d'immunité s'accomplissant en dehors des
cellules, mais à leur contact immédiat... De ces trois facteurs,
le plus général et le plus facile à mettre en évidence est la réaction
phagocytaire (digestion intracellulaire) » (Cantacuzène).

Quant aux anticorps des humeurs, leur action, longtemps
méconnue, a été récemment étudiée par Cantacuzène, Paillot,
Metalnikoff. On les distingue, comme chez les Vertébrés, en
*anticorps naturels*, dont les agglutinines sont les plus fréquentes,
et en *anticorps acquis*, qui se forment à la suite de l'inoculation
de microbes (Paillot, Métalnikoff) ou d'antigènes variés (Noguchi,
Cantacuzène).

Selon Paillot, l'immunité naturelle des chenilles d'*Agrostis
segetum* contre *B. melolonthæ non liquefaciens* ε, des chenilles d'*A. pronubana* contre le bacille α et de diverses autres

espèces, réside surtout, sinon uniquement, dans l'action bactéricide du plasma sanguin. La phagocytose ne serait même qu'« un accident physiologique qui résulte du voisinage fortuit des cellules phagocytantes et des microbes phagocytables, c'est-à-dire des microbes dont la paroi est mouillée par le cytoplasme des phagocytes ».

Sauf le cas des chenilles de *Galleria melonella* immunisées contre le vibrion cholérique et d'*Euparagus prideauxii*, on ne peut affirmer que les anticorps acquis des Invertébrés soient spécifiques.

CHAPITRE XXIV

# ANTIGÈNES ET ANTICORPS



Toute cellule et toute humeur, les microbes et même les ferments solubles renferment, en proportions variables, certains constituants protéiques de nature colloïdale qui provoquent, chez les animaux auxquels ils sont injectés, la formation de substances antagonistes ou anticorps spécifiques. D'où le nom d'*antigènes* qui leur a été donné par Detre Deutsch.

En règle générale, chaque espèce cellulaire ou microbienne possède plusieurs espèces d'antigènes, dont l'une domine et engendre un anticorps également dominant. Le bacille typhique, par exemple, contient un *antigène dominant* et d'autres qui lui sont communs avec les bacilles paratyphiques A et B où ils dominent respectivement (M. Nicolle, Césari, E. Debains) ; le bacille dysentérique de Shiga contient en abondance l'antigène dominant du bacille dysentérique de Flexner, au point que le sérum anti-Shiga se montre encore plus actif sur le bacille de Flexner que le sérum anti-Flexner lui-même. Ainsi microbes, cellules et humeurs constituent une véritable *mosaïque d'antigènes*, selon l'expression pittoresque de Mlle Raphaël. Chacun de ces antigènes est spécifique, mais l'ensemble l'est également, par coexistence constante de certains d'entre eux, dont l'un domine habituellement (M. Nicolle, E. Césari, Debains et Mlle Raphaël).

Pick distingue deux sortes de *spécificités antigéniques* dans toute molécule protéique. Une, facilement altérable par les agents physiques (chaleur, froid, coagulation partielle, etc.) ; l'autre, uniquement modifiable par les agents chimiques. Celle-ci paraît avoir des relations étroites avec les radicaux aromatiques de la protéine antigène, car elle est affectée lorsqu'on introduit, dans la molécule protéique, des substances qui se combinent avec son anneau benzénique (iode, acide nitrique).

Les altérations d'origine physique affectent les propriétés antigènes accessoires des protéines et laissent intactes les propriétés antigènes spécifiques dominantes. C'est ainsi qu'une protéine chauffée peut engendrer des précipitines réagissant avec elle, mais non avec des protéines similaires d'autres espèces animales ; tandis que les anticorps engendrés par une protéine non chauffée ne réagissent pas avec le même antigène chauffé. Au contraire, les altérations d'origine chimique sont si profondes, que les protéines d'une espèce animale, ainsi modifiées, deviennent susceptibles de produire des anticorps spécifiques chez les individus de la même espèce. Elles se comportent alors comme toute protéine étrangère à l'égard des animaux dont elles dérivent.

Ces antigènes dénaturés perdent leur étroite spécificité originelle, tout en conservant leur spécificité de groupe. Par exemple, une nitro-protéine obtenue en traitant une protéine sérique de lapin par l'acide nitrique, donnera naissance, chez le lapin, à des anticorps susceptibles de réagir avec la même nitro-protéine et aussi avec des nitro-protéines dérivées d'espèces étrangères, ou même de plantes, mais uniquement avec des nitro-protéines. Ce serait non seulement le nombre et les proportions relatives des acides aminés constituants de la molécule protéique qui déterminent sa spécificité antigénique, mais encore, et beaucoup plus, les modes de liaison extrêmement variables de ces acides amphotères (Pick, Wells).

Quoi qu'il en soit, seules les substances organiques d'origine animale ou végétale se comportent *in vivo* comme des antigènes. Les protéines possèdent cette propriété au plus haut degré, mais leurs produits de dégradation trypsique, à partir des polypeptides au moins, se montrent inactifs. Par contre, des substances relativement moins complexes, comme certains lipoïdes (phospholipoïdes du *Tænia echinococcus*, K. Meyer ; phospholipoïdes du bacille tuberculeux, K. Meyer, Boquet et Nègre) et des glucosides (poison d'*Amanita phalloïdes*, Ford, Abel, Rockwood) produisent des anticorps chez les animaux auxquels ils sont injectés.


## II. — ANTICORPS.

Inconnues dans leur nature et uniquement décelées par les réactions qu'elles provoquent, les substances agglutinantes, floculantes, précipitantes, neutralisantes ou lytiques qui se forment dans les humeurs au cours de l'infection, ou sous l'influence d'injections d'antigènes, ont reçu le nom *d'anticorps*.

On s'est justement élevé contre une dénomination aussi vague et d'allure aussi finaliste. Quelques savants ont même nié l'existence de ces anticorps et attribué leurs manifestations à des modifications purement physiques des liquides organiques colloïdaux. Mais les phénomènes qu'ils provoquent *in vitro* et *in vivo* sont tels, leurs caractères sont si précis, leur spécificité si étroite, qu'il convient, jusqu'à plus ample informé, de leur conserver cette appellation.

Les anticorps sont surtout abondants dans le sérum sanguin où ils paraissent liés à la fraction globuline. Ils résistent à 55° et ne s'altèrent que très lentement sous l'influence du vieillissement. Pour la commodité de l'exposition, nous les distinguerons, avec M. Nicolle, Césari et Jouan, en *anticorps des cellules*, qui comprennent les *agglutinines* et les *lysines* — ces dernières n'agissant qu'en présence de l'alexine des sérums frais —; *anticorps des humeurs*, qui renferment les *précipitines* et les *sensibilisatrices* de Bordet-Gengou; *anticorps des toxines*, qui se réduisent, selon les auteurs, aux *antitoxines*.


### A. — *Agglutinines*.


Lorsqu'on ajoute une trace de sérum anticholérique frais ou privé d'alexine par chauffage pendant une demi-heure à 55°, à une émulsion de vibrions cholériques dans l'eau physiologique, les microbes s'immobilisent immédiatement, puis, sans perdre leur vitalité, s'agglomèrent, s'agglutinent en petits amas visibles à l'œil nu (Bordet). Le sérum d'animaux immunisés contre d'autres germes que le vibrion cholérique ne produit aucun effet.

Cette *agglutination spécifique*, découverte par Charrin et Roger dans les cultures de bacille pyocyanique en présence d'immunsérum homologue, s'observe chez un grand nombre de microbes vivants ou morts, mis au contact du sérum-anti correspondant; elle s'effectue à basse température et se montre seulement un peu plus rapide à 37°. Les agglutinines auxquelles on l'attribue résistent au chauffage à 55-60°; elles ne dialysent pas et n'agissent qu'en présence d'électrolytes (Bordet et Joas); les acides, et surtout les alcalis, les détruisent; le sulfate d'ammoniaque à demi-saturation les précipite du sérum avec les globulines. Diverses subtances (gélatine, protéines variées, gommes) s'opposent à leur action. Elles apparaissent dans le sérum trois à quatre jours après l'injection de microbes vivants, morts ou autolysés, atteignent leur maximum vers le dixième ou douzième jour et persistent très longtemps. La voie veineuse est plus favorable à leur formation que la voie sous-cutanée. Dans l'infection naturelle, la fièvre typhoïde, par exemple, où Widal les a observées le premier, on peut les déceler depuis la fin du premier septénaire jusqu'à des mois et même des années après la guérison. On les trouve non seulement dans le sang, mais encore dans la lymphe, dans les liquides d'œdème, des épanchements des séreuses, des bulles de vésicatoire et dans le lait (mélitococcie). Le liquide céphalo-rachidien et l'humeur aqueuse n'en contiennent que des traces.

*In vitro*, selon Bordet, l'agglutination des germes microbiens et des cellules se produit en deux temps : 1° *fixation de l'anticorps* sur l'antigène, d'où formation d'un complexe ; 2° *accolement* par les électrolytes du milieu et *réunion en amas* des éléments chargés d'anticorps.

La fixation de l'anticorps s'effectue suivant une loi prévue par Bordet et formulée par Eisenberg et Volk : pour une même masse de cellules, la quantité absolue d'anticorps fixée se montre directement proportionnelle à la concentration de celui-ci ; la quantité relative, inversement proportionnelle. Cette règle, applicable à toutes les réactions anticorps-antigène, s'oppose à la loi des proportions définies, qui gouverne les combinaisons chimiques, tandis qu'elle rappelle le principe de van Bemmelen qui régit les phénomènes d'adsorption des colloïdes.

Les conditions d'équilibre, avec le milieu, du complexe antigène-anticorps, diffèrent de celles de l'antigène (cellules, microbes) normal. Il en résulte qu'au contact des électrolytes ajoutés en proportions variables au liquide ambiant, les éléments se rapprochent, s'accolent les uns aux autres, s'agglutinent et forment des amas de volume croissant.

*In vivo*, les agglutinines se fixent également sur les éléments sensibles, comme le démontre la baisse immédiate des propriétés agglutinantes du sérum chez les animaux immuns, après chaque réinjection de l'antigène.

En fait, l'agglutination représente le produit de deux facteurs : *propriétés agglutinantes* des sérums et *agglutinabilité* des cellules.

L'action agglomérante varie considérablement dans son intensité, selon la nature et la dose de l'antigène injecté, la « force » et la concentration de l'anticorps, le temps de contact et la température. Quant à l'agglutinabilité, elle diffère souvent selon les races d'une même espèce microbienne ; mais les germes morts se montrent aussi agglutinables et agglutinogènes que les microbes vivants (Widal et Sicard, Lévy et Bruns).

Le complexe agglutinogène, qui engendre *in vivo* les agglutinines, contiendrait deux substances. L'une, soluble dans l'alcool, résiste jusqu'à 165° et ne donne pas la réaction du biuret ; l'autre, détruite à 62°, présente les caractères réactionnels des protéines.

Bien que les agglutinines soient spécifiques, le sérum d'un animal infecté par une seule espèce microbienne agglutine parfois des microbes appartenant à une espèce voisine (*réactions de groupe*, *coagglutination*).

## B. — *Précipitines.*

Elles se rapprochent par leurs propriétés et leur mode d'action des agglutinines, et il suffit de remplacer, dans ce qui précède, les mots cellules et microbes par micelles albuminoïdes, pour reproduire toute l'histoire de la précipitation des humeurs et des extraits cellulaires ou microbiens.

Les précipitines apparaissent dès le huitième jour dans le sérum des animaux, sous l'influence des antigènes protéiques injectés. Elles atteignent leur maximum du douzième au quinzième jour après l'inoculation, puis diminuent lentement. Comme les agglutinines, elles sont spécifiques, résistent au chauffage à 55° et manifestent leurs propriétés même en l'absence d'alexine ; leur destruction se produit vers 70°. Dans le précipité qu'elles forment au contact de l'antigène homologue et d'électrolytes, on retrouve une grande partie des constituants du sérum précipitant ; par exemple, le précipité qui résulte de l'action du sérum antivenimeux sur une solution, dans l'eau physiologique, de venin correspondant, pèse 35 fois plus que le venin employé (Calmette et Massol). Le temps de contact, la concentration de l'antigène et de l'anticorps, l'ordre dans lequel on effectue leur mélange jouent un rôle important dans la réaction. En présence d'un excès d'antigène ou d'anticorps, le précipité peut se dissoudre.

Au cours de certaines affections, comme la syphilis, le sérum des malades acquiert des propriétés spécifiques qui se traduisent par une précipitation ou une floculation nettes au contact d'extraits d'organes simples ou additionnés de cholestérine (Michaelis, Porgès, Sachs et Georgi, Bordet et Ruelens).

## C. — *Antitoxines.*

C'est à Behring et Kitasato (1890) que nous devons la découverte des propriétés neutralisantes du sérum des animaux vaccinés contre les toxines diphtérique et tétanique, si heureusement appliquées au traitement de la diphtérie et du tétanos par Roux et Yersin, Roux et Vaillard. Après eux, Ehrlich (1891) prépara des sérums antitoxiques capables de neutraliser des poisons végétaux (abrine, ricine, robine) et Calmette, Phisalix et Bertrand obtinrent des sérums doués de hautes propriétés antitoxiques vis-à-vis des venins. Puis ce furent, successivement, les antitoxines cholériques (Ransom, Metchnikoff, Roux et Salimbeni, Kraus) et dysentérique (Shiga, Kruse, Todd, Kraus et Dœrr, Vaillard et Dopter), les antitoxines du vibrion septique (Leclainche et Morel, Grassberger et Schattenfroh), l'antitoxine botulinique (Kempner), les antitoxines des microbes anaérobies de la gangrène gazeuse (Weinberg et Séguin), et les antitoxines des poisons adhérents au corps microbiens (antiendotoxines de Besredka).

*In vitro*, les antitoxines sériques neutralisent directement, et uniquement, les poisons correspondants. Elles sont donc spécifiques. Il suffit, par exemple, d'additionner la ricine d'une petite quantité de sérum d'animal préparé contre cette toxine végétale pour inhiber ses propriétés hémolytiques, ou de mélanger en proportions convenables les toxines tétanique et diphtérique avec les sérums homologues pour les rendre inoffensives (Behring et Kitasato).

Cette neutralisation *in vitro* des toxines par les antitoxines ne s'effectue pas immédiatement, mais après un temps mort dont la durée varie avec l'affinité et la quantité des produits en présence. Elle peut être totale vis-à-vis d'un animal d'épreuve donné, alors qu'elle se montre incomplète vis-à-vis d'un animal plus sensible : par exemple un mélange toxine-antitoxine tétaniques inoffensif pour la souris, tue le cobaye (Buchner) ; un mélange neutre toxine-antitoxine tétaniques, bien supporté par les cobayes sains, tue les cobayes débilités par l'infection cholérique (Roux et Vaillard) ; tel complexe neutre pour le cobaye se montre actif chez le lapin (Morgenroth). Les effets observés traduisent donc l'intervention de deux facteurs : activité du poison et sensibilité de l'organisme qui le reçoit.

Toutes autres conditions restant égales (proportions des corps mélangés, âge, poids et espèce des animaux d'épreuve), le *temps de contact* intervient dans la neutralisation de la toxine par l'antitoxine correspondante. Tel mélange encore actif après une demi-heure, par exemple, cessera de l'être après un temps plus long.

A l'intensité variable du phénomène de neutralisation, se trouve lié le sort de l'animal réceptif. On note, par ordre décroissant : un simple retard dans la mort, l'empoisonnement lent, et, au point neutre, ou en présence d'un excès d'anticorps, l'absence totale d'accidents. Les troubles locaux (eschares) et généraux (cachexie progressive), qu'engendre l'administration de grandes quantités de poison diphtérique incomplètement neutralisé, sont identiques à ceux que déterminent les fortes doses de poison chauffé, mais ils diffèrent totalement de ceux que provoque l'injection de doses inframortelles de poison frais (M. Nicolle, E. Césari, Jouan).

Enfin, on peut empêcher la production du complexe toxine-antitoxine, ou le détruire une fois formé, en faisant intervenir les acides (Morgenroth), ou l'alcool et un acide (Calmette), le chauffage (Calmette).

D'une manière générale, les antitoxines résistent au chauffage à 58°, comme les sensibilisatrices que nous allons examiner, et, parfois même, à l'ébullition. Elles sont liées aux globulines sériques, aux pseudo-globulines d'après Pick, et précipitables par les réactifs des matières protéiques. On les rencontre surtout dans le plasma sanguin, mais elles passent aussi dans le liquide d'œdème, dans le pus (Roux et Vaillard) et dans le lait (Ehrlich). Elles sont peu abondantes dans l'humeur aqueuse (Morax et Loiseau), l'urine et la salive ; le liquide céphalo-rachidien n'en contient généralement pas. On peut les déceler dans le sang, où elles apparaissent en quantités variables au cours des maladies infectieuses ou même au cours d'intoxications minimes et méconnues. La présence d'antitoxine diphtérique chez l'homme se traduit par l'extinction de la sensibilité cutanée à de faibles doses de poison homologue (réaction de Schick). Le sérum normal de cheval en contient également.

## D. — *Sensibilisatrices. — Actions lytiques.*

Le sérum des animaux traités par des injections d'hématies provenant d'une espèce différente, renferme, comme nous l'avons précédemment exposé, des anticorps (*sensibilisatrice* de Bordet, *ambocepteur* d'Ehrlich) qui se fixent électivement *in vitro* sur les globules rouges de cette espèce et les préparent à l'action lytique de l'alexine. De même l'injection de microbes vivants, de microbes morts ou d'extraits microbiens provoque, chez les animaux et l'homme, la formation de substances spécifiques, dont les propriétés fixatrices et lytiques vis-à-vis des germes correspondants sont en tous points comparables à celles de la sensibilisatrice hémolytique (Bordet).

Les antigènes microbiens émulsionnés dans l'eau physiologique et chargés de la sensibilisatrice spécifique du sérum privé d'alexine par chauffage à 55°, fixent, adsorbent l'alexine de cobaye, et celle-ci, lorsqu'elle se trouve dans une proportion convenable, disparaît complètement du liquide ambiant. Si, à ce moment, on ajoute dans le mélange antigène + sensibilisatrice + alexine fixée, une petite quantité de globules rouges et de sensibilisatrice hémolytique homologue, chauffée à 55°, aucune trace d'alexine ne se trouvant libre, la sensibilisatrice hémolytique ne pourra donc, à elle seule, provoquer la dissolution des globules, et l'hémolyse ne se produira pas. Or, les anticorps fixateurs sont spécifiques et leur affinité se limite étroitement aux antigènes correspondants. Par conséquent, on peut conclure que lorsque dans un mélange en proportions convenables d'antigène, d'antisérum homologue et d'alexine, l'alexine se trouve fixée, cela tient à ce que les anticorps sériques correspondent exactement à l'antigène employé.

Cette réaction fondamentale, dont nous devons le principe à Bordet et Gengou, permet ainsi de déceler les anticorps contenus dans un sérum donné, de déterminer l'espèce microbienne en jeu et de préciser la nature de l'affection observée. Signalons cependant que, dans le cas de la syphilis, elle peut être spécifique alors même qu'on emploie, comme antigène, des extraits organiques aqueux ou alcooliques : extraits de foie d'hérédo-syphilitique (Wassermann, Neisser et Brücke), ou sain (Levaditi et Marie), d'organes normaux (Michaelis, Noguchi, Bordet et Ruelens) ou des solutions alcooliques de lécithine, d'acide oléique et de cholestérine (Sachs, Desmoulières). Des faits identiques s'observent dans plusieurs autres affections, en particulier dans la tuberculose. En outre, le sérum des tuberculeux et le sérum des animaux traités par des inoculations répétées de bacilles de Koch, ne jouit d'aucune propriété préventive, curative et lytique, bien qu'il soit riche en anticorps fixateurs. De telle sorte que les modifications sériques décelables *in vitro* par la réaction de Bordet-Gengou ne correspondent pas, en l'espèce, aux anticorps vrais, qui préparent l'action lytique des compléments. Ce sont des *témoins de l'infection*, suivant la formule de Calmette, et non des facteurs d'immunité comparables aux antitoxines par exemple. Ajoutons encore, pour mieux montrer la discordance entre les réactions d'immunité et la réaction de fixation de l'alexine, que nombre de maladies vaccinantes ne s'accompagnent d'aucune formation de sensibilisatrice.

Dans la pratique, la réaction de fixation de l'alexine, *réaction de Bordet-Gengou*, ou de déviation de complément, s'effectue de la manière suivante. On mélange intimement, dans plusieurs petits tubes, une quantité convenable d'un antigène connu (émulsion de microbes vivants ou morts, extraits microbiens), 0$^{cc}$,1, ou davantage, de sérum suspect, chauffé une demi-heure à 55°, et une petite quantité d'alexine dont on a vérifié l'activité en présence d'un sérum hémolytique et de globules rouges ; on laisse en contact pendant une heure à 37°. Puis on ajoute des globules de mouton lavés, une goutte par exemple, et une dose de sensibilisatrice anti-mouton chauffée, suffisante pour produire l'hémolyse avec la quantité d'alexine précédemment employée. On mélange de nouveau par agitation des tubes et on porte à 37°. Après une demi-heure, on note les résultats et, suivant que l'hémolyse se produit ou non, ou conclut à l'absence ou à la présence d'anticorps correspondant à l'antigène utilisé. Une technique très simple de Calmette et Massol permet d'opérer avec précision et de titrer très exactement la sensibilisatrice d'après la quantité d'alexine fixée par le complexe antigène-anticorps.

Bien qu'on dût reconnaître, par la suite, que sa spécificité n'est pas absolument rigoureuse, la réaction de Bordet-Gengou constitue un moyen diagnostique précieux. Elle a été appliquée au diagnostic de la syphilis (Wassermann et Brücke), de la tuberculose (Calmette et Massol, Besredka), de la coqueluche (Bordet et Gengou), de la sporotrichose (Widal). Ghedini, Weinberg et Parvu ont même étendu son emploi au diagnostic d'une affection parasitaire, l'échinococcose. Non seulement elle permet de préciser la nature des maladies infectieuses, mais encore de suivre l'évolution des anticorps dans les humeurs au cours de l'infection et d'étudier leurs rapports avec les signes cliniques et la marche de l'immunisation.

Les sensibilisatrices résistent au chauffage prolongé à 55° et ne sont détruites que vers 70°. Elles paraissent liées à la fraction globuline du sérum et se conservent intactes pendant un temps très long. Les antigènes correspondants les adsorbent, même à 0° ; mais à une température aussi basse, la fixation de l'alexine ne se produit pas (Ehrlich et Morgenroth).

E. — Anticorps naturels ou normaux.

On peut déceler la présence d'antitoxine diphtérique, chez des sujets normaux (hommes, chevaux), par la réaction de Schick, qui consiste dans l'injection intradermique de 0cc,1 d'une dilution de toxine diphtérique contenant, sous ce volume, 1/50 de la dose minimum mortelle pour le cobaye. Chez les individus dont le sérum est antitoxique, on n'observe aucune lésion locale, alors que, chez les individus sensibles au poison, un halo rouge caractéristique apparaît au bout de vingt-quatre heures sur la peau légèrement épaissie.

Le sérum normal de cheval neutralise également une petite quantité de toxine tétanique (Roux) et le sérum de diverses espèces s'oppose à l'action lytique des hémotoxines bactériennes.

On trouve encore, dans le sérum de cheval, des agglutinines dont les propriétés se manifestent à l'égard du vibrion cholérique, du bacille typhique, du B. coli et du bacille tétanique ; dans le sérum de poule et d'oie, des hémoagglutinines très actives. Ces agglutinines naturelles sont un peu plus sensibles à la chaleur que celles des immunsérums. Il est même possible d'éliminer les agglutinines banales du M. melitensis, qui se développent au cours de certains états fébriles, sans altérer les agglutinines spécifiques, en chauffant les sérums pendant vingt minutes à 56° (Nègre et Raynaud).

Des bactériolysines existent dans le sérum normal, frais de cobaye qui transforme en granules les vibrions cholériques atténués (Bordet) et lyse, ainsi que le sérum de lapin, les vibrions de Finkler et de Deneke et le Proteus vulgaris. Les sérums de lapin et de rat dissolvent la bactéridie charbonneuse ; les sérums frais de l'homme, du chien, du mouton, du bœuf, attaquent in vitro les hématies de diverses espèces (*hémolysines normales*). Comme les sensibilisatrices des immunsérums, ces sensibilisatrices normales bactério ou hémolytiques se fixent sur les antigènes (globules et microbes) et forment avec eux un complexe qui adsorbe l'alexine (Malvoz). En outre, le sérum normal humain jouit de propriétés *préventives* et *curatives* très marquées vis-à-vis des infections cholérique et typhique du cobaye (Issaëff, Pfeiffer et Kolle; Chantemesse et Widal), du nagana et du mal de Cadéras. Injecté aux animaux expérimentalement infectés, il fait disparaître, pendant quelques jours, les trypanosomes de leur sang (Laveran et Mesnil).

## F. — *Antiferments.*

Les sérums normaux inhibent plus ou moins l'action de la trypsine (Hammarsten), des ferments protéolytiques des actinies, des amibes (Mesnil, Mouton) et des bactéries (von Dungern, Malfitano) et l'action coagulante de la présure. Au cours de diverses affections, principalement dans les maladies qui s'accompagnent de destructions cellulaires importantes (cachexie, carcinome, sarcome, tuberculose) et aussi dans le diabète, le goitre exophtalmique, ce *pouvoir antitryptique* du sérum augmente notablement. Le sérum des animaux soumis à des injections répétées de ferments se montre beaucoup plus efficace. On a ainsi obtenu une *antiémulsine* (Bayliss, Hildebrandt), une *antitrypsine* (Fermi et Pernoni, Achalme), dont les propriétés antagonistes sont dues, en réalité, à une *antikinase* (Délezenne, Bayliss, Starling). Par contre, tous les essais de préparation d'*antipepsine* et d'*antipapaïne* n'ont donné que des résultats douteux ou nuls (Cantacuzène, Jonesco-Mihaiesti, Pozerski).

## III. — MÉCANISME DES RÉACTIONS ANTIGÈNE-ANTICORPS.

Nous voici parvenus à cette notion que la floculation, la précipitation des antigènes, l'agglutination des microbes, la neutralisation des toxines, d'une part ; la bactériolyse et l'hémolyse, qui exigent le concours de l'alexine, de l'autre, sont produites par les anticorps spécifiques des humeurs. Or, toxines, extraits microbiens et humeurs chargés d'anticorps présentent tous les caractères physiques des solutions colloïdales, et les réactions antigène-anticorps sont, en tous points, comparables aux inter-

actions des colloïdes. Le mécanisme de celles-ci nous aidera donc
à mieux comprendre le mécanisme très obscur de celles-là.


## A. — *Caractères généraux des colloïdes.*

On sait, depuis Graham, que les différents corps chimiques,
au contact de l'eau, se comportent tantôt comme des cristalloïdes, tantôt comme des colloïdes, suivant qu'ils traversent ou
non les membranes de parchemin. Les cristalloïdes donnent des
solutions vraies, dans lesquelles ils se désintègrent jusqu'à l'état
moléculaire, tandis que les colloïdes se dissocient en particules
plus volumineuses, ou *micelles*, et forment un système à deux
phases : une *phase interne* ou *dispersée* constituée par les agglo-
mérats moléculaires solides, liquides ou gazeux et une *phase
externe* ou *continue* également solide, liquide ou gazeuse, constituée
surtout par le solvant. Lorsque les micelles sont peu abondantes
et à l'état de particules isolées dans le solvant, elles demeurent à
l'état de pseudo-solution (*sol, solution colloïdale*) ; quand, au
contraire, elles sont nombreuses et agglomérées en filaments
ou réseau plus ou moins compact, elles forment une sorte de
gelée (*gel*).

Les colloïdes ont un poids moléculaire fort élevé. Ils ne traversent pas les filtres de collodion et offrent une hétérogénéité
optique constante (phénomène de Tyndall) ; l'ultramicroscope
en résout un très grand nombre, montrant alors des grains plus
ou moins brillants, animés de mouvements vifs et irréguliers
(*mouvements browniens*).

Même très dilués, les *hydrosols*, ou pseudo-solutions colloïdales aqueuses, se coagulent sous l'influence de substances ajoutées en proportions parfois minimes. Cette coagulation, généralement totale et très fréquemment irréversible, se traduit par l'apparition de flocons, qui engendrent des dépôts amorphes. Éva-
porés, les hydrosols subissent des altérations marquées et laissent
des résidus souvent insolubles.

Toutes les particules ou micelles des colloïdes se composent de
molécules en désordre et de l'un des réactifs qui leur ont donné
naissance. Les premières forment, pondéralement, la majeure
partie et le second, la plus faible portion du complexe micellaire.
Selon les cas, les molécules en désordre répondent à des individus
chimiques fort divers ; dans certaines circonstances, elles sont
susceptibles d'exister à l'état cristallin. Ces deux constituants de

la micelle doivent être considérés comme combinés, au sens chimique du mot, bien que cette combinaison s'effectue dans des proportions qui varient avec les conditions de l'expérience pour les colloïdes artificiels et avec les conditions naturelles pour les colloïdes naturels.

Le ferrocyanure de cuivre colloïdal, obtenu en faisant agir le ferrocyanure de potassium sur le sulfate de cuivre, représente, d'après J. Duclaux, une véritable combinaison de $n$ molécules de ferrocyanure de cuivre et d'une molécule de ferrocyanure de potassium. Sa formule dualistique provisoire peut ainsi s'écrrie :

$$n\ FeCy^6Cu^2 + FeCy^6K^4$$

Tant que rien ne vient détruire sa structure, l'amas $n\ FeCy^6Cu^2$ constitue un bloc chimiquement inerte. C'est le sel $FeCy^6K^4$ qui lui confère son activité. Ce *bloc inerte* reste intact pendant toutes les métamorphoses du colloïde ; il peut même se séparer de la *partie active*, mais à la condition de la changer contre une autre. Il en est de même pour tous les corps à l'état colloïdal.

On nomme *liquide intermicellaire*, le liquide où s'agitent les particules. Ce liquide est une simple solution du même sel qui forme la partie active de la micelle.

Un équilibre s'établit entre le sel dissous dans le liquide et le sel combiné dans la micelle. Quand on fait varier de façon continue la proportion des réactifs qui engendrent tel ou tel colloïde, la composition de la micelle, c'est-à-dire le rapport quantitatif entre le bloc inerte et la partie active, varie également de façon continue, ainsi que l'équilibre entre les concentrations du sel associé à la micelle et dissous dans le liquide intermicellaire.

Toute micelle représentant un complexe, sa structure et ses propriétés doivent pouvoir être caractérisées par une formule chimique unitaire,.. Voici comment on y est parvenu. Les pseudo-solutions colloïdales conduisent l'électricité ; donc elles sont ionisées. Lorsque le courant les traverse, chaque micelle se sépare en deux parties de masses très inégales, dont la plus volumineuse gagne l'une des électrodes et la plus petite l'électrode opposée. La première, ou *granule*, renferme le bloc inerte flanqué d'un ou de plusieurs ions positifs ou négatifs de la partie active, la seconde comprend le ou les ions de signe opposé à celui du granule et qu'on nomme *ions libres* de la micelle. La formule du ferrocyanure de cuivre devient alors :

$$[n\,(FeCy^6Cu^2)\,FeCy^2]\,K^4$$

L'ensemble entre crochets représente le granule; $K^4$ les ions libres (J. Duclaux).

## B. — *Adsorption.*

On entend par *adsorption*, la fixation d'une substance gazeuse ou dissoute sur une substance solide. Cette définition élimine *ipso facto*, le simple mélange (dissolution) et la genèse de corps nouveaux (réaction chimique).

L'adsorption constitue un effet de surface, elle est d'autant plus intense que celle-ci est plus étendue. D'une façon générale, on peut dire qu'il existe des corps très adsorbants (noir animal, fibres textiles) et des corps très adsorbables (matières colorantes) ; mais toute adsorption est limitée par un équilibre entre les concentrations de la substance adsorbable dans le liquide et dans l'adsorbant. Cet équilibre dépend de la nature des deux éléments en jeu, d'où la spécificité du phénomène. Voici ce que montrent les expériences. Quand on ajoute à une quantité fixe d'adsorbant, des quantités successives de substance adsorbable, les premières portions sont retenues plus énergiquement que les suivantes. D'autre part, quand on ajoute à des solutions de plus en plus faibles de la substance adsorbable, une quantité fixe de l'adsorbant, ce sont les solutions les plus diluées qui s'appauvrissent proportionnellement le plus. Une fois fixée, la substance adsorbée s'élimine par les lavages, d'autant plus difficilement que l'adsorption a été plus intense. Enfin des recherches parallèles prouvent que la concentration dans l'adsorbant varie moins vite que la concentration dans le liquide, et d'autant plus lentement que l'adsorption se montre plus énergique.

Deux influences, physique et physico-chimique, régissent donc le phénomène de l'adsorption : l'étendue de la surface de l'adsorbant et les relations entre la nature de l'adsorbant et celle de la substance adsorbable. Précisément, les colloïdes divisés en micelles offrent une grande surface, et ils sont insolubles dans le liquide intermicellaire ; d'où le rôle important que les phénomènes d'adsorption jouent dans leur histoire. Lorsqu'on introduit un corps soluble dans un hydrosol, il se partage, en effet, entre les micelles et le liquide intermicellaire suivant les règles qui président à l'adsorption. Dans chaque colloïde, bien que la micelle ne représente pas un simple composé d'adsorption, la répartition de la partie active entre les micelles et le liquide intermicellaire s'opère de même.

## C. — *Stabilité des colloïdes. Coagulation.*

Par rapport au liquide ambiant, les micelles manifestent une pression osmotique incontestable, laquelle dépend de leur nombre et surtout de leur degré d'ionisation (J. Duclaux). La stabilité des colloïdes est intimement liée à cette pression. Il existe, pour chacun d'eux, une pression maximum, correspondant à la concentration maximum de l'hydrosol. Au-dessous de cette valeur, on peut concentrer la pseudo-solution de façon réversible ; au-dessus, elle se prend en gel habituellement irréversible.

Toutes les causes qui diminuent l'ionisation des micelles diminuent en même temps la pression osmotique maximum et, partant, la stabilité du colloïde. Ainsi agissent : la dialyse, l'addition d'électrolytes de toute espèce, à dose massive, l'addition de certains liquides même non électrolytes, l'addition, aux ions libres de la micelle, d'ions de même nature, le remplacement de ces ions libres par d'autres, enfin, et surtout, les phénomènes d'adsorption. Inversement, on peut augmenter l'ionisation, la pression osmotique et la stabilité, en ajoutant à l'hydrosol, soit les mêmes corps qui constituent la partie active des micelles, soit des composés chimiques très voisins. Pour un colloïde donné, la stabilité se montre d'autant plus grande que les micelles sont plus petites.

La coagulation des hydrosols, qui survient au moment où la pression maximum atteint une valeur suffisamment basse, peut être déterminée par des substances indifférentes agissant à dose massive, ou par des substances spécifiques agissant à dose faible, parfois à dose très faible quand la stabilité du colloïde est médiocre. Pour prévoir l'action de ces dernières, on a proposé diverses règles qui manquent malheureusement de généralité. Il est évident que, par exemple, la valence de l'ion précipitant, dans le cas des sels métalliques, offre quelque importance, car lorsque des ions polyvalents remplacent les ions monovalents d'une micelle, le degré de dissociation électrolytique et le nombre total des ions diminuent corrélativement. Mais la nature chimique des sels peut intervenir plus que leur valence (sels de métaux lourds, notamment) ; d'autre part, dans le cas de double décomposition typique, le rôle de la valence apparaît nul. La règle des signes (Hardy, Billitzer), suivant laquelle l'ion précipitant doit porter un signe opposé à celui du granule, est plus générale, mais elle reste inapplicable aux colloïdes amphotères et aux sels précipitants, peu actifs, où l'ion efficace ne saurait être discerné.

Qu'elle reconnaisse pour causes des actions physiques de masse ou des effets soit chimiques (double décomposition), soit physico-chimiques (adsorption) appliqués au colloïde considéré comme système, complexe ou surface, la coagulation survient inévitablement dès que la micelle ne se trouve plus en équilibre avec le milieu ambiant. Les mouvements des particules s'affaiblissent alors progressivement, chacune d'elles se rapproche de ses voisines, et il se produit bientôt des amas de grandeur croissante sur lesquels la pesanteur exerce une action également croissante.

Il arrive quelquefois d'observer le phénomène connu sous le nom de *solubilité dans un excès de réactif*, le coagulum formé reprenant l'état d'hydrosol stable par addition ultérieure de sel coagulant. On doit admettre, pour expliquer ce fait, que la *partie active* des nouvelles particules se trouve représentée par le sel coagulant lui-même ; le colloïde change alors de signe dans la majorité des cas. Si l'on continue à ajouter du sel précipitant, la coagulation peut survenir, au moins comme effet de masse.

Les colloïdes réagissent les uns sur les autres de façon variable. Lorsqu'ils possèdent le même signe, on ne constate pas de coagulation, parce que leurs ions libres ne sauraient se combiner. Lorsqu'ils sont de signes différents, ils se précipitent, au contraire, le plus souvent, parce que les ions libres réagissent entre eux ; quelquefois aussi, parce que les ions de l'un des colloïdes coagulent le granule de l'autre. Mais encore faut-il, pour que la précipitation se montre totale, que les hydrosols soient mélangés en proportions convenables. Si l'on s'éloigne de ces proportions, la précipitation demeure incomplète ou fait défaut, bien qu'habituellement il se produise une diminution de stabilité des deux colloïdes. Le contraire peut cependant s'observer, l'un des colloïdes jouant vis-à-vis du second le rôle dit *protecteur*. On sait, en effet, que les colloïdes stables protègent les colloïdes instables, non seulement au point de vue de la coagulation, mais encore au point de vue de la réversibilité. Il s'agit vraisemblablement, en l'espèce, de phénomènes d'adsorption : les grosses micelles instables condensent autour d'elles les petites micelles stables ; l'ensemble constitue de nouvelles particules se rapprochant, par leurs propriétés de surface, du colloïde protecteur et prenant même le signe de celui-ci lorsque l'adsorption atteint un haut degré.

### D. — *Modes d'action des anticorps.*

1º *Théorie d'Ehrlich.* — Pour Ehrlich, l'action des toxines sur les organismes est purement chimique. Chaque molécule de toxine serait constituée par deux groupes : un groupe toxique ou *toxophore* et un groupe non toxique ou *haptophore*. Par une de ses faces, celui-ci est soudé au groupe toxophore ; par l'autre, il s'unit éventuellement à certains groupes *récepteurs* ou *chaînes latérales* du protoplasma, ce qui permet à la toxine d'exercer son action. Les cellules périssent dès qu'elles sont saturées par ces groupes ; lorsque leur saturation est incomplète, elles produisent, en excès, des récepteurs qui compensent les récepteurs unis aux groupes toxophores par l'intermédiaire des groupes haptophores. Libérés dans la circulation, ces récepteurs vont y constituer les antitoxines.

Toxines et antitoxines, dont l'affinité réciproque est très énergique, se combinent suivant la loi des proportions définies et se neutralisent complètement comme un acide fort et une base forte. Néanmoins, un mélange exactement neutre reste inoffensif lorsqu'on l'additionne d'une dose minimum de toxine diphtérique (*phénomène d'Ehrlich*). Plus encore, le même mélange, additionné de dix à vingt doses mortelles de toxine provoque seulement des œdèmes plus ou moins importants chez le cobaye. Des doses supérieures le tuent.

Devant ces faits incompatibles avec l'hypothèse d'une combinaison chimique en proportions définies, Ehrlich dut admettre que dans la toxine diphtérique, par exemple, existent diverses substances (toxones, toxines vraies et leurs dérivés les toxoïdes), douées d'une activité variable et d'une affinité différente pour l'antitoxine, l'affinité maximum appartenant à la toxine vraie.

2º *Théorie d'Arrhénius-Madsen.* — Les réactions toxine-antitoxine sont des réactions chimiques comparables, non à la neutralisation d'un acide fort par une base forte, comme dans l'hypothèse d'Ehrlich, mais à la formation d'un éther aux dépens d'un acide et d'un alcool, ou à la neutralisation d'une base faible par un acide faible, l'ammoniaque, par exemple, par l'acide borique. Elles sont limitées, réversibles, régies par la loi d'action des masses de Güdberg et Waage, et aboutissent à un état d'équilibre entre les corps réagissants et les produits de la réaction.

$$\text{toxine} + \text{antitoxine} \rightleftarrows \text{toxine combinée.}$$

3° *Théorie de Bordet.* — Au contraire, pour Bordet, les réactions antigène-anticorps ne sont pas d'ordre chimique, mais d'ordre physico-chimique, et relèvent de l'adsorption. Les éléments en présence, de nature colloïdale, manifestent, l'un pour l'autre, une affinité d'adsorption analogue à celle dont résulte la condensation d'une couleur d'aniline sur du papier filtre, par exemple. Ils s'unissent, non en proportions définies, mais en proportions variables, selon les quantités relatives des substances qu'on met en contact, comme on l'observe pour tous les corps qu'assemble l'attraction moléculaire. L'activité du complexe ainsi formé décroît jusqu'à zéro, selon le degré de saturation de l'antigène par l'anticorps adsorbé. Dans le complexe toxine-antitoxine, par exemple, la fraction toxique demeure inaltérée et peut être assez facilement libérée. Calmette et Massol, en faisant agir l'alcool à 60°, puis un acide sur un mélange neutre venin-sérum antivenin, sont parvenus à séparer les deux éléments du complexe : l'antitoxine, qui se précipite et s'inactive en s'altérant, et le venin, qui reste en solution dans la liqueur sous sa forme active initiale. L'adsorption de l'anticorps par l'antigène correspondant est spécifique et, comme nous l'avons vu précédemment, les qualités physiques des substances en présence : état de solution ou de pseudo-solution colloïdale, grosseur et charge électrique des particules, propriétés du solvant jouent dans ce phénomène un rôle considérable.

*In vitro*, le complexe antigène-anticorps adsorbe d'alexine (fixation de l'alexine ou du complément) ou flocule sous l'action des électrolytes du milieu (floculation, précipitation, agglutination).

Chez les animaux soumis à une injection de sérum antitoxique, les poisons microbiens sont neutralisés par les anticorps correspondants. On suppose que la rapidité et l'intensité de cette neutralisation dépendent à la fois de l'affinité de la toxine pour les cellules sensibles, de l'affinité de l'antitoxine pour la toxine et du temps qui sépare les injections de ces substances. L'immun-sérum injecté avant ou en même temps que la toxine inactive celle-ci avant qu'elle ait pénétré dans les cellules réceptrices, mais elle est souvent impuissante à atteindre et à neutraliser un poison inoculé antérieurement et déjà fixé sur les cellules.

4° *Théorie de Metchnikoff.* — Devant tant de faits démontrant le rôle capital des humeurs dans l'immunité, Metchnikoff dut réviser et élargir sa théorie cellulaire.

« Dans les cas d'immunité naturelle, concluait-il, ce sont les cytases qui débarrassent l'organisme des microbes sans qu'elles soient favorisées d'une façon tant soit peu notable par d'autres ferments solubles. Les conditions sont tout autres dans un très grand nombre de cas d'immunité acquise. » Ici apparaissent d'autres substances, les *fixateurs* qui, non bactéricides par eux-mêmes, imprègnent les bactéries et les sensibilisent à l'action des microcytases.

Les cytases sont des ferments solubles intra-cellulaires ; les fixateurs des ferments solubles humoraux. Ils sont produits par les phagocytes qui, à la suite de la résorption microbienne, « s'adaptent à élaborer les fixateurs en grande quantité, dont une partie est excrétée dans les humeurs... Les fixateurs injectés avec le sérum se fixent sur les microbes avec avidité. Ceux-ci peuvent plus facilement devenir la proie des phagocytes et être détruits très rapidement ».

Les antitoxines seraient également élaborées par les phagocytes et, « comme en dernière instance les microbes subissent dans l'organisme réfractaire une digestion par des substances chimiques élaborées par les phagocytes, les toxines éprouvent aussi une modification chimique, due aux substances à la production desquelles les cellules vivantes de l'organisme prennent une large part ».

5° *Théorie de M. Nicolle.* — Chaque antigène peut engendrer un anticorps spécifique. Anticorps et antigènes se fixent spéci-fiquement les uns sur les autres. Lorsque les proportions des deux substances sont convenables, et que des électrolytes sont présents, cette fixation se traduit *in vitro* par l'agglutination ou la précipitation, selon que les antigènes offrent la forme de micelles ou de cellules. On désigne sous le nom de *coagulation* (*largo sensu*) cette réunion d'éléments jusqu'alors dispersés au sein des liquides.

*In vivo*, les complexes antigène-anticorps ne sauraient former de précipités visibles, car les protéiques ambiants empêchent leurs particules de s'agglomérer. Cependant l'interaction se produit et se manifeste par la baisse d'activité des sérums chez les animaux immunisés, après chaque réinjection d'antigène. Dans le cas des toxines, il s'y joint la neutralisation des effets nocifs ; dans le cas des cellules, humeurs ou enzymes atoxiques on ne remarque rien, à moins que n'éclatent les accidents d'hypersensibilité.

La lyse des complexes antigène-anticorps résulte de la fixation et de l'action décoagulante des compléments. Cette *décoagulation* ne consiste pas en un simple retour au *statu quo ante;* mais bien en une véritable dislocation, ainsi que le montrent divers aspects observés *in vitro* avec des test-objets favorables (lyse des hématies et de quelques bactéries).

*In vivo,* cytolyse, protéolyse et toxinolyse se révèlent, lorsqu'elles sont brutales et étendues, par les symptômes classiques de l'hypersensibilité. Quand la lyse est moins brusque, on la reconnaît, s'il s'agit de microbes virulents, au phénomène de la destruction silencieuse qui préside à l'immunité. Une fois décoagulés dans l'organisme, les antigènes, ainsi que les compléments qui les accompagnent, sont peu à peu digérés par les enzymes protéolytiques.

Si on les compare aux interactions des colloïdes, les réactions antigènes-anticorps peuvent être alors conçues selon le schéma suivant. Lorsque les substances actives se trouvent en proportions optima, rien n'empêche d'attribuer la coagulation à une simple combinaison d'ions. Mais nous savons que l'anticorps est souvent capable de fixer un excès d'antigène, dans le phénomène d'Ehrlich, par exemple, et réciproquement. Nous savons aussi, par une expérience de Bordet, que si l'on ajoute, en deux fois, l'antigène à la dose neutralisante d'anticorps, l'union demeure incomplète et d'autant plus que l'intervalle entre les deux additions est plus grand. Ce phénomène s'explique facilement par une contraction du mélange diminuant la surface active de l'anticorps et déterminée par la première addition. Ainsi, dans les réactions antigène-anticorps, comme dans l'interaction des colloïdes, les effets de surface, plus marqués encore dans la fixation du complément, se superposent fréquemment aux effets d'affinité.

Les compléments sont assimilables à des colloïdes formés de micelles très petites, qui disséminent les grosses micelles antigène-anticorps, les isolant entre elles et les séparant des autres constituants des cellules et humeurs. C'est cette dislocation qui constitue la décoagulation lytique ou *lyse*, généralement partielle *in vitro*, mais totale *in vivo*, où anticorps et alexine se renouvellent incessamment. Confondus avec les globulines du sang, les compléments ne sont pas des catalyseurs. Par ailleurs, ils ne jouissent d'aucune propriété [antigène entant qu'alexine. Ils doivent leurs caractères essentiels, sinon uniques, à la petitesse de leurs micelles, et à tel point, que lorsque ces micelles grossissent par chauffage ou par vieillissement, la propriété complémentaire ou alexique s'évanouit.

A côté de la destruction extracellulaire des complexes antigène-anticorps par les compléments et les enzymes protéolytiques, il se produit constamment, chez les animaux immuns, une destruction des antigènes figurés, englobés par les phagocytes. Dans l'immunité acquise, l'intensité de la phagocytose marche de pair avec l'abondance des anticorps. Or, ces derniers sont libres dans les humeurs ; ils agissent sur les parasites et non sur les cellules phagocytaires, et forment avec les antigènes un complexe qui fixe les compléments. Lorsque leur concentration est notable, et qu'il s'agit d'antigènes très solubles, la destruction extracellulaire domine. Dans tous les autres cas, les antigènes chargés d'anticorps et de complément sont activement englobés par les phagocytes dont le pouvoir digestif l'emporte de beaucoup sur celui des humeurs. Immunité antimicrobienne et phagocytose résultent donc avant tout de l'intervention des anticorps. Ce sont deux effets autonomes de la même cause dont l'intensité varie avec les circonstances. Quant à l'immunité antitoxique, elle n'offre aucune relation visible avec la phagocytose ; elle relève uniquement des réactions humorales.

### E. — *Relations entre les différents anticorps.*

Inséparables des constituants protéiques des humeurs, les anticorps ne se caractérisent objectivement que par leurs propriétés et leurs réactions. Comme celles-ci sont, en apparence, fort diverses, les auteurs ont distingué, pour chaque antigène, autant d'anticorps que d'effets observés. Cependant, lorsqu'on opère avec des antigènes relativement simples, comme les toxines ou les venins, et qu'on élimine toutes les réactions parasites dues aux protéines associées, on constate un parallélisme étroit dans les divers effets des anticorps sériques. D'où la conception uniciste de M. Nicolle et Césari, suivant laquelle un anticorps seulement intervient pour chaque antigène.

Calmette et Massol, les premiers, ont montré la concordance exacte entre les propriétés neutralisantes des sérums antivenimeux et leurs propriétés précipitantes. « Le sérum de cheval vacciné contre le venin de cobra précipite ce venin. Ce précipité n'apparaît qu'au moment où le mélange sérum-venin devient atoxique et après environ une heure à la température du laboratoire. Il ne se produit plus lorsque le sérum est en excès. Il en résulte que cette réaction précipitante peut servir à mesurer approximativement *in vitro* la valeur antitoxique d'un sérum antivenimeux. » Cette observation, dont l'importance est capitale au point de vue de l'immunité humorale, devait conduire M. Nicolle, Césari et Debains, puis Ramon, à l'établissement des méthodes suivantes de titrage *in vitro* des antitoxines.

En solutions concentrées, les toxines diphtérique et tétanique sont précipitées par les antisérums homologues. Ce phénomène ne se produit pas lorsqu'on emploie des toxines d'une autre espèce, ou des toxines altérées par un chauffage à 100°, ou des sérums hétérologues. Il représente donc bien une réaction spécifique entre l'antitoxine et la toxine. Les titres de 300 unités pour le sérum antidiphtérique, de 4 000 unités pour le sérum antitétanique (méthode *in vivo* de Roux et L. Martin) correspondent à la formation d'un précipité net, en une heure, dans les tubes contenant 1 centimètre cube de toxine et 1 centimètre cube de sérum dilué à 1/50 ; les sérums moins actifs précipitent dans le même temps, à une concentration plus élevée ; les sérums plus actifs, à une concentration moindre. En titrant parallèlement *in vitro* et *in vivo* une série de sérums d'activité variable, on peut ainsi déterminer les concordances moyennes entre les deux méthodes et établir une échelle-type de titrage *in vitro* des antitoxines. La méthode inverse, qui consiste à faire agir sur un volume constant de sérum très riche en antitoxine, des volumes décroissants de filtrat homologue, est applicable au titrage des toxines (M. Nicolle, Césari et Debains).

Les belles recherches de Ramon font apparaître l'importance du temps de contact et de la proportion des substances en présence dans les phénomènes concomitants et parallèles de la floculation et de la neutralisation des toxines par les antitoxines. En effet, dans une série de tubes contenant une quantité fixe de toxine diphtérique et des quantités décroissantes d'antitoxine homologue, plusieurs d'entre eux, au bout d'un temps variable, deviennent *successivement* opalescents, puis floculent. Le mélange qui flocule le premier est inoffensif pour les animaux. Par conséquent, il correspond à une neutralisation exacte et à la saturation réciproque de la toxine par l'antitoxine. Quant aux mélanges qui floculent plus tardivement et qui contiennent des quantités de sérum soit immédiatement inférieures, soit immédiatement supérieures, ils sont, les premiers, de plus en plus toxiques, les seconds de plus en plus antitoxiques. Connaissant ainsi par la floculation la quantité d'antitoxine qu'une toxine peut saturer, il devient facile de mesurer le pouvoir antitoxique d'un sérum quelconque. La méthode de Ramon s'applique également au titrage des toxines. Sa simplicité et sa précision sont telles, qu'elle remplace de plus en plus dans les laboratoires les longues et coûteuses méthodes de titrage *in vivo*.

## F. — *Genèse des anticorps.*

On a d'abord supposé que les anticorps proviennent des antigènes correspondants modifiés par les organismes inoculés. Mais, comme ils se reforment rapidement après une saignée abondante, en dehors de toute réinjection d'antigène (Roux et Vaillard), on dut abandonner cette hypothèse. Metchnikoff les attribuait aux phagocytes dont les ferments digèrent les germes englobés ; Pfeiffer et Marx, aux organes lymphoïdes ; Wassermann, Deutsch les font naître dans la moelle osseuse ; Chantemesse, dans les endothéliums vasculaires. Des expériences précises de Carrel et Ingebrigsten effectuées avec des cultures de ganglions, de rate et de moelle osseuse de cobaye, en présence de globules rouges, prouvent que les phagocytes, très abondants dans ces organes, participent activement à la production des anticorps.

Pour la plupart des auteurs, « les anticorps acquis semblent bien être des principes nouveaux ». D'autres, au contraire, admettent qu'ils dérivent des anticorps normaux préexistants dans le sang des animaux. En réalité, le siège de la formation de ces substances et le mécanisme qui les engendre restent fort mal connus. On sait seulement, selon M. Nicolle, que leur apparition et leur développement sont liés aux trois facteurs suivants : nature et quantité des antigènes inoculés, animaux traités et mode de traitement. Les antigènes cellulaires (cellules animales ou microbiennes), qui sont les plus complexes, provoquent à la fois la formation d'agglutinines et de lysines ; les antigènes humoraux donnent surtout naissance à des précipitines ; les toxines, aux antitoxines neutralisantes et floculantes. Sous l'influence des antigènes injectés dans leurs tissus ou leur circulation sanguine, les animaux supérieurs réagissent de manière fort variable. Tantôt ils n'élaborent aucune espèce d'anticorps ; tantôt ils n'en élaborent qu'un seul, même sous l'action d'antigènes complexes ; tantôt enfin ils en fournissent plusieurs. Chez une espèce animale donnée, l'anticorps unique ou dominant peut ne pas correspondre à l'antigène dominant, alors que chez une autre espèce la correspondance est parfaite entre l'antigène inoculé et l'anticorps produit.

CHAPITRE XXV

# HYPERSENSIBILITÉ. ANAPHYLAXIE

A l'égard des divers facteurs morbides, microbes vivants ou
morts, toxines et extraits microbiens, protéines étrangères, les
organismes se montrent tantôt susceptibles (*sensibilité normale
naturelle*), tantôt insensibles ou réfractaires. La sensibilité naturelle peut être accrue par un traitement approprié (*hypersensibilité artificielle*, active ou passive) ou apparaître spontanément
exagérée chez certains individus (*hypersensibilité naturelle anormale*). Enfin, une espèce naturellement réfractaire peut être
rendue susceptible (*sensibilité artificielle*), ou contenir des individus qui le sont par eux-mêmes (*sensibilité naturelle anormale*).

## I. — Hypersensibilité active.

### A. — *Caractères généraux.*

Déjà entrevue par Magendie, Koch, Behring, J. et P. Courmont,
Rist, l'hypersensiblité artificielle a été mise en évidence, en 1902,
par les expériences suivantes de Portier et Richet. Le poison,
*actino-congestine*, que ces savants ont extrait des tentacules
d'actinies, tue à la dose de $0^{mgr},1$ par kilogramme, les chiens inoculés par la voie veineuse. Les symptômes d'intoxication apparaissent quelques heures après l'injection et s'aggravent jusqu'à la mort qui survient vers le troisième jour. Des doses plus
faibles provoquent des troubles plus ou moins graves, après quoi
l'animal se rétablit. Si onze ou douze jours après l'inoculation
d'une dose inframortelle, on réinjecte par la voie veineuse, au
même animal, une dose minime d'actino-congestine, inoffensive
pour un sujet neuf, des troubles graves, diarrhée, vomissement,
paraplégie éclatent au bout de quelques secondes, et le chien,

rendu hypersensible par la première injection de poison, succombe presque immédiatement.

Comme l'a remarqué pour la première fois Théobald Smith, des phénomènes de même ordre se produisent chez les animaux soumis à des injections de substances protéiques étrangères, dépourvues par elles-mêmes de toute toxicité. C'est ainsi que des cobayes, inoculés avec du sérum antidiphtérique, succombent brusquement lorsqu'on leur réinjecte, quelque temps après, une petite quantité du même sérum dans la cavité péritonéale ou sous la peau (*phénomène de Th. Smith*).

En 1903, Arthus observa que chez les lapins inoculés tous les cinq à dix jours avec du sérum de cheval, la résorption du liquide, d'abord complète et immédiate, s'effectue de plus en plus lentement. A partir de la troisième ou quatrième injection, des œdèmes, puis des plaques de gangrène cutanée apparaissent. Ces phénomènes locaux, consécutifs aux réinjections sériques, sont connus actuellement sous le nom de *phénomène d'Arthus*. Non seulement les lapins de l'expérience d'Arthus manifestent des troubles locaux, mais encore, éprouvés par une injection intraveineuse de sérum de cheval inoffensive pour les animaux neufs, ils présentent immédiatement de la dyspnée, de la diarrhée et des convulsions. Parfois même ils succombent.

Ainsi les injections de sérum de cheval engendrent, chez le lapin et le cobaye, un état d'hypersensibilité, d'*anaphylaxie* (Ch. Richet), qui se traduit, lors de la réinjection intraveineuse, intrapéritonéale ou sous-cutanée de cette substance, par une véritable crise, un *choc anaphylactique* souvent mortel.

Des expériences nombreuses ne tardèrent pas à préciser et à compléter ces premières notions. Les animaux sensibilisés par un sérum étranger ne réagissent qu'à la réinjection de ce même sérum. Par conséquent, l'anaphylaxie est spécifique. Seules sont *anaphylactisantes*, sensibilisent et déclanchent la crise, les protéines provenant d'une espèce différente de celle de l'animal traité : sérum, lait, blanc d'œuf, cellules, microbes; protéines végétales diverses ; et le choc qu'elles déterminent est d'autant plus brusque et plus intense qu'elles pénètrent plus rapidement dans la circulation. Celles que la chaleur coagule (sérum, ovalbumine perdent peu à peu leurs propriétés caractéristiques sous l'influence du chauffage, alors que ces propriétés persistent dans le lait non coagulable. L'ozonisation, les rayons ultra-violets, la conversion en acidalbumines et alcalialbumines les rendent également inoffensives ; la digestion les affaiblit d'autant plus que la dégradation de la matière protéique est plus prononcée : les peptones ne sensiblisent pas, ce qui explique le caractère tout à fait accidentel de l'anaphylaxie par les voies digestives.

### B. — *Symptômes du choc anaphylactique.*

L'antigène sensibilisant peut être introduit par les voies veineuse, sous-cutanée, intrapéritonéale. Une trace rend déjà vulnérable le cobaye dont les réactions anaphylactiques sont très caractéristiques. Chez les autres espèces, des quantités assez importantes sont nécessaires ; chez le lapin, il convient même de renouveler les injections préparantes. L'incubation est constante ; sa durée dépend de l'animal choisi et de la dose injectée ; elle est en moyenne de dix à douze jours chez le cobaye. L'état d'hypersensibilité persiste souvent pendant plusieurs années.

On peut réaliser l'épreuve anaphylactique, comme la préparation, par diverses voies : l'injection intraveineuse, la plus sévère, donne les résultats les plus constants. Les accidents observés sont liés à la dose inoculée, à la voie de l'injection et à l'espèce animale. Ils apparaissent immédiatement après l'épreuve intraveineuse, intracérébrale ou intrapéritonéale ; quelques minutes plus tard après l'épreuve sous-cutanée. Dans les cas graves, chez le cobaye, on note de l'agitation, des soubresauts convulsifs avec suffocation brutale ; puis coma progressif accompagné du ralentissement croissant de la respiration, émission de matières fécales et d'urine par relâchement des sphincters anal et vésical. La mort survient en trois à cinq minutes. Dans les cas bénins, le retour à la santé s'effectue rapidement. Chez le lapin, la crise se traduit par l'asphyxie tantôt brusque, tantôt lente ; la phase d'excitation est plus courte que chez le cobaye. Le chien présente du collapsus avec dyspnée croissante et chute considérable de la pression artérielle, ou de l'excitation, puis de la dépression, narcose et ralentissement progressif de la respiration. Les vomissements sont constants et la crise se termine par la guérison complète en trente minutes environ, ou par la mort qui survient après quelques heures. A l'autopsie on trouve chez toutes ces espèces, de la congestion hémorragique des viscères abdominaux, parfois du poumon et du cœur.

L'abaissement de la pression sanguine constitue le symptôme dominant du choc anaphylactique. Biedl et Kraus l'attribuent à une défaillance des vaso-moteurs, mais sa cause essentielle paraît être la dépression cardiaque (Gley et Pachon). Chez les animaux rendus hypersensibles, tout le système musculaire lisse réagit à l'injection déchaînante. Il est facile de le constater *in vitro* en comparant la contractilité, au contact d'un sérum, des organes à fibres lisses provenant de cobayes normaux et des mêmes organes provenant de cobayes sensibilisés par ce même antigène (Schulze, Dale, Launoy). On prélève, par exemple, l'utérus d'un cobaye femelle préalablement traité par le sérum équin, et on y fait circuler, d'abord du liquide de Ringer, ensuite de l'antigène très dilué : l'organe se contracte, puis cesse de réagir ; il est alors désensibilisé (Dale).

Notons enfin, parmi les symptômes cardinaux du choc : l'incoagulabilité du sang, surtout prononcée chez le chien ; l'abaissement de la température dans les cas graves (Pfeiffer) ; l'hyperthermie, au contraire, dans les cas bénins ; l'hypoleucocytose intéressant principalement les polynucléaires (Biedl et Kraus) ; la diminution ou la disparition des plaquettes (Achard et Aynaud) et l'accroissement du nombre des leucocytes éosinophiles au cours du rétablissement (Schlecht). Quelle que soit la nature des protéines anaphylactisantes, les signes du choc sont toujours identiques chez une même espèce animale.

## II. — HYPERSENSIBILITÉ PASSIVE.

Quand on administre à des sujets de la même espèce, ou d'espèce différente, le sérum d'individus fortement sensibilisés, on leur transmet l'état d'hypersensibilité vis-à-vis du même antigène. Cette *hypersensibilité passive*, découverte par Maurice Nicolle au cours de ses expériences sur le phénomène d'Arthus, est spécifique. Elle s'établit chez le cobaye en quelques heures ; chez le lapin et chez le chien, elle apparaît immédiatement. Sa durée varie beaucoup selon les circonstances et les espèces animales : vingt-quatre heures chez le lapin, vingt jours chez le chien. A l'hypersensibilité passive se rattache l'*hypersensibilité héréditaire*, comme l'immunité héréditaire se rattache à l'immunité passive.

## III. — HYPERSENSIBILITÉ LOCALE.

Chez les lapins préparés et éprouvés par des injections sous-cutanées de sérum de cheval, la résorption du liquide s'effectue

avec une lenteur croissante. A partir de la troisième ou quatrième
injection, on observe des œdèmes plus ou moins étendus, puis de
la nécrose (phénomène d'Arthus). Le cobaye et l'homme, mais
non le chien, présentent, dans les mêmes conditions, des phénomènes identiques, à des degrés divers. M. Nicolle a réussi à transmettre cette forme d'hypersensibilité à des lapins normaux
en leur injectant, dans la cavité péritonéale, 50 à 60 centimètres cubes de sérum de lapin-anticheval. Vingt-quatre heures
après, une injection sous-cutanée de 1 à 2 centimètres cubes de
sérum chauffé de cheval, provoque chez ces animaux un œdème
inflammatoire, caractéristique.

Quant à l'hypersensibilité locale aux protéines microbiennes
et à leurs poisons, elle varie d'intensité selon les espèces animales
et la nature des germes. Elle est spécifique et se manifeste, lors
d'injections sous-cutanées répétées, par des œdèmes de plus en
plus précoces et durables, des abcès, parfois de la nécrose d'emblée (*phénomène de Koch* chez les cobayes tuberculeux, dont les
diverses modalités sont bien connues depuis les travaux de Bezançon et de Serbonne) et, lors d'injections intrapéritonéales, par
une violente inflammation locale et une intoxication brusque,
parfois mortelle (*phénomène de Bail* chez les cobayes tuberculeux, étudié en France par Rist, Kindberg et Rolland, Burnet).


## IV. — DÉSENSIBILISATION OU ANTI-ANAPHYLAXIE.


Les cobayes sensibilisés, puis éprouvés et guéris du choc anaphylactique, se comportent comme des cobayes neufs à l'égard d'une
nouvelle injection d'antigène. On dit qu'ils sont *désensibilisés*
(Rosenau et Anderson, Besredka et Steinhardt, Otto). Cette
désensibilisation peut être encore obtenue, même en l'absence
de choc, en effectuant lentement l'injection déchaînante, en
diluant l'antigène d'épreuve ou en l'administrant par doses frac-
tionnées, comme l'a fait Besredka. Enfin on réussit à désensi-
biliser les cobayes en réinjectant l'antigène avant l'apparition
de l'état anaphylactique ou en supprimant le choc par la narcose
au moyen de l'éther ou par l'alcool (Besredka), le chloral ou
l'atropine.

## V. — MÉCANISME DES RÉACTIONS ANAPHYLACTIQUES.

Comme l'immunité, les réactions anaphylactiques ont été attribuées à la présence de substances spécifiques élaborées par l'organisme sous l'influence de l'antigène injecté.

1º *Théories humorales.* — Pour Ch. Richet, toute injection d'antigène sensibilisant provoque la formation d'une substance nouvelle, la *toxogénine*, non toxique directement, mais susceptible de le devenir en se transformant en *apotoxine*, poison du système nerveux, par combinaison avec l'antigène au moment de l'injection d'épreuve.

$$\text{Toxogénine} + \text{antigène} = \text{apotoxine}$$

De même, Von Pirquet et Schick admettent que des anticorps se forment pendant la période d'incubation, et que le choc anaphylactique résulte de la combinaison de ces anticorps avec l'antigène homologue réinjecté.

Cette hypothèse d'une réaction anticorps-antigène. responsable du choc anaphylactique, paraît confirmée par l'histoire de l'hypersensibilité passive et par l'effet mortel, pour les animaux neufs, de l'injection intraveineuse d'un mélange d'antigène et d'anticorps. Cependant Vaughan suggéra l'idée que les protéines étrangères, injectées par une voie parentérale, sont décomposées par des enzymes spécifiques, élaborées par les cellules pendant la période latente ou *préanaphylactique*. Toute molécule protéique serait constituée, d'après Vaughan, par un noyau toxique commun à toutes les protéines et par des groupes non toxiques qui, par leur nombre et leurs modes d'association, conféreraient à ces substances leur spécificité. La similitude ou l'identité des symptômes du choc anaphylactique, quelle que soit l'espèce de protéine injectée, correspondrait à la libération du noyau toxique commun. Quant à la sensibilisation passive, elle serait due à la transmission aux animaux neufs, des enzymes spécifiques véhiculées par le sang.

Comme les symptômes du choc anaphylactique : vomissements, diarrhée, incoagulabilité du sang, chute de la pression sanguine, mort rapide sont analogues aux symptômes de l'intoxication peptonique, de Waele, Biedl et Kraus ont supposé que le sérum des animaux hypersensibles acquiert la propriété de digérer les substances anaphylactogènes et de les transformer en pep-

tones toxiques. Mais il suffit de rappeler que la dose mortelle
de peptone est 5 000 fois plus élevée que la dose mortelle de protéine à l'égard d'un cobaye hypersensibilisé, pour montrer
l'inexactitude de cette conception.

Friedberger assimile l'anticorps anaphylactique à l'anticorps
précipitant. En se combinant avec l'antigène au moment de la
deuxième injection, l'anticorps donne naissance à un précipité.
Non toxique par lui-même, ce précipité le devient en se transformant, sous l'influence de l'alexine du sang, en *anaphylatoxine*,
responsable de la crise anaphylactique.

Cette anaphylatoxine se forme même *in vitro* quand on met
en contact de l'alexine, du sérum d'animal hypersensible et
l'antigène correspondant : le liquide surnageant injecté à
des cobayes neufs, par la voie veineuse, les tue en quelques
minutes avec tous les symptômes du choc. L'alexine agirait à la
manière d'une enzyme en décomposant l'antigène chargé d'anticorps. Lorsqu'elle fait défaut, l'anaphylatoxine ne se forme pas.

En réalité, comme l'a montré Bordet, le poison qui détermine les
symptômes typiques du choc prend naissance, sans aucune intervention d'anticorps ou d'antigène, aux dépens de sérums quel-
conques, ou même de gélose privée des matières azotées qui lui
sont associées (pararabine) : le sérum frais de cobaye normal,
laissé en contact pendant une ou deux heures avec de la gélose,
devient toxique pour le cobaye neuf ; inoculé dans la jugulaire,
il provoque une mort rapide avec tous les signes de la crise anaphylactique. La suspension en eau physiologique d'inuline pré-
parée à froid (Nathan), le pectate de soude (Kopaczewski et
Mutermilch) agissent comme la gélose. D'autre part, les injections intraveineuses de solutions gélosées tuent également les
cobayes. Par conséquent, le choc serait dû non pas à un poison
issu de protéines étrangères, mais à des substances présentes
dans l'organisme injecté. La gélose et divers colloïdes adsorbe-
raient non seulement les « substances antagonistes », mais encore
le complément et les enzymes du sérum, d'où l'apparition d'un
précipité révélateur. Les matières protéiques de ce sérum se
trouvent ensuite désintégrées par les diastases albuminoly-
tiques, comme le montre l'analyse chimique. Ainsi transformées en substances toxiques, elles provoquent les symptômes
typiques du choc.

Les cellules, les microbes, la gélose et l'amidon, susceptibles de
transformer le sérum frais en anaphylatoxine, agiraient d'après

Jobling et Petersen, en adsorbant l'antitrypsine que ce sérum contient normalement et en favorisant sa décomposition auto-protéolytique en poisons responsables de la crise anaphylactique. On peut « dénuder » également le sérum soit en dissolvant ses acides gras au moyen de l'éther ou du chloroforme, soit en les saturant d'iode. Inversement, on rend le sérum « dénudé » inoffensif en lui restituant ces acides sous forme de savons.

Dans un même ordre d'idées, l'hypothèse des ferments protéo-lytiques du sang émise, par Abderhalden, a été appliquée à l'ana-phylaxie. On sait que, normalement, la dégradation des matières albuminoïdes ingérées s'opère dans le tube digestif, et qu'elle se poursuit sous l'influence des enzymes de l'intestin, jusqu'au stade des acides aminés. Ceux-ci, dépourvus de toute toxicité, sont ensuite absorbés et synthétisés sous la forme de protéines homologues. Parfois, cependant, des molécules de protéines ingé-rées échappent à l'action des sucs digestifs et pénètrent intactes dans la circulation. Elles sont alors décomposées par les en-zymes du sang. Certains des produits intermédiaires de cette dégradation sont toxiques, mais ils se trouvent en quantité trop faible pour déterminer un empoisonnement. Chez l'animal sensi-bilisé par une injection de protéine étrangère, la sécrétion des enzymes spécifiques du sang est considérablement exagérée. Lors de la réinjection de la même substance, ces enzymes, étroitement adaptées à sa décomposition, la désintègrent brusquement, et les produits intermédiaires, toxiques, libérés en abondance, dé-chaînent la crise anaphylactique (Abderhalden, Wells).

Parmi les corps intermédiaires toxiques de la digestion paren-térale des protéines, le plus important est un dérivé de l'*histi-dine*, la β imidazoéthylamine ou *histamine*, dont l'injection à un sujet normal engendre des symptômes analogues au choc anaphylactique.

2° *Théories physiques.* — Nolf rejette l'hypothèse de la forma-tion d'une substance toxique, responsable du choc anaphylac-tique, et émet cette idée que les réactions d'hypersensibilité sont d'ordre purement physique. La simple rupture de l'équilibre colloïdal des humeurs, qui provoque un dépôt de fibrine sur les leucocytes et l'endothélium vasculaire, rendrait suffisamment compte des modifications anatomiques et fonctionnelles obser-vées. C'est aussi, avec quelques variantes, l'opinion d'A. Lu-mière et de Widal.

3° *Théorie cellulaire.* — Il résulte des expériences de Schulz

Manwaring et Dale, que la réaction antigène-anticorps, d'où résulte la crise d'hypersensibilité, ne se produit pas exclusivement dans les humeurs, et que les cellules fixes des tissus y participent d'une manière prépondérante. C'est ainsi que les organes d'un cobaye sensibilisé, riches en fibres musculaires lisses (intestin, utérus, aorte, veine cave), lavés et privés de sang, se contractent beaucoup plus énergiquement au contact de l'antigène employé pour la sensibilisation que les mêmes organes du cobaye normal.

4º *Théorie de M. Nicolle et Césari.* — M. Nicolle et Césari interprètent et schématisent comme il suit les phénomènes observés. Les compléments que l'on voit disparaître au cours de l'épreuve anaphylactique se fixent sur le système colloïdal antigène-anticorps et en disséminent les micelles. Chez le cobaye activement sensibilisé par de faibles doses de sérum, il n'existe que peu d'anticorps circulant. Dès qu'on introduit l'antigène, ces anticorps se trouvent fixés. Suivant la loi d'accélération, une nouvelle quantité d'anticorps, issue des éléments formateurs, et supérieure à la première, apparaît. Chez les sujets fortement sensibilisés, la masse d'anticorps disponibles s'accroît, et la réaction correspondante est plus marquée. C'est donc dans les humeurs que s'opère le conflit, *mais au fur et à mesure* de l'arrivée des anticorps formés par les cellules.

Dans l'expérience de Dale, l'antigène injecté dans l'utérus sensibilisé fixe l'anticorps, vraisemblablement produit par les endothéliums vasculaires, et le poison engendré par l'effondrement du complexe antigène-anticorps excite au passage les fibres lisses qui se contractent.


## VI. — ALLERGIE.

Un organisme soumis à l'action d'un antigène : microbes vivants, microbes morts, extraits microbiens, protéines diverses, réagit d'une manière autre qu'un sujet neuf lorsqu'on le soumet à une nouvelle injection de la même substance.

En ce qui concerne les microbes vivants, tantôt les sujets déjà infectés deviennent insensibles à la réinoculation virulente, tantôt, au contraire, beaucoup plus sensibles que les sujets neufs. Tel individu vacciné contre la variole se montre complètement réfractaire à une seconde inoculation de lymphe vaccinale ; tel autre présente, après une incubation de très courte durée, une pustule de réinfection bénigne, atypique, avortée, qui disparaît rapidement.

Des phénomènes de même ordre ont été observés, en dehors de toute réaction locale aux protéines microbiennes, chez les singes soumis à des inoculations successives de lépromes (Ch. Nicolle) et chez les chevaux inoculés à plusieurs reprises avec des cultures de cryptocoques de Rivolta, pendant toute la période qui précède l'apparition de l'immunité (A. Boquet et L. Nègre) : les lésions consécutives aux réinoculations virulentes apparaissent après une période d'incubation de plus en plus courte et leur évolution est accélérée par rapport à celle de la lésion première.

Von Pirquet a donné le nom d'*allergie* à l'état particulier des organismes dont la réaction aux antigènes est ainsi changée. Sous certaines influences, comme la rougeole à l'égard du virus de la vaccine, cette allergie s'évanouit temporairement (Netter).

Nombre d'auteurs américains, Coca en particulier, considèrent comme allergiques tous les phénomènes d'hypersensibilité qu'on ne peut attribuer à une réaction antigène-anticorps. Les réactions allergiques seraient donc différentes des réactions anaphylactiques et on désigne sous le nom d'*allergènes* tous les agents qui les provoquent. Parmi ces derniers, quelques-uns ont néanmoins des propriétés antigènes, en ce sens qu'ils déterminent la formation d'anticorps chez les animaux auxquels ils sont injectés ; la plupart en sont complètement dépourvus. Les uns sont naturellement toxiques à haute dose ; d'autres comme le sérum de cheval, les protéines alimentaires, le pollen sont inoffensifs.

De même que les symptômes anaphylactiques, les symptômes allergiques sont locaux (œdème, congestion des muqueuses, éruptions cutanées) et généraux (frissons, fièvre, dyspnée, vomissements, chute de la pression sanguine et, parfois, mort). Ils se produisent dès la première injection de l'allergène, mais ils apparaissent avec une intensité beaucoup plus grande et après une période d'incubation raccourcie lors des réinjections ultérieures. On les observe à des degrés divers dans les différentes formes de l'allergie : hypersensibilité aux substances médicamenteuses ou idiosyncrasie (halogènes, alcaloïdes, iodoforme, antipyrine, etc.), maladie sérique, fièvre des foins.

Assez facile à obtenir dans l'hypersensibilité aux médicaments et dans la fièvre des foins, la désensibilisation échoue dans la prévention de la maladie du sérum que, contrairement à Coca, M. Nicolle et de nombreux auteurs, attribuent à l'ingérence d'un anticorps normal.

## VII. — Sensibilité a la tuberculine (Koch), a la malléine (Helman et Kalning), a la luétine (Noguchi), a la mélitine (Burnet) et aux produits analogues.

Les animaux sensibilisés avec des protéines microbiennes réagissent par un véritable choc à l'injection ultérieure du même antigène. Mais la réaction à la tuberculine présente des caractères singuliers. On sait que la sensibilité tuberculinique n'existe que chez les sujets tuberculeux. Elle se manifeste par une triple réaction locale, générale et focale qui débute quelques heures après l'administration de tuberculine et persiste douze à vingt-quatre et trente-six heures, avec une intensité proportionnelle à la dose injectée et à la rapidité de l'absorption. La *réaction locale* (congestion, exsudation, nécrose) se montre typique lors des épreuves oculaire et cutanée ; la *réaction générale* se traduit par de la fièvre; dans les cas extrêmes, l'hypothermie succède à l'hyperthermie, et la mort survient. Les *réactions focales* consistent dans la congestion des lésions tuberculeuses.

Toutes ces réactions sont spécifiques. Elles n'apparaissent généralement que chez les individus infectés par le bacille de Koch, mais elles peuvent faire défaut chez les malades avancés, ou sous l'influence du traitement tuberculinique (*accoutumance*). On note les mêmes anomalies au cours de la grossesse, de la rougeole, de la grippe, etc... (*anergie*). Fait curieux, une réinjection de tuberculine chez un tuberculeux peut réveiller une réaction aux points des injections antérieures.

Cependant la tuberculine, qui paraît constituée par des polypeptides, ne présente pas les principaux caractères des antigènes ; en particulier elle ne provoque pas la formation d'anticorps spécifiques chez les animaux neufs. D'autre part, la réaction générale qu'elle produit chez les sujets tuberculeux, diffère du choc anaphylactique par son incubation, sa durée et sa symptomatologie. Cette dernière rappelle davantage la maladie sérique traduite par de la fièvre, des éruptions localisées ou généralisées, de l'arthralgie, des tuméfactions ganglionnaires, etc. Aussi, avant d'ébaucher un essai d'explication de la réaction tuberculinique, convient-il de déterminer par l'expérience s'il existe bien, comme on le croit actuellement, un parallélisme strict entre la faculté antigène *active*, ou pouvoir d'engendrer les anticorps, et la faculté antigène *passive*, ou pouvoir de leur répondre (M. Nicolle et Césari).

A la sensibilité à la tuberculine, à la malléine, à la mélitine, s'associe toujours, chez les sujets infectés, la sensibilité aux protéines microbiennes correspondantes. Des cobayes tuberculeux, par exemple, peuvent mourir d'emphysème brutal après une injection intraveineuse de bacilles de Koch ou d'extraits bacillaires, riches en albuminoïdes. Le phénomène de Koch, les lésions cutanées décrites par M. Nicolle chez les cobayes morveux après une injection sous-cutanée de germes homologues, vivants ou morts, les réactions observées par Burnet chez les animaux et l'homme sensibilisés par le *B. abortus* et *M. melitensis*, ne laissent aucun doute sur les relations étroites qui unissent ces deux modes de l'hypersensibilité.

## VIII. — HYPERSENSIBILITÉ AUX TOXINES.

Chaque espèce de toxine produit, chez les animaux sensibles, des effets définis, parfois après une incubation plus ou moins longue. En outre, lors de réinjections successives, toutes les toxines microbiennes se montrent capables d'engendrer des troubles *différents des précédents*, troubles qui apparaissent sans période incubatoire véritable et dont les caractères sont identiques, quelle que soit la nature du poison injecté. Dans ce dernier, cas, on dit que les animaux sont devenus *hypersensibles*.

Les premiers exemples de cette hypersensibilité aux toxines furent observés par Behring sur des chevaux fortement immunisés contre le tétanos par la voie sous-cutanée. Après chaque injection de tétanine, ces animaux présentaient des œdèmes de plus en plus volumineux et, parfois, des accidents généraux graves (*syndrome de Behring* : dyspnée, titubation, frissons, chute, arrêt respiratoire final).

Des accidents de même ordre se manifestent chez les chevaux immunisés contre la toxine diphtérique (L. Martin), ou préparés au moyen d'injections intraveineuses d'extraits bactériens divers (Debains et Nicolas). On peut les éviter en n'employant que des toxines iodées ou des mélanges de toxine et d'antitoxine et en injectant lentement l'antigène très dilué (M. Nicolle, Frasey, Debains et Nicolas).

# CHAPITRE XXVI

# THÉRAPEUTIQUE PRÉVENTIVE DES MALADIES INFECTIEUSES. IMMUNISATION

On distingue l'*immunisation active, lente, solide, durable*, conférée par les microbes virulents, les vaccins (microbes vivants, atténués, microbes morts), les extraits microbiens ou les toxines, et l'*immunisation passive* presque *immédiate*, mais de *courte durée*, conférée par l'injection de sérum d'animaux hyperimmunisés.

## I. — IMMUNISATION ACTIVE.

Si la pratique empirique des inoculations virulentes en vue de protéger les animaux contre l'infection naturelle correspondante (clavelisation des moutons, inoculation de virus péripneumonique aux bovidés, variolisation de l'homme) est fort ancienne, c'est à Jenner que nous devons la première méthode rationnelle d'immunisation active au moyen d'un virus atténué, le cow-pox, dont l'inoculation à l'homme le met à l'abri des atteintes de la variole pendant plusieurs années.

Fondée sur l'observation, la méthode de Jenner ouvrit à Pasteur la voie de ses incomparables découvertes.

Puisqu'on rencontre dans la nature des virus spontanément atténués et susceptibles de protéger l'homme contre la variole, la méthode expérimentale doit permettre de modifier la virulence des microbes, et de les affaiblir assez pour que, inoculés aux espèces sensibles, ils leur communiquent une maladie bénigne, suffisante toutefois pour engendrer l'état réfractaire.

Tel est le problème que s'est posé Pasteur. On sait comment, avec la collaboration de Chamberland et de Roux, il l'a résolu. La vaccination contre le choléra des poules, le charbon et le rouget d'une part, la vaccination antirabique de l'autre, constituent autant de modèles classiques de recherche expérimentale que seule la sérothérapie a pu égaler.

### A. — *Vaccins pastoriens et vaccinations pastoriennes.*

1° *Vaccination contre le choléra des poules.* — Conservé à l'obscurité et à l'abri de la chaleur, le microbe du choléra des poules perd peu à peu sa virulence initiale. Après un certain temps, il devient incapable de tuer les animaux inoculés ; puis sa virulence disparaît complètement. L'atténuation ainsi obtenue est fixe et se transmet héréditairement, de culture en culture. Dans la pratique, on inocule sous la peau de l'aile, d'abord un virus très atténué (premier vaccin) et, douze jours plus tard, un virus plus actif (deuxième vaccin). Il se produit, localement, une légère eschare.

L'immunité commence huit à dix jours après la deuxième inoculation et dure plus d'un an.

2° *Vaccination anticharbonneuse.* — Pour les germes du charbon, qui se reproduisent par des spores, les phénomènes sont plus complexes. Néanmoins, un artifice expérimental permet d'obtenir des races atténuées vaccinantes.

Lorsqu'on cultive la bactéridie très virulente dans du bouillon de poule à 42-43°, et qu'on abandonne la culture au large contact de l'air, la sporulation ne s'effectue pas. « Dès lors la bactéridie s'atténue de jour en jour, d'heure en heure et finit par devenir si peu virulente, qu'on est contraint pour manifester en elle un reste d'action, de recourir à des cobayes d'un jour » (Pasteur, Chamberland et Roux). Après quarante-trois jours, le microbe a perdu tout pouvoir pathogène, même pour les souris et les cobayes nouveau-nés ; après trente et un jours, il tue encore les souris, mais non les cobayes, les lapins et les moutons ; après douze jours, il ne tue plus les cobayes adultes. Lorsqu'on reporte les bactéridies atténuées à une température de 37-38°, elles donnent des spores. Mais les cultures-filles conservent le même degré d'atténuation que la culture mycélienne dont elles proviennent. En transplantant à 38°, des cultures atténuées par un séjour plus ou moins prolongé à 42-43°, on obtient des races fixées de bactéridies, différant entre elles par l'intensité de leurs propriétés pathogènes, depuis la bactéridie type, dont l'inoculation est mortelle pour tous les animaux réceptifs, jusqu'à la forme totalement dégradée, presque saprophyte, devenue incapable de provoquer le charbon, même chez les animaux les plus sensibles.

On vaccine les bovidés et les moutons en leur injectant sous la peau, à douze jours d'intervalle, d'abord un virus très affaibli, avirulent pour le lapin et le cobaye, mais virulent pour la souris (*premier vaccin*), puis un virus plus actif, avirulent pour le lapin, mais virulent pour le cobaye et la souris (*deuxième vaccin*). L'immunité est, en général, complète vers le quinzième jour après la deuxième inoculation. Elle dure environ une année. On observe parfois, peu après la vaccination, un mouvement fébrile passager ; des œdèmes plus ou moins étendus peuvent même apparaître au point d'inoculation chez le bœuf, le mouton et, plus souvent, chez le cheval. Mais tous ces symptômes se dissipent en quelques jours, et les animaux recouvrent une santé parfaite. La mort est exceptionnelle.

La méthode d'atténuation pastorienne a été également appliquée au bacille du rouget du porc, dont les cultures se transforment aisément en vaccin par le seul effet du vieillissement à l'étuve (Pasteur et Thuillier).

3° *Vaccination antirabique.* — L'atténuation héréditaire d'un microbe pathogène pour une espèce animale et sa transformation en virus-vaccin peuvent être encore réalisées par l'inoculation à un animal d'une autre espèce. Ainsi le bacille du rouget du porc, inoculé en série au lapin, devient de plus en plus virulent pour cet animal, mais de moins en moins actif pour le porc (Pasteur et Thuillier).

La préparation du vaccin antirabique que nous devons à Pasteur, Chamberland et Roux, comporte la transformation préalable du *virus des rues*, qui se multiplie en grande abondance dans le cerveau des chiens enragés, mais dont l'activité est très variable, en *virus fixe*, caractérisé par la constance et la régularité de ses effets pathogènes. Cette transformation est obtenue par l'inoculation intracérébrale, en série, du virus des rues au lapin. Elle se traduit par le raccourcissement progressif de l'incubation qui, après plusieurs passages se fixe à six jours.

En même temps que l'activité du virus s'accroît pour le lapin, elle diminue à l'égard de l'homme. Mais pour abolir totalement ses propriétés pathogènes, il est nécessaire de compléter son atténuation par l'exposition à l'air libre, à 20°, dans une atmosphère sèche, des moelles qui le contiennent. En diminuant la durée de cette exposition pour une série de moelles de lapins, on prépare des vaccins de plus en plus actifs, dont l'inoculation successive aux organismes réceptifs produit l'immunité.

Non seulement cette vaccination antirabique protège les animaux contre l'inoculation d'épreuve, mais encore, instituée pendant la période d'incubation, peu après la morsure virulente, elle prévient l'éclosion de la maladie. Modèle d'immunisation pastorienne, la vaccination antirabique est donc aussi le premier exemple d'antigénothérapie dont nous parlerons plus loin.

## B. — *Vaccination antituberculeuse.*

Les bovidés sont naturellement peu sensibles aux bacilles tuberculeux humains. Inoculés à des veaux par la voie veineuse, ces microbes ne déterminent que des troubles trophiques fugaces et de fines lésions noduleuses pulmonaires qui régressent lentement. Ces faits, observés par Behring, l'incitèrent à tenter la vaccination des bovidés en leur inoculant, à deux reprises, dans la veine, des bacilles atténués du type humain. Mais ce *bovo-vaccin* se montrait parfois virulent pour le cobaye et, en éliminant avec leurs déjections et le lait des germes redevenus actifs, les animaux vaccinés restaient dangereux pour l'homme. De tels inconvénients s'ajoutant à l'irrégularité de l'immunisation, firent échouer la méthode de Behring.

Au lieu de chercher à vacciner les bovidés au moyen de bacilles naturellement avirulents ou peu pathogènes pour ces animaux, Calmette et Guérin se sont appliqués à résoudre le problème suivant : modifier les propriétés physiologiques d'un bacille de Koch normal en le cultivant dans des conditions spéciales, faire disparaître son pouvoir tuberculigène, tout en conservant ses propriétés immunisantes, et fixer héréditairement l'atténuation ainsi obtenue.

Les bacilles-vaccins de Calmette et Guérin ont pour origine une souche virulente bovine. Leur atténuation est survenue progressivement, à la suite de passages effectués en série sur la pomme de terre cuite dans de la bile glycérinée à 5 p. 100. Après quatre ans de culture sur ce milieu, les bacilles tuberculisaient encore le cheval, mais non le bœuf. Après treize ans, ils sont devenus inoffensifs pour toutes les espèces animales et, ni le passage dans l'organisme du bœuf ou du cobaye, ni la culture sur des milieux non additionnés de bile ne leur restituent leur virulence initiale. Inoculés à la dose de 20 milligrammes par la voie veineuse ou de 50 milligrammes par la voie sous-cutanée, ils confèrent aux bovidés, pendant une année environ, une résistance telle, que ces animaux restent absolument indemnes après une épreuve virulente mortelle en quelques semaines pour les témoins.

Afin d'obtenir une immunité plus durable, Vallée a préconisé l'injection sous-cutanée de bacilles naturellement avirulents pour le bœuf et rendus irrésorbables par émulsion dans de l'huile de vaseline additionnée de grès porphyrisé.


### C. — *Vaccination au moyen de microbes modifiés par le chauffage.*

Les tumeurs du charbon symptomatique broyées, séchées et chauffées les unes à 100-104° pendant sept heures, les autres à 90-94° pendant le même temps. fournissent un premier et un deuxième vaccin couramment employés dans la pratique vétérinaire (Arloing, Cornevin et Thomas). On leur préfère généralement les vaccins de Leclainche et Vallée qui consistent en des cultures pures de *B. Chauvœi* chauffées à 65-70° pendant trois heures.


### D. — *Vaccination au moyen de microbes tués par le chauffage ou par des substances antiseptiques.*

Les premiers essais de vaccination au moyen de microbes tués ont été effectués en 1887 par Salmon et Smith avec l'agent supposé du hog-choléra. Ces tentatives furent suivies de celles de Gamaléïa pour le *Vibrio Metchnikovi*, de Charrin et Roger pour le bacille pyocyanique et le streptocoque, de Chantemesse et Widal pour le bacille typhique. Après les travaux de Wright, Pfeiffer et Kolle, Chantemesse, Widal et Vincent, la vaccination anti-typhoïdique et antiparatyphoïdique devait être appliquée dans le monde entier. Citons encore les vaccins antipesteux d'Haffkine, Yersin, Borrel et Calmette, le vaccin anticholérique de Kolle, les vaccins antidysentériques, antipneumococciques, etc.

La stérilisation des germes est obtenue soit par un chauffage à une température et pendant un temps suffisants, soit par l'addition d'antiseptiques : alcool-éther (M. Nicolle), éther (Vincent), chloroforme, fluorure de sodium (Ch. Nicolle et L. Blaizot), iode (Ranque et Senez), etc...

On injecte sous la peau, à une ou plusieurs reprises, un nombre déterminé de microbes émulsionnés dans l'eau physiologique ou, mieux, dans l'huile, qui ralentit leur résorption et diminue leurs effets toxiques (lipo-vaccins de Le Moignic et Pinoy).

*E. — Vaccination au moyen des toxines et des extraits microbiens.*

Noùs savons qu'un grand nombre de microbes agissent sur les organismes par l'intermédiaire de leurs toxines, qui provoquent des symptômes caractéristiques (tétanos, diphtérie, botulisme). D'autre part, diverses maladies toxiniques laissent après elles, comme plusieurs maladies microbiennes pures, une véritable immunité spécifique (tétanos, charbon symptomatique, gangrène gazeuse). Donc, il doit être possible de réaliser expérimentalement l'immunité antitoxique comme Pasteur et ses collaborateurs ont réalisé l'immunité antimicrobienne. C'est ce que démontra, pour la première fois, E. Roux (1887) en vaccinant des animaux contre la gangrène gazeuse et le charbon symptomatique par l'injection de sérosités filtrées, provenant d'animaux malades.

On peut également immuniser contre le tétanos des animaux très sensibles, comme le lapin et le cobaye, en leur injectant des cultures chauffées à des températures décroissantes de 60, 55, 50°, puis des cultures fraîches de bacille tétanique. L'immunité ainsi conférée persiste pendant au moins une année (Vaillard). Le cheval, le mouton le lapin et même le cobaye, traités par des injections à doses croissantes de toxine tétanique additionnée de trichlorure d'iode (Behring et Kitasato), d'iode (E. Roux), d'eau chlorée (Tizzoni et Cattani) deviennent réfractaires au tétanos. Mais, sauf un essai de Vallée et Bazy chez l'homme, avec la toxine tétanique iodée, ces méthodes n'ont guère été appliquées qu'à l'immunisation des animaux producteurs d'antitoxine.

L'immunité du cobaye contre la diphtérie a été obtenue par Fränkel au moyen de la toxine diphtérique chauffée à 70°. Behring a recommandé le mélange de toxine et de trichlorure d'iode, Roux et Martin la toxine additionnée d'hypochlorites et, surtout, la toxine iodée employée dans la plupart des instituts de sérothérapie jusqu'à la découverte des anatoxines par Ramon.

D'Hérelle vaccine les buffles contre le barbone en leur injectant la bactérie spécifique lysée par le bactériophage.

### F. — *Vaccination au moyen des anatoxines.*

Une toxine diphtérique très active, contenant, par exemple,
800 doses mortelles pour le cobaye, par centimètre cube, additionnée de formol dans la proportion de 3 à 4 p. 1 000 et maintenue à l'étuve à 38-40°, perd peu à peu sa toxicité : après vingt-
quatre heures, son pouvoir toxique s'abaisse à 50 doses mortelles
par centimètre cube ; après trois jours, à 10 doses mortelles ;
après dix jours, à une dose mortelle ; après vingt jours, il faut
4 centimètres cubes pour tuer un cobaye ; enfin, après un mois,
la  toxicité cesse d'être appréciable.

Cependant, la toxine ainsi transformée en *anatoxine* conserve
toutes ses propriétés antigènes et immunisantes (Ramon).
Quinze à dix-huit jours après une injection sous-cutanée de
1 centimètre cube d'anatoxine les cobayes supportent, sans
accident, plusieurs doses mortelles de toxine ; au bout d'un
mois, ils résistent à 50 ou 100 doses mortelles. Si l'on fait deux
injections, chacune de 1 centimètre cube, à trois semaines d'intervalle, l'immunité est encore plus prononcée et, dix jours
après la deuxième injection d'anatoxine, les animaux résistent
à plus de 1 000 doses mortelles de toxine. Deux injections
d'anatoxine diphtérique, la première de $0^{cc},5$, la seconde de
1 centimètre cube, effectuées à vingt jours d'intervalle, confèrent
aux enfants, en moins de deux mois, une immunité solide contre
la diphtérie.

Cette méthode générale que nous devons à Ramon a été
appliquée avec succès par Weinberg, Goy et Prévot aux toxines
du *B. botulinus* et des anaérobies de la gangrène gazeuse ; par
Descombey à la toxine tétanique. Elle peut être étendue à la
plupart des poisons microbiens.

### G. — *Vaccination au moyen des virus sensibilisés.*

Préconisés en 1902 par Besredka, les vaccins sensibilisés
consistent en une émulsion de corps microbiens d'abord mis en
contact avec l'immun-sérum correspondant, puis totalement
débarrassés de ce sérum par centrifugation et lavage. Le procédé a
été appliqué au bacille de la peste, tué par chauffage à 60° pendant une heure, avant le contact avec le sérum ; au vibrion cholérique et au bacille typhique, chauffés une heure à 56° après la
sensibilisation (Besredka) ; au virus rabique (Marie) ; au bacille

dysentérique (Dopter) ; au gonocoque (Cruveilhier) et au virus claveleux (Bridré et Boquet). Le vaccin anticlaveleux est une émulsion de pulpe virulente, finement broyée, lavée, mélangée à du sérum anticlaveleux qu'on élimine par centrifugation après quarante-huit heures de contact. Son application à plus de 12 millions de moutons depuis 1913 a donné d'excellents résultats dans la prophylaxie de la clavelée.

## H. — *Séro-vaccination.*

Elle consiste soit dans l'inoculation de microbes non modifiés ou atténués, ou de produits virulents à des animaux immunisés par une injection antérieure ou simultanée de sérum spécifique, soit dans l'injection d'un mélange de sérum et de virus contenant un léger excès de virus. Ces diverses méthodes ont été appliquées à l'immunisation des porcs contre le rouget (Leclainche), des bovidés contre le charbon symptomatique (Leclainche et Vallée) la peste bovine (Kolle et Turner) et la fièvre charbonneuse.

En Amérique, Park emploie comme vaccin contre la diphtérie, un mélange contenant 3L + de toxine par centimètre cube (L + est la quantité minimum de toxine diphtérique qui, additionnée d'une unité d'antitoxine, tue le cobaye de 250 grammes en quatre jours, par injection sous-cutanée), neutralisée à un point tel, que 1 centimètre cube du mélange injecté au cobaye, sous la peau, provoque de la paralysie en vingt-cinq jours. Trois injections de 1 centimètre cube chacune de ce mélange, séparées par un intervalle de huit à quinze jours, immunisent pendant au moins sept ans, 80 à 90 p. 100 des enfants traités.

## I. — *Immunisation au moyen des virus normaux.*

Toutes les régions du corps d'un sujet réceptif ne sont pas, comme nous l'avons vu, également sensibles à l'action d'une même espèce microbienne. Le virus variolique, inséré dans la peau, par exemple, donne naissance à une pustule, mais, le plus souvent, l'infection ne se généralise pas et le sujet guéri reste solidement vacciné (variolisation). Plus encore, pour un même tissu, comme la peau, la réceptivité peut varier suivant les régions. C'est ainsi que la lymphe claveleuse provoque, chez le mouton, une pustule locale immunisante (clavelisation) quand elle est inoculée sous la peau de l'oreille ou de la queue, et l'infec tion généralisée quand elle est inoculée en d'autres points du tégument.

De même, la sérosité péri-pneumonique, inoculée aux bovidés à l'extrémité de la queue, détermine seulement un œdème plus ou moins étendu, qui guérit et suffit à conférer l'immunité (procédé d'immunisation de Willems) alors que, inoculée sous la peau du thorax, elle provoque rapidement des accidents mortels. L'inoculation sous-cutanée ou intracutanée de virus rabique tue tous les animaux réceptifs, mais l'inoculation intraveineuse aux bovidés, aux moutons et aux chèvres n'est suivie d'aucun trouble et immunise (Nocard et Roux). On peut également vacciner sans danger les bovidés contre le charbon symptomatique par une injection endoveineuse de *B. Chauvœi* non atténué (Arloing, Cornevin et Thomas) et l'homme contre le choléra par une injection sous-cutanée de vibrions cholériques vivants (Ferran).

### J. — *Immunisation au moyen des agressines.*

Selon Bail, les agressines contenues dans les exsudats privés de germes et chauffés à 50° sont susceptibles de provoquer la formation d'antiagressines et d'accroître la résistance des animaux aux infections correspondantes.

### K. — *Voies d'introduction des vaccins.*

On injecte les vaccins tantôt dans les tissus sensibles (vaccination anti-variolique, cutivaccination anticharbonneuse de Besredka, Brocq-Rousseu, Forgeot et Urbain); tantôt, et le plus souvent, dans le tissu conjonctif sous-cutané qui absorbe rapidement les microbes et leurs toxines (vaccinations antituberculeuse, anticharbonneuse, anticlaveleuse, antipesteuse, anticholérique, antirabique, etc.) ; exceptionnellement dans les veines. Il est souvent utile de répéter les injections vaccinales.

Lumière et Besredka préfèrent l'administration *per os* de cultures stérilisées pour les vaccinations antidysentérique, antityphoïdique et anticholérique.

### II. — Immunisation passive.

L'immunisation passive date de la découverte des sérums antitoxiques et antimicrobiens. Rappelons que la résistance conférée par ces sérums est immédiate et peu durable : quinze à vingt jours pour les sérums hétérologues, un peu plus longtemps pour les sérums homologues. Elle est étroitement limitée à l'antigène correspondant et, par conséquent, spécifique.

### A. — *Sérums antitoxiques.*

Pour la préparation des antitoxines, on se sert généralement du cheval qui fournit en abondance un sérum limpide et naturellement peu toxique. A la voie veineuse ou péritonéale, on préfère la voie sous-cutanée, infiniment moins dangereuse au point de vue des réactions d'hypersensibilité et des accidents emboliques. Cependant, il convient d'introduire dans la circulation sanguine certains poisons très escharifiants qui provoquent de graves lésions des parties molles. On injecte avec précaution, à des intervalles variables suivant la nature des produits et la sensibilité des animaux, des quantités croissantes de toxine pure ou, d'abord, de toxine affaiblie par le chauffage ou la liqueur de Gram (toxine diphtérique, toxine tétanique), puis de toxine pure, et, mieux encore, les anatoxines de Ramon. On peut injecter aussi, au début de l'immunisation, des mélanges de toxine et d'antitoxine, ou administrer de l'antitoxine la veille des premières séances d'immunisation.

Les produits toxiques employés pour la préparation des animaux sont : des venins (sérum antivenimeux de Calmette), des filtrats microbiens (sérum antidiphtérique de Roux et Martin, sérum antitétanique, sérum antibotulinique, sérum antigangréneux de Weinberg et Séguin, etc.), ou des extraits microbiens. La durée du traitement varie entre quelques semaines et plusieurs mois. Finalement, on recueille le sang des chevaux hyperimmunisés par une double saignée, à trois ou quatre jours d'intervalle, huit à douze jours après la dernière injection. Après titrage, le sérum obtenu est tyndallisé ou additionné d'une petite quantité d'antiseptique (acide phénique, chloroforme, tricrésol, chinosol, formol), puis réparti en flacons stérilisés de 10 à 20 centimètres cubes. Sous cette forme, et maintenu à l'abri de la chaleur et de la lumière, il conserve ses propriétés pendant plusieurs années. On injecte préventivement les sérums antitoxiques à l'homme et aux animaux, à la dose de 10 à 20 centimètres cubes, dans le tissu conjonctif sous-cutané.

### B. — *Sérums antimicrobiens.*

On les prépare en injectant des germes vivants ou morts aux animaux naturellement immuns ou préalablement immunisés : cheval (sérums divers), bœuf (sérum antipestique), mouton (sérum anticlaveleux), porc (sérum antipestique). En général, la voie veineuse donne les résultats les plus satisfaisants. Les doses, le rythme des injections et la durée du traitement varient selon la nature des produits inoculés : une seule inoculation massive de sang virulent, sous-cutanée ou intrapéritonéale, pour les sérums contre les pestes bovine et porcine ; trois ou quatre injections intraveineuses, à deux jours d'intervalle, de microbes tués par l'alcool-éther pour les sérums antipneumococcique, antiméningococcique, antigonococcique (M. Nicolle, Truche, Debains) ; injections sous-cutanées de lymphe et de pulpe virulente, à doses croissantes, répétées tous les dix à douze jours pendant trois mois (sérum anticlaveleux de Borrel) ; injections sous-cutanées, puis intraveineuses de microbes tués et de microbes vivants ou d'extraits (sérum antiméningococcique de Kolle et Wassermann, de Dopter) ; injections sous-cutanées, répétées de microbes tués (sérum antipesteux de Dujardin-Beaumetz) ; injections sous-cutanées ou intraveineuses de microbes hypervirulents (sérum antistreptococcique de Marmorek, Denys et van de Welde, Besredka) ; injections intraveineuses de bacilles vivants (sérum contre le rouget du porc de Leclainche) ; injections sous-cutanées de microbes atténués (vaccins), puis injections sous-cutanées ou intraveineuses de doses croissantes de microbes virulents (sérums anticharbonneux de Marchoux, de Sclavo, de Frasey) ; injections sous-cutanées de matière cérébrale et de moelles virulentes (sérum antirabique de Marie) ; injections intraveineuses de microbes tués par l'alcool éther, puis de microbes vivants très virulents (sérum antigourmeux de Brocq-Rousseu, Forgeot et Urbain).

# CHAPITRE XXVII

# THÉRAPEUTIQUE CURATIVE
# DES MALADIES INFECTIEUSES

Guérir une maladie infectieuse, c'est détruire ou éliminer les germes qui ont envahi l'économie ; neutraliser les poisons issus de ces germes, des cellules, voire des humeurs avariées ; c'est enfin rétablir la marche des fonctions, en réparant les éléments et les mécanismes altérés. Théoriquement totale, la guérison constitue donc un problème extrêmement complexe que les organismes résolvent spontanément par le seul jeu des équilibres cellulaires et humoraux ; ou artificiellement lorsqu'ils sont stimulés, secourus par une intervention thérapeutique judicieuse.

Selon les circonstances, lors de *guérison naturelle*, les microbes se trouvent détruits, tantôt dans les cellules dites phagocytaires, tantôt en dehors d'elle. Cette destruction paraît liée aux anticorps normaux, qui favorisent l'englobement phagocytaire et la lyse par les compléments (M. Nicolle et Césari). Quant à la neutralisation des poisons microbiens, on la rapporte communément à l'action antitoxique des humeurs.

Lorsqu'on veut obtenir la *guérison artificielle*, on emploie des moyens variés qui peuvent provoquer, directement ou indirectement, la mort des parasites et la neutralisation de leurs poisons. Mais, sauf quelques cas, la thérapeutique antitoxique reste bien chanceuse, surtout quand les poisons microbiens sont déjà fixés sur les cellules sensibles.

## I. — DESTRUCTION DES GERMES.

### A. — *Sérothérapie antimicrobienne.*

Elle donne les résultats que l'on sait dans plusieurs maladies bactériennes aiguës ; mais elle échoue presque invariablement dans beaucoup d'autres. Cet effet négatif peut être attribué soit à une trop grande résistance des germes aux actions lytiques, soit à l'insuffisance qualitative ou quantitative des sérums injectés. Dans les maladies infectieuses chroniques, les parasites installés dans les leucocytes ou des lésions invasculaires (tuberculose) échappent généralement à l'action des anticorps sériques.

Les sérums antimicrobiens conviennent surtout au traitement *spécifique* des maladies causées par des microorganismes essentiellement virulents, visibles (méningococcies, gonococcies, pneumococcies, rouget, charbon) ou invisibles (clavelée, peste bovine, peste porcine, peste aviaire).

On se propose, le plus souvent, en l'espèce, de faire agir le sérum sur toute l'économie, afin de détruire les germes circulants et ceux qui se sont accumulés dans les organes. On l'injecte alors dans la veine ou dans les muscles, la voie hypodermique se montrant inférieure. Parfois il est indispensable de l'injecter *loco læso*, dans la méningite cérébro-spinale, par exemple.

### B. — *Chimiothérapie.*

Sous ce nom, on désigne en bloc le traitement par les composés chimiques bien définis ou non. Ceux-ci ne produisent de résultats favorables que s'ils se fixent moins énergiquement sur les tissus sains que sur les parasites et les tissus malades. Ils détruisent alors les microbes, directement ou indirectement, en agissant sur les éléments anatomiques des foyers infectieux.

La chimiothérapie n'offre rien de spécifique ; elle s'applique à des affections rapides ou lentes, de causes très variées (protozooses, mycoses, maladies bactériennes). Dans les types aigus, la guérison totale et prompte est fréquente ; dans les affections chroniques, au contraire, il arrive souvent que les parasites échappent à l'action des médicaments, parce qu'ils siègent dans les cellules, ou par une sorte d'*accoutumance*. Même convenablement traitées par les médicaments spécifiques, les maladies chroniques exposent à des rechutes dont l'échéance est variable. Leur guérison définitive ne saurait jamais être assurée.

1º *Chimiothérapie des mycoses.* — L'iodure de potassium, efficace contre l'actinomycose, la sporotrichose, surtout lors de lésions superficielles et non ramollies, la dermatite de Gilchrist, la lymphangite épizootique et même les folliculites trichophytiques, échoue partout ailleurs. Il n'agit pas sur les parasites, mais sur les tissus malades. Le salvarsan a été employé avec succès dans le traitement de la lymphangite épizootique des solipèdes Bridré, Nègre et Trouette).

2º *Chimiothérapie des protozooses.* — La quinine, par exemple, si précieuse dans le traitement du paludisme, tue directement les formes plasmodiales, qui, désorganisées, vont se dissoudre dans les humeurs ; les gamètes, au contraire, sont réfractaires à son action. On lui associe avec profit le salvarsan, le néo-salvarsan ou le stovarsol de Fourneau.

Dans la dysenterie amibienne, au contraire, l'émétine, excellent médicament, n'agit pas sur les germes, mais sur les tissus malades. Le salvarsan, efficace contre l'amibiase naturelle, exerce une véritable action parasiticide. Ses effets contre l'infection expérimentale du chat sont nuls. Le stovarsol assure une guérison rapide de l'amibiase humaine.

La kala azar est justiciable de l'émétine ; mais ce médicament réussit moins bien que l'atoxyl dans la leishmaniose splénique infantile ; le salvarsan n'influence que la maladie expérimentale du chien.

Selon les cas, on oppose aux trypanosomiases des remèdes divers : émétique, arsenicaux (acide arsénieux, salvarsan, arsénophénylglycine, atoxyl, arsacétine, tryparsamide), couleurs de benzidine et autres, 205 Bayer... La voie sanguine, qui paraît la meilleure pour l'administration de ces substances, est seule possible pour le tartre stibié. Peu après l'injection, les parasites disparaissent du sang après avoir présenté des formes d'involution. L'émétique agit directement sur les trypanosomes comme l'acide arsénieux qui, très toxique, est réservé à quelques maladies animales ; les autres substances, au contraire, se montrent inactives *in vitro.* On admet que les arsenicaux opèrent par leurs produits de décomposition, de réduction pour l'atoxyl, l'arsacétine et probablement pour les couleurs qui doivent leur activité au groupe $NH^2$. Le 205 Bayer, dont la préparation et la formule sont tenues secrètes, a été l'objet des recherches de Fourneau.

L'action des médicaments chimiques varie selon l'espèce animale et l'espèce des trypanosomes parasites. C'est, rappelons-le, en étudiant la chimiothérapie des trypanosomiases qu'Ehrlich découvrit l'*accoutumance* des microbes aux médicaments. Il convient, pour l'éviter, de pratiquer l'alternance des drogues, par exemple : émétique et atoxyl, selon Martin et Darré, dans la maladie du sommeil.

Les piroplasmoses du bœuf, du cheval et du chien sont combattues par une couleur de benzidine, le trypanbleu, déjà employé par M. Nicolle et Mesnil contre les trypanosomiases ; celle du mouton, par l'atoxyl.

Excellent dans la spirochétose aviaire, la fièvre récurrente, la syphilis et le pian, le salvarsan échoue dans la spirochétose ictéro-hémorragique.. Les mercuriaux, dont on connaît depuis longtemps l'effet contre la syphilis, ne donnent rien dans le traitement du pian. Chez les syphilitiques, les mercuriaux manifestent, comme le bismuth et ses dérivés, étudiés récemment par Levaditi et Nicolau, un pouvoir parasiticide évident, auquel il faut joindre, semble-t-il, la faculté résolutive, précieuse lors de grosses lésions. C'est également à ses propriétés résolutives qu'il faut rapporter les heureux effets de l'iodure de potassium dans la syphilis et le pian.

3° *Chimiothérapie des affections bactériennes.* — Elles sont encore presque aussi peu justiciables de la chimiothérapie que les affections à protozoaires des sérums et des vaccins. Signalons cependant, l'action *in vitro* et *in vivo* sur le pneumocoque, de certains dérivés de la quinine, et surtout de l'optochine (éthylhydrocupréine), malheureusement trop toxique. Rappelons aussi les effets favorables de l'huile de chaulmoogra dans la lèpre. Les sels des acides gras, non saturés de cette huile, injectés par la voie veineuse, se montrent préférables ; les sels des acides gras, non saturés de l'huile de foie de morue, seraient encore meilleurs s'ils ne déterminaient de violentes réactions. Selon Rogers, ces substances provoqueraient la formation *in vivo* de lipases, lesquelles, en attaquant l'enveloppe ciro-graisseuse des bacilles de Hansen, permettraient à l'organisme d'achever leur destruction.

C. — *Vaccinothérapie ou, mieux, antigénothérapie.*

En fait, la vaccination pastorienne, appliquée aux individus en incubation de rage, constitue le premier exemple d'antigénothérapie spécifique. Par la suite, Wright désigna sous le nom de *vaccinothérapie* la méthode dont il est l'auteur, qui consiste à combattre une infection déclarée en injectant aux malades les germes morts correspondants.

La vaccinothérapie est surtout indiquée dans les affections subaiguës ou chroniques, dues à des bactéries ou à des champignons. Elle se réalise par l'administration, ordinairement souscutanée, de microbes morts, ou d'exsudats microbiens. La furonculose et l'acné, l'épididymite et l'arthrite blennorragiques, la lymphangite ulcéreuse et la lymphangite cryptococcique du cheval se trouvent souvent bien de l'emploi des vaccins ; de même les méningites cérébro-spinales traînantes et, parfois, les fièvres typhoïde et paratyphoïdes. Enfin, la tuberculine, maniée d'une façon prudente, peut donner des améliorations appréciables dans la tuberculose.

A l'emploi de germes homologues, directement isolés du malade même (*auto-vaccins*), on peut substituer des souches différentes (*hétéro-vaccins*), ou un mélange de divers échantillons de la même espèce (*stock-vaccins*), ou des germes d'espèces voisines et possédant des groupes antigènes communs (*vaccinothérapie paraspécifique*).

Wrigth admet que la vaccinothérapie agit en « stimulant » les réactions organiques et en favorisant la phagocytose, grâce à l'accroissement du pouvoir opsonique du sérum. Pour M. Nicolle et Césari, la méthode ne produit ses effets que si l'organisme contient déjà une quantité suffisante d'anticorps spécifiques. Antigène et anticorps se fixent mutuellement et forment un complexe dont les micelles sont ensuite disséminées par les compléments ; l'ensemble est finalement digéré par les enzymes protéolytiques. Ce sont les poisons pyrétogènes et phlogogènes issus de cette désintégration diastasique ultime qui provoquent les symptômes généraux et locaux observés.

Les injections thérapeutiques d'antigènes amènent tantôt la résolution pure et simple des lésions, tantôt la résolution précédée d'une réaction focale qui offre tous les caractères de l'inflammation typique.

Généralement, l'effet curatif ne survient que d'une manière progressive et il est nécessaire, pour l'obtenir, de renouveler les inoculations à des intervalles variables. Parfois, chez certains sujets hypersensibles, ou après l'administration de doses excessives d'antigène, la réaction devient suppurative et nécrosante : les germes se multiplient abondamment, se répandent dans les tissus enflammés voisins et déterminent l'extension des foyers ; ou même, pénétrant avec les phagocytes dans les vaisseaux altérés, ils vont produire, au loin, des métastases redoutables. Il convient donc de proportionner les doses d'antigène injecté à la sensibilité des malades, et de faire varier le rythme des inoculations selon l'intensité et la durée des phénomènes réactionnels observés au niveau des foyers.

### D. — *Médication substitutive et résolutive.*

L'inflammation substitutive peut se réaliser en portant les substances irritantes dans le voisinage ou au sein des lésions, ou en les faisant pénétrer dans la circulation, comme la cantharidine qui produit, chez les bacillaires, des effets analogues à ceux de la tuberculine. La méthode résolutive utilise donc tantôt des topiques, tantôt un mode d'administration éloignée des régions malades ; généralement l'administration *per os*.

Il est difficile d'expliquer les effets de ce traitement qui ne réussit malheureusement que dans un petit nombre de cas. On sait seulement que les substances qui agissent sur les tissus altérés doivent préalablement s'y fixer, comme cela a été démontré pour l'iode. Les résolutifs seront administrés avec précaution ; l'iodure de potassium, par exemple, peut, en effet, produire, lorsqu'il est employé à la légère, des réactions dangereuses chez les tuberculeux pulmonaires, ou l'inflammation et la suppuration des nodules lépreux torpides (Marchoux et Bourret).

### E. — *Médication antiphlogistique.*

Elle est dirigée contre l'inflammation aiguë type et, partant, contre ses agents. On se propose de diminuer l'intensité des phénomènes, afin que la destruction des germes soit assurée, sans crainte des dangers qui suivent les « phlogoses » excessives. On évite ainsi les complications locales et l'envahissement microbien de l'organisme. Les moyens sont nombreux, mais d'une efficacité très relative : saignée locale et générale, irrigations froides, mercuriaux, astringents.

### F. — *Médication révulsive.*

Elle prétend agir sur les organes profonds par une irritation superficielle (sinapisme, vésicatoire, pointes de feu). Les recherches de Head et de Mackenzie montrent bien qu'il existe des relations entre tel organe profond et telle zone superficielle. Mais le mode d'action des révulsifs sur les organes envahis par des germes pathogènes n'en reste pas moins très difficilement explicable.

### G. — *Médication perturbatrice.*

Elle détermine parfois des crises salutaires, au sens hippocratique du mot, là où toute autre médication échoue. On la réalise actuellement par l'injection intraveineuse de colloïdes minéraux ou organiques (colloïdothérapie, protéinothérapie).

## II. — Neutralisation des toxines.

### A. — *Sérothérapie antitoxique.*

Les sérums antitoxiques constituent la base du traitement des maladies aiguës, dues aux bactéries essentiellement toxigènes : diphtérie, dysenterie à bacilles de Shiga, gangrène gazeuse tétanos...

Il résulte des recherches de Cruveilhier sur l'intoxication diphtérique expérimentale, que les injections d'antitoxine se montrent d'autant plus efficaces qu'elles sont plus précoces : une dose faible de sérum, injectée six heures après l'inoculation d'une dose mortelle de toxine, guérit encore les cobayes, alors que huit heures après l'inoculation d'une même dose de toxine, tous les animaux meurent, quelle que soit la quantité de sérum administrée. Dans la pratique de la sérothérapie antidiphtérique, il est prescrit d'injecter d'emblée aux malades une dose massive de sérum (20 à 40 centimètres cubes pour les enfants de un à trois ans, 40 à 60 centimètres cubes pour les enfants plus âgés et les adultes) et de répéter ces injections, au moins dans les cas graves. La voie veineuse produit le maximum d'effets utiles, mais pour compenser l'élimination rapide du sérum introduit par cette voie, on utilisera en même temps la voie sous-cutanée ou la voie musculaire (L. Martin et Cruveilhier).

Parfois, ces injections thérapeutiques sont suivies, de la huitième à la douzième heure, d'une période d'excitation et d'un léger mouvement fébrile, puis de la quinzième à la dix-huitième heure, la fièvre tombe brusquement. En même temps, l'état général s'améliore et les symptômes locaux s'amendent. Dès le lendemain de l'injection, les ganglions diminuent de volume ; vers le troisième jour, les fausses membranes disparaissent ; la muqueuse reprend peu à peu son aspect normal, et la guérison clinique survient. Cependant l'élimination et la destruction bacillaires s'effectuent très lentement ; souvent même, les ger-

mes persistent plusieurs semaines ou plusieurs mois après la guérison (*porteurs de germes*).

L'action curative du sérum antitétanique est beaucoup plus
aléatoire. Elle est presque nulle chez l'homme quand le tétanos
est déclaré.

Traitée par les méthodes usuelles, la dysenterie à bacilles de
Shiga peut guérir en dix à trente jours. Le sérum antidysentérique ramène à six, ou même à trois jours, suivant la gravité, la
durée de l'affection. Souvent, le rétablissement est complet et
définitif en huit à dix jours (Vaillard et Dopter).

Rappelons enfin que les sérums antivenimeux ont un pouvoir
curatif très marqué, et que leur mode d'emploi est conditionné à
la fois par la sensibilité des animaux réceptifs, leur poids et le
moment de l'intervention thérapeutique (A. Calmette).

## B. — *Anatoxinothérapie.*

On doit à Dujardin-Beaumetz et à A. Malherbe, les premiers
essais d'anatoxinothérapie appliqués au traitement de l'ozène,
affection due, vraisemblablement, à un germe voisin du bacille
diphtérique, le bacille de Belfanti. Les ozéneux reçoivent, en
injection sous-cutanée, 2 centimètres cubes d'anatoxine diphtérique de Ramon, diluée par moitié avec de l'eau physiologique.
Ces inoculations pratiquées deux fois par semaine ne donnent
lieu à aucune réaction générale ou locale ; elles sont complètement inoffensives. On cesse le traitement à la dixième piqûre.
Un mois après, si la maladie persiste, on reprend une nouvelle
série d'une dizaine d'injections, à la même dose, en laissant,
entre chacune d'elles, un intervalle d'une semaine.

Le traitement de la diphtérie déclarée, au moyen de l'anatoxine correspondante, a été tenté, avec d'heureux résultats,
par Zœller.

## CHAPITRE XXVIII

# APERÇU SUR LES MALADIES INFECTIEUSES DES PLANTES

De nombreux microorganismes sont susceptibles de se multiplier dans les tissus vivants des végétaux et de provoquer des altérations plus ou moins graves, locales ou générales, aiguës ou chroniques, curables ou mortelles.

### I. — Nature des agents infectieux.

On les distingue en *parasites facultatifs* et en *parasites stricts*. Les premiers sont ceux qui se développent habituellement sur les végétaux morts, et, accidentellement, au sein des végétaux vivants. Ils continuent, d'ailleurs, en quelque sorte, leur vie saprophytique dans l'organisme, car ils n'envahissent les tissus qu'après les avoir tués. Les parasites stricts ne peuvent croître que dans les tissus vivants dont, contrairement aux précédents, ils ne produisent la nécrose qu'après les avoir envahis.

Facultatifs ou stricts, les champignons parasites ne forment leurs fructifications caractéristiques que dans les organes morts ou mourants et, plus rarement, dans les milieux artificiels ; les bactéries des nécroses paraissent même totalement incapables de vivre dans le milieu extérieur.

### A. — *Champignons.*

Ce sont :

a) des Basidiomycètes, champignons divers provoquant le charbon des céréales : *Ustilago violacea* (charbon des caryophyllées) ; *Tilletia tritici* (carie du blé) ; *Puccinia graminis* (rouille de l'épine vinette) ; *Melampsorella caryophyllacearum* (rouille des caryophyllées, chaudrons et balais de sorcière du sapin pectiné) ; *Armillaria mellea* (pourridié de divers arbres) ;

b) Des Ascomycètes : *Exoascus deformans* (cloque du pêcher) ; *Exoascus cerasi* (balais de sorcière du cerisier) ; *Dasyscypha Willkommii* (chancre du mélèze) ; diverses *Sclerotinia* de la pourriture grise de la vigne, de la nécrose progressive ; des *Erysiphés* (blancs des céréales) ; *Uncinula necator* (blanc de la vigne) et les champignons encore mal connus des *fumagines ;*

c) Des Oomycètes : *Phytophtora infestans* (mildew de la pomme de terre) ; *Plasmopara viticola* (mildew de la vigne) ; les *Albugo* de la rouille blanche des crucifères et des composées ;

d) Des Myxomycètes : *Plasmodiophora brassicæ* de la hernie du chou.


## B. — *Protozoaires.*

Un flagellé habite le latex de diverses euphorbes, en des points variés de la zone tropicale et au Portugal (Laffont). Des amibes ont été également trouvées dans le latex de plusieurs Asclépiadacées, Apocynées, Urticacées, Artocarpées, Composées ; des spirochètes dans le latex des Euphorbes, des flagellés, des *Herpetomanas, Crithidia*, trypanosomides dans les tissus des feuilles du chou (Franchini).


## C. — *Bactéries.*

Parmi les bactéries parasites des plantes, nous distinguerons :

a) les agents des affections maculeuses : *Bacterium malvacearum, B. sorghi, B. maculicolum, B. pruni* et les bactéries des pourritures, *Bacillus carotovorus, B. phytophtorus ;*

b) les agents des maladies vasculaires : *Bacterium campestre* du black-rot des crucifères. *Bacillus tracheiphilus, B. hyacinthi, Bacterium solanacearum* du brown-rot des solanées, *B. vascularum ;*

c) les agents des nécroses : *Bacillus amylovorus* de la nécrose du poirier ; *B. mori ;*

d) les agents des tumeurs *B. œleæ* des tumeurs de l'olivier, *B. tumefaciens* du crown-gall de divers végétaux, que Smith compare aux néoplasmes malins des animaux supérieurs, particulièrement aux sarcomes. La maladie de la mosaïque du tabac est due à un microbe invisible (Beyerinck) et il paraît en être de même de la maladie de l'enroulement des feuilles et de la mosaïque de la pomme de terre (Quanjer).

## II. — Modes de propagation des parasites.

En été, les spores des champignons, disséminées par le vent, infectent les végétaux sensibles situés dans le voisinage. Les organes ou plantes atteints contaminent le sol, les fumiers, les eaux. Les graines, racines, bulbes, tubercules constituent autant de facteurs de transmission ; les oiseaux, les insectes et mollusques terrestres transportent les germes pathogènes. Enfin les lésions provoquées par d'autres parasites et les blessures accidentelles ouvrent souvent la porte aux champignons et aux bactéries.

## III. — Influence des conditions ambiantes.

En favorisant la germination des spores et la multiplication des germes, l'humidité de l'air et du sol, la chaleur assurent le développement des maladies microbiennes. On connaît également l'influence de l'ombre excessive, de l'encombrement et du milieu ambiant, c'est-à-dire du terrain, que les engrais azotés, par exemple, rendent propices au mildew de la pomme de terre et à la rouille des céréales.

## IV. — Virulence des parasites.

### A. — *Aspect qualitatif.*

Tantôt un microbe ne se montre pathogène que pour une espèce, un genre, une famille de végétaux ; tantôt, et moins souvent, il attaque les plantes les plus diverses. Certains représentants des Urédinés, par exemple, se développent alternativement sur deux espèces différentes, accomplissant ainsi le cycle que d'autres parcourent sur le même hôte. La différenciation des germes peut rester purement fonctionnelle, au moins en apparence, une espèce cryptogamique donnée formant alors des *racés physiologiques* exclusivement adaptées à tel ou tel végétal. Ainsi, chacune des races de *Puccinia graminis* produit sur sa graminée d'élection des téleutospores qui infectent régulièrement l'épine-vinette ; mais les œcidiospores, nées sur cet arbuste, n'infectent que la « graminée origine ».

### B. — *Aspect quantitatif.*

Divers échantillons d'une espèce parasitaire donnée présentent une aptitude végétative *in vivo* très variable à l'égard d'un même végétal. Leur degré respectif de virulence se mesure, comme à l'égard des animaux, par la quantité minimum de germes susceptible de déterminer sûrement l'infection.

## V. — SENSIBILITÉ DES PLANTES.

L'espèce, la race, les dispositions individuelles, l'âge, les traumatismes interviennent dans la réceptivité des plantes comme dans la réceptivité des animaux aux infections microbiennes. D'une manière générale, la sensibilité est maximum chez les sujets ou organes jeunes : plantes en germination, végétaux ou organes en voie de croissance. Cependant, divers champignons infectent plus spécialement les tissus adultes et même séniles. Le déterminisme intime de cette réceptivité des végétaux est encore bien obscur.

## VI. — MOYENS D'ATTAQUE DES PARASITES.

### A. — *Champignons.*

Par la diffusion de leurs enzymes, les parasites cryptogamiques solubilisent les matières nutritives contenues dans les cellules végétatives, puis les absorbent ; ils peuvent également intoxiquer et irriter les tissus par leurs poisons et les détruire par leurs enzymes cytolytiques.

L'*intoxication* se manifeste par des *lésions locales :* dégénérescences aboutissant ordinairement à la nécrose, ou nécrose d'emblée avec eschare sèche ou humide, souvent suivie de destruction plus ou moins étendue ; et des *troubles généraux* traduits par des anomalies de croissance, la stérilité, l'affaiblissement général. L'*irritation* consiste en l'hypertrophie et surtout l'hyperplasie des tissus qui sont finalement détruits par l'agent pathogène, ou frappés de mort par insuffisance d'irrigation. Il faut également attribuer à un effet excitant d'origine toxique, la croissance prématurée des bourgeons dormants (balais de sorcière) et le développement d'organes reproducteurs rudimentaires (charbon du maïs et des caryophyllées).

## B. — *Bactéries.*

C'est également par les poisons et les diastases qu'elles élaborent que les bactéries attaquent et désintègrent les tissus des végétaux (pourritures). Localement, l'intoxication aboutit à la nécrose sèche ou humide selon la teneur en eau des tissus et de l'atmosphère. Les troubles généraux consistent en des anomalies de croissance et l'affaiblissement des végétaux infectés. Soit directement par l'effet de leurs poisons, soit indirectement en modifiant la pression osmotique, les bactéries provoquent encore l'hypertrophie et, surtout, l'hyperplasie des tissus avec formation exclusive (tumeurs de l'olivier), ou dominante (crown-gall) de parenchymes indifférenciés.


## VII. — Moyens de résistance des plantes.

L'immunité naturelle des plantes, mal connue dans sa nature paraît liée à la résistance des tissus, à l'absence de matériaux nutritifs convenables ou à la présence de substances nuisibles, c'est-à-dire à la composition chimique des sucs. Il est démontré qu'on peut produire, par sélection, des races de blé réfractaires à la rouille, des races de cotonnier réfractaires à la flétrissure des races de chou réfractaires à la jaunisse. Mais l'étude de la résistance naturelle des végétaux aux infections microbiennes, malgré l'intérêt qu'elle présente, est à peine ébauchée.


## VIII. — Modes de pénétration des parasites

### A. — *Champignons*

Jeunes, les plantes et les organes sont protégés par la cuticule et quelquefois par des dépôts cireux ; adultes, par le liège. Chez les Érysiphés, véritables épiphytes, les suçoirs seuls pénètrent *in vivo*. Les *Slerotinia* n'envahissent les tissus qu'après les avoir nécrosés. Selon les cas, les autres parasites s'introduisent par les stomates, la cuticule ou les blessures. Au sein des tissus, les filaments, d'abord extracellulaires, envoient, ou non, des suçoirs dans les éléments anatomiques voisins. Certains mycéliums envahissent ensuite électivement les vaisseaux ; d'autres, le moment venu, prennent la place des cellules nécrosées. *Ustilago tritici*

pénètre dans l'embryon du blé ; la plante-fille, née d'une graine
fertile, mais parasitée, présente alors un *charbon héréditaire*.


## B. — *Bactéries.*

Les germes peuvent pénétrer par les stomates, les pores aquifères situés au niveau des dents des feuilles, les nectaires ou des
blessures de causes variées. Les parasites des plaies ne se développent que s'ils sont portés directement dans les tissus ; les
autres croissent à leurs portes d'entrée électives lorsqu'ils y rencontrent un degré suffisant d'humidité. Il n'existe qu'un seul
exemple de maladie bactérienne héréditaire, c'est celui qui concerne l'*Ardisia crispa*, une myrsinacée.


## IX. — Caractères généraux des maladies microbiennes des plantes.

Nous distinguerons les maladies microbiennes en *locales, localisées* et *générales*. Les affections locales se définissent d'elles-
mêmes ; les affections localisées traduisent la croissance des
germes à distance de leur porte d'entrée. Quant aux maladies
générales, elles résultent de l'envahissement de la majeure partie,
voire de la presque totalité de l'organisme et du système vasculaire.

Signes généraux. — Ils sont la conséquence directe d'une
infection envahissante ; ou bien ils représentent l'effet, sur la totalité de l'individu, d'une attaque plus ou moins circonscrite.

Voici comment ils peuvent se manifester :

*Aspects anormaux.* — Destruction du bourgeon terminal (pourriture du cœur de la betterave, maladie de la canne à sucre),
habitus étrange, résultant de l'action directe du parasite, et
compliquée de stérilité (euphorbe infectée par l'*Uromyces*).

*Arrêts de développement.* — Tassement des rameaux, des feuilles
et fleurs.

*Etat débile.* — Avec nanisme plus ou moins marqué ; bourgeons
moins nombreux et pousses chétives, feuilles clairsemées, petites,
pâles, tombant prématurément.

*Flétrissement* et *dessiccation* généralisés.

*Noircissement* total, présage de mort rapide.

Signes locaux. — *Lésions nécrotiques*, affections maculeuses, nécroses proprement dites (champignons, bactéries), rouilles, chancres (champignons).

*Pourritures* : sèches (champignons) ; généralement humides (bactéries).

*Cécidies*. — Les *mycocécidies* sont rapidement détruites par leurs agents ; les *bactériocécidies*, désintégrées par leurs parasites (tumeurs de l'olivier), dégénèrent à un moment donné ou périssent par insuffisance d'irrigation (crown-gall).

*Développements anormaux*. — Croissance prématurée de bourgeons dormants (balais de sorcière).

## X. — ÉVOLUTION DES ACCIDENTS ET PATHOGÉNIE.

Après une incubation de durée très variable, les accidents apparaissent tantôt brusquement, tantôt rapidement, tantôt lentement. Puis l'infection suit un cours différent selon les circonstances, et devient aiguë, subaiguë ou chronique. Dans les maladies aiguës, la durée de l'évolution se compte par semaines ou par jours ; dans les maladies subaiguës, par mois ; par années dans les maladies chroniques. Ces dernières comportent habituellement de longs entr'actes (sommeil hivernal de l'hôte), auxquels elles doivent leur physionomie spéciale.

Lorsqu'elles pénètrent par les stomates ou les pores aquifères, les bactéries se développent d'abord dans la chambre sous-stomatique. Puis elles envahissent les vaisseaux, formant ensuite éventuellement des foyers ramollis au sein des tissus ; ou bien elles se multiplient entre les cellules parenchymateuses qu'elles nécrosent et détruisent.

Les parasites de blessure se comportent de façons très diverses. Les uns désintègrent les tissus, faisant d'ordinaire tache d'huile, tout en manifestant parfois une affinité élective pour les vaisseaux ; d'autres envahissent d'emblée le système conducteur et déterminent ensuite des lésions localisées ou étendues des parenchymes. *Bacterium oleæ* prolifère entre les cellules qui se multiplient très activement, puis se désintègrent ; il se généralise par les vaisseaux. *B. tumefaciens* paraît se développer dans les cellules dont il provoque seulement l'hyperplasie ; le néoplasme s'étend ensuite par contiguité. La mort semble due aux facteurs mécaniques : désordres considérables (infections massives, nécroses progressives), destruction du feuillage, oblitérations vasculaires, altération du système conducteur de la tige et des racines. Quand la guérison survient, elle s'accompagne de pertes d'étendue variées.

Un grand nombre de maladies microbiennes, dont certaines sont héréditaires, ont été reproduites expérimentalement par dépôt de cultures sur les organes sensibles ; piqûre des tissus réceptifs, pulvérisations à la surface des feuilles et des fruits, immersion dans les émulsions virulentes, greffe de fragments infectés. Citons, en particulier, les expériences de E. Smith qui a obtenu de véritables embryomes, suivis de métastases, par inoculation de *B. tumefaciens* dans certains points déterminés de végétaux. Ce savant a également montré que les sécrétions microbiennes provoquent l'hyperplasie des cellules, directement ou par élévation de la pression osmotique.

En dernière analyse, l'issue des maladies microbiennes dépend à la fois de l'hôte et du parasite, qui agit par son électivité, sa végétabilité *in vivo*, c'est-à-dire par sa virulence, et par ses sécrétions.

Si, au début, la plante résiste, grâce à ses propriétés normales, elle demeure ensuite passive la plupart du temps ; et l'allure générale du processus morbide ne se trouve modifiée que par des circonstances accidentelles ou par le rythme de la vie (sommeil hivernal, poussées végétatives). Ses réactions locales se limitent à la formation d'assises subéreuses. Quant à ses réactions générales, entrevues par quelques auteurs, elles restent encore à démontrer. Déjà, cependant, les belles recherches de Noël Bernard et de Magrou imposent la conviction que les végétaux sont, comme les animaux, susceptibles d'acquérir un certain degré d'immunité. C'est ainsi qu'un embryon d'orchidée infecté par des Rhizoctones, ou inoculé avec un Rhizoctone atténué, devient réfractaire à une nouvelle infection par les mêmes germes, et que, d'après N. Bernard, le pelotonnement des mêmes champignons, suivi de leur dégénérescence au sein des cellules envahies, est comparable à la phagocytose.

Un autre exemple d'immunité acquise chez les végétaux nous est fourni par les légumineuses atteintes de la maladie nodulaire des racines. Si, en effet, chez un sujet préalablement inoculé avec une culture du *Rhizobium* spécifique, de virulence optimum, la réinoculation de germes plus actifs augmente le nombre et le volume des nodules, la réinoculation de germes de virulence égale à ceux de l'infection initiale échoue, au contraire, absolument. Une première atteinte confère donc aux racines des légumineuses une immunité relative, mais évidente.

## XI. — Traitement.

Le traitement des végétaux infectés se résume dans l'intervention chirurgicale et la désinfection externe : ablation des parties atteintes (feuilles, lambeaux d'écorce ou de tissus altérés), pulvérisations de solutions cupriques pour les charbons, le mildew, le black-rot, soufrage pour le blanc de la vigne, etc...

## XII. — Champignons et bactéries symbiotiques.

Les troubles locaux ou généraux, qui résultent de la pénétration d'un germe microbien dans un organisme inférieur et de sa végétation dans les tissus, ne sont pas nécessairement préjudiciables à la vie de l'hôte. Quelquefois même, les microorganismes et leurs hôtes échangent des substances favorables à leur nutrition respective et forment une sorte d'association harmonique, profitable à chacun d'eux. Le plus souvent, l'équilibre ainsi réalisé est imparfait, quoique indéfiniment compatible avec la vie, et les éléments en présence subissent des modifications anatomiques et fonctionnelles qui altèrent plus ou moins profondément leur physionomie. Tel est le cas des lichens, qui proviennent de la fusion intime d'une algue et d'un champignon.

Ces complexes symbiotiques s'observent aussi bien dans le règne animal que dans le règne végétal. Dans le cytoplasme de divers Protozoaires et les tissus d'Invertébrés, par exemple, on observe parfois la présence d'algues unicellulaires, les *Zoochlorelles* (corps verts) et les *Xanthochlorelles* (corps jaunes), dont les rapports avec leurs hôtes apparaissent très complexes et changent au cours du développement. Dans l'abdomen des pucerons, chez les coccidies, les psyllides, les cigales et les cicadelles, on trouve également des corps verts ou jaunâtres où abondent des levures. Grâce à leurs enzymes, celles-ci, selon Pierantoni, aideraient à la digestion des matières sucrées, ingérées en excès par les Insectes, dont la nutrition serait assurée par ces mêmes sucres.

Les *symbioses* des végétaux et des microbes ne sauraient être séparées des maladies. Tous les stades intermédiaires sont, en effet, rencontrés, depuis l'association profitable aux deux espèces, comme dans le cas des bactéries des Légumineuses et la germination des graines des Orchidées, si remarquablement étudiées par Noël Bernard, jusqu'aux infections massives, rapidement mortelles.

Des bactéries peuvent vivre en association avec des levures (képhir, ginger-beer). Mais l'exemple classique de symbiose bactérienne est fourni par l'histoire, exposée au début de cet ouvrage, des nodosités radicales des légumineuses. En réalité, il s'agit ici d'une véritable maladie infectieuse des racines, traduite par l'apparition de nodules d'aspect et de dimensions très variables, qui s'accroissent, demeurent stationnaires et, finalement, dégénèrent. Les lésions consistent en une hypertrophie énorme des éléments de l'écorce primaire, toujours suivie d'hyperplasie. Très nombreux, les parasites sont intracellulaires. Ils offrent, au début, l'apparence de bacilles, puis affectent des formes diverses et irrégulières (bactéroïdes), en même temps qu'ils s'entourent d'une gangue muqueuse. *Rhizobium radicicola*, agent de cette affection, vit dans le sol et pénètre par les poils radicaux. On sait que l'azote apporté par les liquides du sol est fixé au passage par la gangue muqueuse des bactéries des nodosités, et transformé en azote assimilable par les végétaux.

## CHAMPIGNONS SYMBIOTIQUES DES ORCHIDÉES (MYCORHIZES).

Les Orchidées adultes contiennent toujours des champignons dans leurs racines. On désigne sous le nom de *mycorhizes* ces complexes de racines et de champignons. Ceux-ci représentent des formes stériles de Basidiomycètes inférieurs, du genre *Rhizoctonia*. Leur rôle est décisif pendant toute la vie du végétal, car ils interviennent dans la germination des graines, dans la production du tubercule embryonnaire et dans celle du bulbe, facteur essentiel de l'état vivace (Noël Bernard).

Semées purement à la surface d'un milieu nutritif, les graines d'Orchidées ne germent pas, ou, exceptionnellement, donnent naissance à des embryons normaux qui ne tardent pas à se flétrir. Pour que leur développement s'effectue avec régularité, il faut que ces embryons soient envahis par des *Rhizoctonia* doués d'une virulence optimum, quantitativement et qualitativement. Dans les conditions favorables, le mycélium pénètre par le pôle postérieur de l'embryon, puis envahit les éléments anatomiques d'arrière en avant, respectant le point végétatif. Lorsque la virulence des rhizoctones est qualitativement nulle, aucune germination ne se produit. Quand elle est insuffisante, le développement commence, mais s'arrête bientôt. Lorsque la virulence est excessive, le parasite, après avoir formé des pelotons, se multiplie sans ordre et envahit les jeunes végétaux, déterminant une infection massive, rapidement mortelle.

Quand le développement symbiotique de l'orchidée se poursuit, on voit d'abord apparaître un tubercule embryonnaire (*protocormus*) ; puis la tige et les radicelles se flétrissent, et il ne reste que le bourgeon terminal où naîtront les organes de la plante adulte. Toutes les parties infectées se trouvent ainsi éliminées et le sommet végétatif, indemne, persiste seul. Le bourgeon survivant engendre les racines et les organes aériens. Les racines ne tardent pas à être pénétrées par de nouveaux rhizoctones, habituellement de même espèce que les précédents.

Selon N. Bernard, la formation du bulbe lui-même doit être attribuée aux parasites des racines. Un mécanisme analogue, soupçonné par N. Bernard et mis en évidence par Magrou, préside au développement du tubercule de la pomme de terre.

# TABLE ALPHABÉTIQUE

# TABLE DES MATIÈRES

## *DEUXIÈME PARTIE*

## PHYSIOLOGIE DES MICROBES.

### CHAPITRE V

#### NUTRITION.



### CHAPITRE VI

#### MILIEUX DE CULTURE.



### CHAPITRE VII

#### RÔLE DES CONDITIONS AMBIANTES.

# CHAPITRE XII

## ÉCHANGES NUTRITIFS. MODIFICATIONS DES MILIEUX.



# CHAPITRE XIII

## PRODUCTION DE CHALEUR, DE LUMIÈRE ET DE MATIÈRES COLORANTES.

# CHAPITRE XVII

## ALTÉRATIONS ET MORT DES MICROBES.



# TROISIÈME PARTIE

# ACTIONS PATHOGÈNES DES MICROBES. IMMUNOLOGIE

# CHAPITRE XVIII

## VIRULENCE.

## CHAPITRE XIX

### Toxines et toxinogenèse.



## CHAPITRE XX

### Modes et conditions générales de l'infection microbienne.

# CHAPITRE XXI

## Signes et évolution des infections.

# CHAPITRE XXII

## PHAGOCYTOSE.




# CHAPITRE XXIII

## IMMUNITÉ.

## CHAPITRE XXIV

### ANTIGÈNES ET ANTICORPS.




## CHAPITRE XXV

### HYPERSENSIBILITÉ. ANAPHYLAXIE.

## CHAPITRE XXVI

Thérapeutique préventive des maladies infectieuses. — Immunisation.



## CHAPITRE XXVII

Thérapeutique curative des maladies infectieuses.

## CHAPITRE XXVIII

APERÇU SUR LES MALADIES INFECTIEUSES DES PLANTES